U0218829

The Otolaryngology Volume

Interpretation
of Clinical Pathway

2018年 版

临床路径释义

INTERPRETATION OF CLINICAL PATHWAY

耳鼻咽喉科分册

韩德民　周　兵　主编

中国协和医科大学出版社

图书在版编目（CIP）数据

临床路径释义·耳鼻咽喉科分册/韩德民，周兵主编．—北京：中国协和医科大学出版社，2018.8

ISBN 978-7-5679-1101-7

Ⅰ．①临…　Ⅱ．①韩…②周…　Ⅲ．①临床医学-技术操作规程②耳鼻咽喉病-诊疗-技术操作规程　Ⅳ．①R4-65

中国版本图书馆 CIP 数据核字（2018）第 114186 号

临床路径释义·耳鼻咽喉科分册

主　　编：韩德民　周　兵
责 任 编 辑：许进力　王朝霞
丛书总策划：林丽开
本 书 策 划：崔　雨　许进力

出版发行：中国协和医科大学出版社
　　　　　（北京东单三条九号　邮编100730　电话65260431）
网　　址：www.pumcp.com
经　　销：新华书店总店北京发行所
印　　刷：北京文昌阁彩色印刷有限责任公司

开　　本：787×1092　1/16 开
印　　张：19.25
字　　数：360 千字
版　　次：2018 年 8 月第 1 版
印　　次：2018 年 8 月第 1 次印刷
定　　价：96.00 元

ISBN 978-7-5679-1101-7

（凡购本书，如有缺页、倒页、脱页及其他质量问题，由本社发行部调换）

《临床路径释义》丛书指导委员会名单

主任委员 王贺胜

副主任委员（按姓氏笔画排序）

王 辰	刘志红	孙颖浩	吴孟超	邱贵兴	陈香美	陈赛娟	郎景和
赵玉沛	赵继宗	郝希山	胡盛寿	钟南山	高润霖	曹雪涛	葛均波
韩德民	曾益新	詹启敏	樊代明				

委 员（按姓氏笔画排序）

丁燕生	于 波	马 丁	马芙蓉	马晓伟	王 兴	王 杉	王 群
王大勇	王天有	王宁利	王伊龙	王行环	王拥军	王宝玺	王建祥
王春生	支修益	牛晓辉	文卫平	方贻儒	方唯一	巴 一	石远凯
申昆玲	田 伟	田光磊	代华平	冯 华	冯 涛	宁 光	母义明
邢小平	吕传真	吕朝晖	朱 兰	朱 军	向 阳	庄 建	刘 波
刘又宁	刘玉兰	刘宏伟	刘俊涛	刘洪生	刘惠亮	刘婷婷	刘潮中
闫永建	那彦群	孙 琳	杜立中	李 明	李立明	李仲智	李单青
李树强	李晓明	李陵江	李景南	杨爱明	杨慧霞	励建安	肖 毅
吴新宝	吴德沛	邹和建	沈 铿	沈 颖	宋宏程	张 伟	张力伟
张为远	张在强	张学军	张宗久	张星虎	张振忠	陆 林	岳 林
岳寿伟	金 力	金润铭	周 兵	周一新	周利群	周宗玫	郑 捷
郑忠伟	单忠艳	房居高	房静远	赵 平	赵 岩	赵金垣	赵性泉
胡 豫	胡大一	侯晓华	俞光岩	施慎逊	姜可伟	姜保国	洪天配
晋红中	夏丽华	夏维波	顾 晋	钱家鸣	倪 鑫	徐一峰	徐建明
徐保平	殷善开	黄晓军	葛立宏	董念国	曾小峰	蔡广研	黎晓新
霍 勇							

指导委员会办公室

主 任 王海涛

秘 书 张 萌

《临床路径释义》丛书编辑委员会名单

主任委员

赵玉沛　中国医学科学院北京协和医院

副主任委员

于晓初　中国医学科学院北京协和医院
郑忠伟　中国医学科学院
袁　钟　中国医学科学院
高文华　中国医学科学院北京协和医院
王海涛　中国医学科学院
刘爱民　中国医学科学院北京协和医院

委　员

俞桑丽　中国医学科学院
韩　丁　中国医学科学院北京协和医院
王　怡　中国医学科学院北京协和医院
吴欣娟　中国医学科学院北京协和医院
孙　红　中国医学科学院北京协和医院
李志远　中国医学科学院阜外医院
李　琳　中国医学科学院阜外医院
李庆印　中国医学科学院阜外医院
郝云霞　中国医学科学院阜外医院
王　艾　中国医学科学院肿瘤医院
何铁强　中国医学科学院肿瘤医院
徐　波　中国医学科学院肿瘤医院
李　睿　中国医学科学院血液病医院
马新娟　中国医学科学院血液病医院
吴信峰　中国医学科学院皮肤病医院
曹春燕　中国医学科学院皮肤病医院

《临床路径释义·耳鼻咽喉科分册》编审专家名单

编写指导委员会委员（按姓氏笔画排序）

孔维佳　华中科技大学同济医学院附属协和医院

周　梁　复旦大学附属眼耳鼻咽喉科医院

姜学钧　中国医科大学附属第一医院

徐　文　首都医科大学附属北京同仁医院

高志强　中国医学科学院北京协和医院

黄志刚　首都医科大学附属北京同仁医院

韩东一　中国人民解放军总医院

韩德民　首都医科大学附属北京同仁医院

主　编

韩德民　周　兵

副主编

殷善开　马芙蓉　房居高　李晓明　文卫平

编　委（按姓氏笔画排序）

马芙蓉　北京大学第三医院

王成硕　首都医科大学附属北京同仁医院

王星宇　首都医科大学宣武医院

叶京英　首都医科大学附属北京同仁医院

史剑波　中山大学附属第一医院

文卫平　中山大学附属第一医院

边　鹏　山东省立医院

刘文胜　中国医学科学院肿瘤医院

刘爱民　中国医学科学院北京协和医院

李　轶　首都医科大学附属北京同仁医院

李云川　首都医科大学附属北京同仁医院

李正江　中国医学科学院肿瘤医院

李彦如　首都医科大学附属北京同仁医院

李晓明　中国人民解放军白求恩国际和平医院

杨仕明　中国人民解放军总医院

余力生　北京大学人民医院

张革化　中山大学附属第三医院

张　彬　北京大学肿瘤医院

张鲁燕　山东大学齐鲁医院

陈晓红　首都医科大学附属北京同仁医院

陈晓巍　中国医学科学院北京协和医院

陈甜甜　山东大学齐鲁医院

易俊林　中国医学科学院肿瘤医院

周绪红　武汉大学中南医院

房居高　首都医科大学附属北京同仁医院

赵　琳　首都医科大学宣武医院

秦安京　首都医科大学附属复兴医院

徐　文　首都医科大学附属北京同仁医院

殷善开　上海交通大学附属第六人民医院

高　黎　中国医学科学院肿瘤医院

韩德民　首都医科大学附属北京同仁医院

程　雷　南京医科大学第一附属医院

戴　朴　中国人民解放军总医院

总 序

作为公立医院改革试点工作的重要任务之一，实施临床路径管理对于促进医疗服务管理向科学化、规范化、专业化、精细化发展，落实国家基本药物制度，降低不合理医药费用，和谐医患关系，保障医疗质量和医疗安全等都具有十分重要的意义，是继医院评审、"以患者为中心"医院改革之后第三次医院管理的新发展。

临床路径是应用循证医学证据，综合多学科、多专业主要临床干预措施所形成的"疾病医疗服务计划标准"，是医院管理深入到病种管理的体现，主要功能是规范医疗行为、增强治疗行为和时间计划、提高医疗质量和控制不合理治疗费用，具有很强的技术指导性。它既包含了循证医学和"以患者为中心"等现代医疗质量管理理念，也具有重要的卫生经济学意义。临床路径管理起源于西方发达国家，至今已有30余年的发展历史。美国、德国等发达国家以及我国台湾、香港地区都已经应用了大量常见病、多发病的临床路径，并取得了一些成功的经验。20世纪90年代中期以来，我国北京、江苏、浙江和山东等省市的部分医院也进行了很多有益的尝试和探索。截至目前，全国8400余家公立医院开展了临床路径管理工作，临床路径管理范围进一步扩大；临床路径累计印发数量达到1212个，涵盖30余个临床专业，基本实现临床常见、多发疾病全覆盖，基本满足临床诊疗需要。国内外的实践证明，实施临床路径管理，对于规范医疗服务行为，促进医疗质量管理从粗放式的质量管理，进一步向专业化、精细化的全程质量管理转变具有十分重要的作用。

经过一段时间临床路径试点与推广工作，对适合我国国情的临床路径管理制度、工作模式、运行机制以及质量评估和持续改进体系进行了探索。希望通过《临床路径释义》一书，对临床路径相关内容进行答疑解惑及补充说明，帮助医护人员和管理人员准确地理解、把握和正确运用临床路径，起到一定的作用。

中华医学会 会长

序 言

　　《临床路径释义·耳鼻咽喉科分册》在中国协和医科大学出版社的组织安排下，经全体执笔专家以及部分审稿专家的共同努力，终于出版发行，同广大读者见面了。这是新中国成立以来，为适应临床工作科学化管理、建立诊疗规范、提高诊疗质量，标化诊疗流程的一项十分重要的基础性工作，具有引领性和开创性，可喜可贺！

　　本次再版发行，共收集本专业内具有代表性的疾病22种，覆盖范围不是很大。但作为建立专科临床标准化诊疗流程的一项十分重要的基础性工作，它将起到醒目的引领作用。老子曰："天下难事必做于易，天下大事必做于细"。作为专科建设的最基本的基础性工作，《临床路径释义·耳鼻咽喉科分册》开创了我们国家建立专业学科诊疗规范的历史先河，为今后全面开展这项工作打下了良好基础，是学科发展建设的大事件，有难度、上手不容易，要想做好还要深入细致地下工夫，才有可能尽善尽美，称为样板。

　　新中国成立60多年来，尤其是改革开放的近30年，我国医疗卫生事业发展进步令人瞩目，不言而喻。但是在医学教育领域，大量基础性工作目前还显薄弱，不能令人满意，还远远不能适应临床工作发展的需要。建立临床诊疗流程，提供临床路径标准具有代表性。

　　我国幅员辽阔，在13亿多人口中农村区域占大约70%，约9亿人口。医疗卫生工作面向基层、面向农村是落实健康中国发展战略、全面提高我国人民群众健康水平的重点工作。加强农村区域县级医疗专科技术服务平台建设是全面带动健康中国发展战略的支撑点、着力点，也是发力点。建立农村区域的专科诊疗服务体系，临床路径工作可视为一块不可或缺的基石。

　　我们已经步入了大数据信息时代，建立临床路径诊疗体系会依存于医疗信息网络建设，有了这项重要的技术保障工作支持，有了临床诊疗路径，建立标准化的临床诊疗流程，在专科技术诊疗平台的基础上，人才培训、医疗质量保障才会收到成效。基层专科医疗服务技术才会有章可循，避免医疗资源盲目浪费，分级诊疗工作才会逐步打下良好基础。这样才会提高医疗技术整体服务水平，整体服务能力也会有所提高。

　　回目发达国家，在近几十年医学教育中，尤其是临床诊疗工作基础教育领域已经拥有了比较完善的临床诊疗路径和诊疗规范。在临床技术人才培养、标化诊疗流程、医疗质量控制等方面已经奠定了良好的基础，可作为我们的表率，也为本次完成《临床路径释义·耳鼻咽喉科分册》提供了借鉴。

　　实施诊疗路径除了具有临床诊疗工作的实操指导作用外，作为卫生法规的法律判定也将是一份重要的基础性文件，可为医患双方规避医疗风险提供保障；在规范临床诊疗行为的基础上，为提高医患互信打下良好基础。

综上，希望本释义能为广大同道所接受，并认真参照执行。

由于这项工作在我国尚属初创探索阶段，不成熟是一定的，需要在临床实践中集思广益，去伪存真，不断完善，去除不尽合理甚至谬误之处，接受广大同道批评指正也是必须的，并一定会在再版中及时得以修正。"一花独放不是春，万紫千红春满园"，今后，这项工作将会向全学科推广，病种会不断增加，范围也将会逐步覆盖全学科以及新兴交叉学科，达到理想化的更高境界，为做强做大中国的耳鼻咽喉头颈科学事业打下坚实基础。

韩德民

中国工程院　院士
中国医疗保健国际交流促进会　会长

前 言

开展临床路径工作是我国医药卫生改革的重要举措。临床路径在医疗机构中的实施为医院管理提供标准和依据，是医院管理的抓手，是实实在在的医院内涵建设的基础，是一场重要的医院管理革命。

为更好地贯彻国务院办公厅医疗卫生体制改革的有关精神，帮助各级医疗机构开展临床路径管理，保证临床路径试点工作顺利进行，自 2011 年起，受国家卫生和计划生育委员会委托，中国医学科学院承担了组织编写《临床路径释义》的工作。

在医院管理实践中，提高医疗质量、降低医疗费用、防止过度医疗是世界各国都在努力解决的问题。重点在于规范医疗行为，抑制成本增长与有效利用资源。研究与实践证实，临床路径管理是解决上述问题的有效途径，尤其在整合优化资源、节省成本、避免不必要检查与药物应用、建立较好医疗组合、提高患者满意度、减少文书作业、减少人为疏失等诸多方面优势明显。因此，临床路径管理在医改中扮演着重要角色。2016 年 11 月，中共中央办公厅、国务院办公厅转发《国务院深化医药卫生体制改革领导小组关于进一步推广深化医药卫生体制改革经验的若干意见》，提出加强公立医院精细化管理，将推进临床路径管理作为一项重要的经验和任务予以强调。国家卫生计生委也提出了临床路径管理"四个结合"的要求，即：临床路径管理与医疗质量控制和绩效考核相结合、与医疗服务费用调整相结合、与支付方式改革相结合、与医疗机构信息化建设相结合。

到目前为止，临床路径管理工作对绝大多数医院而言，是一项有挑战性的工作，不可避免地会遇到若干问题，既有临床方面的问题，也有管理方面的问题，最主要是对临床路径的理解一致性问题。这就需要统一思想，在实践中探索解决问题的最佳方案。《临床路径释义》是对临床路径的答疑解惑及补充说明，通过解读每一个具体操作流程，提高医疗机构和医务人员对临床路径管理工作的认识，帮助相关人员准确地理解、把握和正确运用临床路径，合理配置医疗资源、规范医疗行为，提高医疗质量，保证医疗安全。

本书由韩德民院士、周兵教授等数位知名专家亲自编写审定。编写前，各位专家认真研讨了临床路径在试行过程中各级医院所遇到的有普遍性的问题，在专业与管理两个层面，从医师、药师、护士、患者多个角度进行了释义和补充，供临床路径管理者和实践者参考。

对于每个病种，我们补充了"疾病编码"和"检索方法"两个项目，将临床路径表单细化为"医师表单""护士表单"和"患者表单"，并对临床路径及释义中涉及的"给药方案"进行了详细的解读，即细化为"给药流程图""用药选择""药学提示""注意事项"，并附以参考文献。同时，为帮助实现临床路径病案质量的全程监控，我们在附录中增设

"病案质量监控表单"，作为医务人员书写病案时的参考，同时作为病案质控人员在监控及评估时评定标准的指导。

疾病编码可以看作适用对象的释义，兼具标准化意义，使全国各医疗机构能够有统一标准，明确进入临床路径的范围。对于临床路径公布时个别不准确的编码我们也给予了修正和补充。增加"检索方法"是为了使医院运用信息化工具管理临床路径时，可以全面考虑所有因素，避免漏检、误检数据。这样医院检索获取的数据才能更完整，也有助于卫生行政部门的统计和考核。

依国际惯例，临床路径表单细化为"医师表单""护士表单"和"患者表单"，责权分明，便于使用。这些仅为专家的建议方案，具体施行起来，各医疗单位还需根据实际情况修改。

根据最新公布的《医疗机构抗菌药物管理办法》，2009年路径中涉及的抗菌药物均应按照要求进行调整。

实施临床路径管理意义重大，但同时也艰巨而复杂。在组织编写这套释义的过程中，我们对此深有体会。本书附录对制定/修订《临床路径释义》的基本方法与程序进行了详细的描述，因时间和条件限制，书中不足之处难免，欢迎同行诸君批评指正。

编　者

2018 年 4 月

目 录

第一章

支撑喉镜下声带息肉日间手术临床路径释义

一、支撑喉镜下声带息肉日间手术编码

1. 卫计委原编码

疾病名称及编码：声带息肉（ICD-10：J38.102）

手术操作名称及编码：支撑喉镜下手术（ICD-9-CM-3：30.0901/30.0902）

2. 修改编码

疾病名称及编码：声带息肉（ICD-10：J38.102）

手术操作名称及编码：内镜下声带病损切除术（ICD-9-CM-3：30.0905）

内镜下声带病损激光切除术（ICD-9-CM-3：30.0906）

内镜下声带病损射频消融术（ICD-9-CM-3：30.0907）

内镜下声带剥离术（ICD-9-CM-3：30.0908）

二、临床路径检索方法

J38.102 伴（30.0905/30.0906/30.0907/30.0908）

三、支撑喉镜下声带息肉日间手术标准住院流程

（一）适用对象

第一诊断为声带息肉（ICD-10：J38.102）。

行支撑喉镜下手术（ICD-9-CM-3：30.0901/30.0902）。

> 释义
>
> ■ 本临床路径适用对象是第一诊断为声带息肉的患者。
> ■ 本临床路径仅针对需要全身麻醉手术的患者。

（二）诊断依据

根据《临床诊疗指南·耳鼻咽喉头颈外科分册》（中华医学会编著，人民卫生出版社），《临床技术操作规范·耳鼻咽喉-头颈外科分册》（中华医学会编著，人民军医出版社）。

1. 病史：声音嘶哑。

2. 体征：单侧或双侧声带带蒂或广基的息肉样增生物。

（三）进入路径标准

1. 第一诊断必须符合 ICD-10：J38.102 声带息肉疾病编码。

2. 当患者同时具有其他疾病诊断，但在住院期间不需要特殊处理也不影响第一诊断的临床路径流程实施时，可以进入路径。

> **释义**
>
> ■ 声带息肉经保守治疗无效，并且应该与声带白斑或角化、喉乳头状瘤、早期声门癌鉴别。
>
> ■ 近期无上呼吸道感染者。
>
> ■ 注意患者是否伴有颈椎疾病、头后仰困难者，颞下颌关节强直，张口困难者，这是支撑喉镜手术的禁忌。

（四）标准住院日

1 天。

> **释义**
>
> ■ 标准住院日为 1 天。
>
> ■ 声带息肉患者入院后，当天手术，术后第二天出院，总住院天数为 1 天，均符合本临床路径要求。
>
> ■ 患者入院前门诊完成术前准备，包括术前化验检查、麻醉科会诊、术前宣教。

（五）住院期间的检查项目

1. 必需的检查项目（门诊完成）
（1）血常规。
（2）肝肾功能、电解质、血糖、凝血功能。
（3）感染性疾病筛查（乙型肝炎、丙型肝炎、梅毒、艾滋病等）。
（4）胸片、心电图。
（5）喉镜检查。
2. 根据患者病情进行的检查项目：发音功能检测。

> **释义**
>
> ■ 术前检查应包括耳、鼻、咽、喉部位专科检查。
>
> ■ 喉镜检查是必查项目，并且是近期（1 个月内的）。
>
> ■ 必查项目是确保手术治疗安全、有效开展的基础，术前必须完成。相关人员认真分析检查结果，排除手术禁忌证、及时处理异常情况。
>
> ■ 为缩短患者住院等待时间，检查项目要求患者入院前于门诊完成。
>
> ■ 高龄患者或有心、肺功能异常患者，术前根据病情增加心脏彩超、肺功能、血气分析等检查。伴有脑血管疾患的患者头颅 MRI 是必要的。

（六）治疗方案的选择

根据《临床诊疗指南·耳鼻咽喉头颈外科分册》（中华医学会编著，人民卫生出版社），《临床技术操作规范·耳鼻咽喉-头颈外科分册》（中华医学会编著，人民军医出版社）。

手术：

(1) 支撑喉镜下声带息肉切除手术，或显微（激光）手术等。

(2) 可行声带成形、黏膜缝合等修复手术。

> **释义**
>
> ■ 支撑喉镜手术可在显微镜或内镜电视监视下手术。
>
> ■ 使用支撑喉镜、内镜、电视监视系统，二氧化碳激光系统，喉显微外科手术器械。

（七）预防性抗菌药物选择与使用时机

抗菌药物：按照《抗菌药物临床应用指导原则（2015年版）》（国卫办医发〔2015〕43号）合理选用抗菌药物。

> **释义**
>
> ■ 支撑喉镜声带息肉手术入路手术属于Ⅱ类切口，术后可以不使用，但是患者术中发生咽部及口底黏膜损伤的可按规定术后应用抗生素，通常选用第二代头孢类抗菌药物。

（八）手术日

1. 麻醉方式：全身麻醉。

2. 手术方式：见治疗方案的选择。

3. 标本送病理检查。

> **释义**
>
> ■ 手术日为入院后当天。
>
> ■ 本临床路径规定仅针对全身麻醉下手术的患者。

（九）术后恢复

1. 根据患者情况确定复查的检查项目。

2. 术后用药：按照《抗菌药物临床应用指导原则（2015年版）》（国卫办医发〔2015〕43号）合理选用抗菌药物；可行雾化吸入；酌情给予糖皮质激素。

3. 适当声休。

> **释义**
>
> ■ 建议术后4~6小时恢复后，术后第二日上午经主管医师检查后可以出院。
>
> ■ 术后患者重点观察的项目一般包括生命体征，声嘶改善情况，咽部及喉部是否水肿，是否有呼吸困难，伴有心脑血管疾患的注意术后的监护，糖尿病患者术后监控血糖。根据创面及全身炎症情况合理选用抗菌药物，如注射用尖吻蝮蛇血凝酶，可用于手术浅表创面渗血的止血。

（十）出院标准

1. 一般情况良好，咽喉部无明显感染征象。
2. 没有需要住院处理的并发症。

> 释义
>
> ■ 根据患者具体情况，出院后确定门诊复查。

（十一）变异及原因分析

1. 伴有影响手术的合并症，需进行相关诊断和治疗等，导致住院时间延长，治疗费用增加。
2. 出现手术并发症，需进一步诊断和治疗，导致住院时间延长，治疗费用增加。

> 释义
>
> ■ 伴有影响手术的合并症，常见的是术前准备发现心律失常、心脑血管疾病、糖尿病、肺部阴影的阳性体征等，需要进一步行超声心动图、Holter、肺功能等检查，请相关科室会诊排除手术禁忌证，导致住院时间延长，治疗费用增加。
>
> ■ 手术中因支撑喉镜暴露困难导致咽部、口底黏膜挫伤或撕裂，导致出血需要缝合，或非计划再次手术止血缝合；术后疼痛、咽部术后感染口底蜂窝织炎需要使用抗生素治疗；喉部手术后水肿，引起呼吸困难，拔管困难，需要入重症监护观察或者气管切开的导致住院时间延长，治疗费用增加。
>
> ■ 手术中因放入喉镜引起上切牙松动或脱落，需要进一步治疗，也可导致住院时间延长，治疗费用增加。

四、支撑喉镜下声带息肉日间手术临床路径给药方案

声带息肉给药方案 → 手术治疗 → 支撑喉镜手术可在显微镜或内镜电视监视下手术，支撑喉镜下声带息肉切除手术，或显微（激光）手术 → 术后可行雾化吸入；酌情给予糖皮质激素。术中伴有口腔黏膜损伤或咽弓、舌根撕裂损伤的可口服或静脉滴注：头孢类、喹诺酮类、大环内酯类或抗厌氧菌类抗生素等

【用药选择】

根据患者术中损伤程度及患者术后反应，局部是否肿胀、疼痛轻重，病情较轻的可口服抗生素，中重度患者可静脉滴注抗生素。

【药学提示】

1. 喹诺酮类静脉给药可引起静脉炎，故静脉滴注时应控制药物浓度和流速。
2. 儿童对头孢类过敏选用大环内酯类抗生素，大环内酯类抗生素有恶心、呕吐等胃肠道反应。

【注意事项】

病情轻、中度未引起口咽部脓肿的选择单一抗生素治疗，若患者术后口咽部，口底颈部引起蜂窝织炎或脓肿的可以联合用药，必要时需要穿刺或切开引流。

五、推荐表单

（一）医师表单

支撑喉镜下声带息肉日间手术临床路径医师表单

适用对象：第一诊断为声带息肉（ICD-10：J38.102）
　　　　　行支撑喉镜下手术（ICD-9-CM-3：30.0901/30.0902）

患者姓名：	性别：	年龄：	门诊号：	住院号：
住院日期：　　年　月　日	出院日期：　　年　月　日			标准住院日：1 天

时间	住院第 1 天
主要诊疗工作	□ 通知手术医师、患者到达和预计手术时间；初步确定手术时间 □ 询问病史、体格检查 □ 向患者及家属交代病情及围术期注意事项 □ 访视患者，完成术前准备及评估、制订手术方案 □ 签署授权委托书、手术同意书、自费药品同意书、输血同意书等文书 □ 日间病历书写 □ 手术 □ 术者完成手术记录
重点医嘱	**长期医嘱：** □ 患者既往基础用药 □ 全麻术后护理常规 □ 一级护理 **临时医嘱：** □ 全麻下行支撑喉镜手术相关医嘱 □ 术前禁饮、禁食 8 小时 □ 术前补液（平衡液或钾镁钙葡萄糖注射液） □ 一次性导尿包（必要时）
病情变异记录	□ 无　□ 有，原因： 1. 2.
医师签名	

（二）护士表单

支撑喉镜下声带息肉日间手术临床路径护士表单

适用对象：第一诊断为声带息肉（ICD-10：J38.102）
行支撑喉镜下手术（ICD-9-CM-3：30.0901/30.0902）

患者姓名：		性别：　　年龄：　　门诊号：	住院号：
住院日期：　　年　月　日	出院日期：　　年　月　日		标准住院日：1天

时间	住院第1天
健康宣教	□ 介绍病房环境、设施和设备 □ 入院护理评估，介绍主管医师、护士 □ 宣教等术前准备 □ 提醒患者术前禁食、禁水 □ 宣教手术后注意事项 □ 指导患者办理出院手续
护理处置	□ 术前常规检查 □ 术前呼吸道、消化道准备 □ 术前药物准备
基础护理	□ 全麻术后护理 □ 观察患者病情变化 □ 遵医嘱用药 □ 术后心理与生活护理
专科护理	□ 呼吸道通畅护理 □ 雾化吸入护理 □ 术后活动、体位、饮食护理 □ 声带康复保健护理
重点医嘱	□ 详见医嘱执行单
病情变异记录	□ 无　□ 有，原因： 1. 2.
护士签名	

（三）患者表单

支撑喉镜下声带息肉日间手术临床路径患者表单

适用对象：第一诊断为声带息肉（ICD-10：J38.102）

行支撑喉镜下手术（ICD-9-CM-3：30.0901/30.0902）

患者姓名：	性别：　　年龄：　　门诊号：	住院号：
住院日期：　　年　月　日	出院日期：　　年　月　日	标准住院日：1 天

时间	入院当日 （术前）	入院当日 （术后）	入院当日 （出院）
医患配合	□ 配合病史采集、资料采集，请务必详细告知既往史、用药史、过敏史 □ 配合进行体格检查 □ 有任何不适告知医师	□ 医师向患者及家属介绍病情，如有异常检查结果需进一步检查 □ 配合用药及治疗 □ 有任何不适告知医师	□ 接受出院前指导 □ 知道复查程序 □ 获取出院诊断书
护患配合	□ 配合测量体温、脉搏、呼吸、血压、血氧饱和度、体重 □ 配合完成入院护理评估单（简单询问病史、过敏史、用药史） □ 接受入院宣教（环境介绍、病室规定、订餐制度、贵重物品保管等） □ 有任何不适告知护士	□ 配合测量体温、脉搏、呼吸，询问每日排便情况 □ 有任何不适告知护士 □ 注意活动安全，避免坠床或跌倒 □ 配合执行探视及陪伴 □ 接受疾病及用药等相关知识指导	□ 接受出院宣教 □ 办理出院手续 □ 获取出院带药 □ 知道服药方法、作用、注意事项 □ 知道复印病历方法
饮食	□ 术前禁食、禁水	□ 术后冷流食	□ 冷流食
排泄	□ 正常排尿便	□ 正常排尿便	□ 正常排尿便
活动	□ 适量活动	□ 适量活动	□ 适量活动

附：原表单（2016 年版）

支撑喉镜下声带息肉日间手术临床路径表单

适用对象：第一诊断为声带息肉（ICD-10：J38.102）
行支撑喉镜下手术（ICD-9-CM-3：30.0901/30.0902）

患者姓名：	性别： 年龄： 门诊号：	住院号：
住院日期： 年 月 日	出院日期： 年 月 日	标准住院日：1 天

时间	住院第 1 天
主要诊疗工作	□ 通知手术医师、患者到达和预计手术时间；初步确定手术时间 □ 询问病史、体格检查 □ 向患者及家属交代病情及围术期注意事项 □ 访视患者，完成术前准备及评估、制订手术方案 □ 签署授权委托书、手术同意书、自费药品同意书、输血同意书等文书 □ 日间病历书写 □ 手术 □ 术者完成手术记录
重点医嘱	**长期医嘱：** □ 患者既往基础用药 □ 全麻术后护理常规 □ 一级护理 **临时医嘱：** □ 全麻下行支撑喉镜手术相关医嘱 □ 术前禁饮、禁食 8 小时 □ 术前补液（平衡液或钠钾镁钙葡萄糖注射液） □ 一次性导尿包（必要时）
主要护理工作	□ 责任护士入院宣教 □ 入院护理评估 □ 术前健康宣教 □ 执行术前医嘱 □ 心理护理
病情变异记录	□ 无 □ 有，原因： 1. 2.
护士签名	
医师签名	

第二章

声带小结临床路径释义

一、声带小结编码

1. 卫计委原编码

疾病名称及编码：声带小结（ICD-10：J38.200）

手术操作名称及编码：支撑喉镜下手术（ICD-9-CM-3：30.0901/30.0902）

2. 修改编码

疾病名称及编码：声带小结（ICD-10：J38.2）

手术操作名称及编码：内镜下声带病损切除术（ICD-9-CM-3：30.0905）

内镜下声带病损激光切除术（ICD-9-CM-3：30.0906）

内镜下声带病损射频消融术（ICD-9-CM-3：30.0907）

内镜下声带剥离术（ICD-9-CM-3：30.0908）

二、临床路径检索方法

J38.2 伴（30.0905/30.0906/30.0907/30.0908）

三、声带小结临床路径标准住院流程

（一）适用对象

第一诊断为声带小结（ICD-10：J38.200）。

行支撑喉镜下手术（ICD-9-CM-3：30.0901/30.0902）。

（二）诊断依据

根据《临床诊疗指南·耳鼻咽喉头颈外科分册》（中华医学会编著，人民卫生出版社），《临床技术操作规范·耳鼻咽喉-头颈外科分册》（中华医学会编著，人民军医出版社）。

1. 病史：声音嘶哑，多发生于教师、歌唱者和儿童等过度用声者。

2. 体征：单侧或双侧声带前中1/3交界处对称性结节状隆起。声带结节可呈局限性小突起，也可呈广基梭型增厚。

> 释义
>
> ■ 声带结节首选保守治疗，经保守治疗无效、小结增生明显者可入此路径，并且应该与声带白斑或角化、喉乳头状瘤、早期声门癌鉴别。
>
> ■ 近期无上呼吸道感染者。
>
> ■ 注意患者是否伴有颈椎疾病、头后仰困难者，颞下颌关节强直，张口困难者，这是支撑喉镜手术的禁忌。

（三）治疗方案的选择

根据《临床诊疗指南·耳鼻咽喉头颈外科分册》（中华医学会编著，人民卫生出版社），《临床技术操作规范·耳鼻咽喉-头颈外科分册》（中华医学会编著，人民军医出版社）。

手术：

（1）支撑喉镜下声带小结切除手术，或显微（激光）手术等。

（2）可行声带成形、黏膜缝合等修复手术。

> **释义**
>
> ■ 支撑喉镜手术可在显微镜或内镜电视监视下手术。
>
> ■ 使用支撑喉镜、内镜、电视监视系统，二氧化碳激光系统，喉显微外科手术器械。

（四）标准住院日为≤7天

> **释义**
>
> ■ 建议标准住院日不超过7天。
>
> ■ 声带小结患者入院后，术前准备1~3天，在第2~4天实施手术，术后恢复2~3天，总住院天数不超过7天，均符合本临床路径要求。
>
> ■ 为减少患者等候手术时间和住院费用，可在门诊完成术前检查，排除手术禁忌后住院，于住院当天或3天以内手术符合本临床路径要求。
>
> ■ 患者入院后术前准备发现心律失常、心脑血管疾病、糖尿病、肺部阴影的阳性体征，需要进一步行超声心动图、Holter、肺功能等检查，请相关科室会诊排除手术禁忌证，上述慢性疾病如果需要经治疗稳定后才能手术，术前准备过程先进入其他相应内科疾病的诊疗路径；若经会诊排除手术禁忌证，扣除排除手术禁忌证检查会诊需要的时间，总住院天数不超过7天，符合本路径要求；主管医师应在临床路径表单中予以说明。

（五）进入路径标准

1. 第一诊断必须符合 ICD-10：J38.200 声带小结疾病编码。

2. 当患者同时具有其他疾病诊断，但在住院期间不需要特殊处理也不影响第一诊断的临床路径流程实施时，可以进入路径。

> **释义**
>
> ■ 本临床路径仅适用于需要手术治疗的患者。
>
> ■ 患者同时伴有高血压、糖尿病、心律失常、心脑血管疾病等慢性病，经内科会诊评估非手术禁忌证，适用本临床路径。

（六）术前准备≤3天

1. 必需的检查项目

（1）血常规、尿常规、粪常规。

（2）肝肾功能、电解质、血糖、血脂、凝血功能。

（3）感染性疾病筛查（乙型肝炎、丙型肝炎、梅毒、艾滋病等）。

（4）胸片、心电图。

（5）喉镜检查。

2. 有条件者行发音功能检测。

3. 年龄≥60岁者行头颅 MRI、心肺功能检查。

> **释义**
>
> ■ 术前检查应包括耳、鼻、咽、喉部位专科检查。
>
> ■ 喉镜检查是必查项目，并且是近期（1个月内）。
>
> ■ 必查项目是确保手术治疗安全、有效开展的基础，术前必须完成。相关人员认真分析检查结果，排除手术禁忌证、及时处理异常情况。
>
> ■ 为缩短患者住院等待时间，检查项目可以在患者入院前于门诊完成。
>
> ■ 高龄患者或有心肺功能异常患者，术前根据病情增加心脏彩超、肺功能、血气分析等检查。伴有脑血管疾患的患者头颅 MRI 是必要的。

（七）预防性抗菌药物选择与使用时机

抗菌药物：按照《2015 年抗菌药物临床应用指导原则》合理选用抗菌药物。

> **释义**
>
> ■ 支撑喉镜声带息肉手术入路手术属于Ⅱ类切口，术后可以不使用。但是患者术中发生咽部及口底黏膜损伤的可按规定术后应用抗生素，通常选用第二代头孢。

（八）手术日为入院后 4 天内

1. 麻醉方式：全身麻醉。

2. 手术方式：见治疗方案的选择。

3. 标本送病理检查。

> **释义**
>
> ■ 建议手术日为入院后 3 天内。
>
> ■ 本临床路径规定仅针对全身麻醉下手术的患者。

（九）术后住院治疗≤3 天

1. 根据患者情况确定复查的检查项目。

2. 术后用药：按照《2015 年抗菌药物临床应用指导原则》合理选用抗菌药物；可行雾化吸入；酌情给予糖皮质激素。

3. 适当声休。

> **释义**
>
> ■ 建议术后住院治疗≤3天。
>
> ■ 术后患者重点观察的项目一般包括生命体征，声嘶改善情况，咽部及喉部是否水肿，是否有呼吸困难，伴有心脑血管疾患的注意术后的监护，糖尿病患者术后监控血糖。

（十）出院标准

1. 一般情况良好，咽喉部无明显感染征象。
2. 没有需要住院处理的并发症。

> **释义**
>
> ■ 根据患者具体情况，出院后确定门诊复查。

（十一）变异及原因分析

1. 伴有影响手术的合并症，需进行相关诊断和治疗等，导致住院时间延长，治疗费用增加。
2. 出现手术并发症，需进一步诊断和治疗，导致住院时间延长，治疗费用增加。

> **释义**
>
> ■ 伴有影响手术的合并症，常见的是术前准备发现心律失常、心脑血管疾病、糖尿病、肺部阴影的阳性体征等，需要进一步行超声心动图、Holter、肺功能等检查，请相关科室会诊排除手术禁忌证，导致住院时间延长，治疗费用增加。
>
> ■ 手术中因支撑喉镜暴露困难导致咽部、口底黏膜挫伤或撕裂，导致出血需要缝合，或非计划再次手术止血缝合；术后疼痛、咽部术后感染口底蜂窝织炎需要使用抗生素治疗；喉部手术后水肿，引起呼吸困难，拔管困难，需要入重症监护观察或者气管切开的导致住院时间延长，治疗费用增加。
>
> ■ 手术中因放入喉镜引起上切牙松动或脱落，需要进一步治疗，也可导致住院时间延长，治疗费用增加。

四、声带小结临床路径给药方案

【用药选择】

根据患者术中损伤程度及患者术后反应，局部是否肿胀、疼痛轻重，病情较轻的可口服抗生素，病情中重度静脉滴注。

【药学提示】

1. 喹诺酮类静脉给药可引起静脉炎，故静脉滴注时应控制药物浓度和流速。

2. 儿童对头孢类过敏选用大环内酯类抗生素，大环内酯类抗生素有恶心、呕吐等胃肠道反应。

【注意事项】

病情轻中度未引起口咽部脓肿的选择单一抗生素治疗，若患者术后口咽部、口底颈部引起蜂窝织炎或脓肿的可以联合用药，必要时需要穿刺或切开引流。

五、推荐表单

（一）医师表单

声带小结临床路径医师表单

适用对象：第一诊断为声带小结（ICD-10：J38.200）

行支撑喉镜下手术（ICD-9-CM-3：30.0901/30.0902）

患者姓名：	性别：	年龄：	门诊号：	住院号：
住院日期：　年　月　日	出院日期：　年　月　日			标准住院日：≤7 天

时间	住院第 1 天	住院第 1~3 天 （术前日）	住院第 2~4 天 （手术日）
主要诊疗工作	□ 询问病史及体格检查 □ 完成病历书写 □ 上级医师查房与术前评估 □ 初步确定手术方式和日期	□ 上级医师查房 □ 完成术前准备与术前评估 □ 根据检查结果等，进行术前讨论，确定手术方案 □ 完成必要的相关科室会诊 □ 签署手术知情同意书、自费用品协议书等 □ 向患者及家属交代围术期注意事项	□ 手术 □ 术者完成手术记录 □ 住院医师完成术后病程 □ 上级医师查房 □ 向患者及家属交代病情及术后注意事项
重点医嘱	**长期医嘱：** □ 耳鼻咽喉科护理常规 □ 二级或三级护理 □ 普食 **临时医嘱：** □ 血常规、尿常规 □ 肝肾功能、血糖、电解质、凝血功能 □ 感染性疾病筛查 □ 胸片、心电图 □ 内镜检查 □ 有条件行发音功能检测 □ 年龄≥60 岁行头颅 MRI、心肺功能检查	**长期医嘱：** □ 耳鼻咽喉科护理常规 □ 二级或三级护理 □ 普食 □ 患者既往基础用药 **临时医嘱：** □ 术前医嘱：明日全身麻醉下支撑下喉镜结节切除术[*] □ 术前 8 小时禁食、禁水 □ 术前抗菌药物 □ 术前准备 □ 其他特殊医嘱	**长期医嘱：** □ 全麻术后护理常规 □ 支撑喉镜下声带结节切除术[*]术后护理常规 □ 一级护理 □ 半流饮食 □ 全麻清醒后 6 小时自主体位 □ 适当休声 □ 抗菌药物 □ 雾化吸入 **临时医嘱：** □ 标本送病理检查 □ 酌情心电监护 □ 酌情吸氧 □ 其他特殊医嘱 □ 漱口液
病情变异记录	□ 无　□ 有，原因： 1. 2.	□ 无　□ 有，原因： 1. 2.	□ 无　□ 有，原因： 1. 2.
医师签名			

[*]：实际操作时需明确写出具体的术式

时间	住院第 3~5 天 （术后第 1 天）	住院第 4~7 天 （术后第 2~3 天，出院日）
主要 诊疗 工作	□ 上级医师查房 □ 住院医师完成常规病历书写 □ 注意病情变化 □ 注意观察生命体征 □ 了解患者咽喉部状况	□ 上级医师查房，进行手术及伤口评估 □ 完成出院记录、出院证明书 □ 向患者交代出院后的注意事项
重 点 医 嘱	长期医嘱： □ 二级护理 □ 半流食或普食 □ 注意声休 □ 抗菌药物 □ 营养支持药物（必要时） 临时医嘱： □ 其他特殊医嘱	临时医嘱： □ 出院带药 □ 门诊随诊
病情 变异 记录	□ 无　□ 有，原因： 1. 2.	□ 无　□ 有，原因： 1. 2.
医师 签名		

（二）护士表单

声带小结临床路径护士表单

适用对象：第一诊断为声带小结（ICD-10：J38.200）

行支撑喉镜下手术（ICD-9-CM-3：30.0901/30.0902）

患者姓名：	性别： 年龄： 门诊号：	住院号：
住院日期： 年 月 日	出院日期： 年 月 日	标准住院日：≤7天

时间	入院当日	术前1天	术后
健康宣教	□ 介绍病房环境、设施和设备 □ 入院护理评估，介绍主管医师、护士	□ 宣教等术前准备 □ 提醒患者术前禁食、禁水	□ 宣教手术后注意事项 □ 指导患者办理出院手续
护理处置	□ 术前常规检查	□ 术前呼吸道、消化道准备 □ 术前药物准备	
基础护理	□ 全麻术前护理 □ 患者术前准备	□ 呼吸道、消化道准备 □ 全麻手术病床准备 □ 遵医嘱用药	□ 全麻术后护理 □ 观察患者病情变化 □ 遵医嘱用药 □ 术后心理与生活护理
专科护理		□ 遵医嘱用药	□ 呼吸道通畅护理 □ 雾化吸入护理 □ 术后活动、体位、饮食护理 □ 声带康复保健护理
重点医嘱	□ 详见医嘱执行单	□ 详见医嘱执行单	□ 详见医嘱执行单
病情变异记录	□ 无 □ 有，原因： 1. 2.	□ 无 □ 有，原因： 1. 2.	□ 无 □ 有，原因： 1. 2.
护士签名			

（三）患者表单

声带小结临床路径患者表单

适用对象：第一诊断为声带小结（ICD-10：J38.200）

行支撑喉镜下手术（ICD-9-CM-3：30.0901/30.0902）

患者姓名：		性别：　　年龄：　　门诊号：	住院号：
住院日期：　　年　月　日		出院日期：　　年　月　日	标准住院日：≤7 天

时间	入院当日	住院第 2~4 天 （住院期间）	住院第 5~7 天 （出院日）
医患配合	□ 配合病史采集、资料采集，请务必详细告知既往史、用药史、过敏史 □ 配合进行体格检查 □ 有任何不适告知医师	□ 配合完善相关检查、化验，如采血、留尿、心电图、X线胸片等 □ 医师向患者及家属介绍病情，如有异常检查结果需进一步检查 □ 配合用药及治疗 □ 配合医师调整用药 □ 有任何不适告知医师	□ 接受出院前指导 □ 知道复查程序 □ 获取出院诊断书
护患配合	□ 配合测量体温、脉搏、呼吸、血压、血氧饱和度、体重 □ 配合完成入院护理评估单（简单询问病史、过敏史、用药史） □ 接受入院宣教（环境介绍、病室规定、订餐制度、贵重物品保管等） □ 有任何不适告知护士	□ 配合测量体温、脉搏、呼吸，询问每日排便情况 □ 接受相关化验检查宣教，正确留取标本，配合检查 □ 有任何不适告知护士 □ 接受输液、服药治疗 □ 注意活动安全，避免坠床或跌倒 □ 配合执行探视及陪伴 □ 接受疾病及用药等相关知识指导	□ 接受出院宣教 □ 办理出院手续 □ 获取出院带药 □ 知道服药方法、作用、注意事项 □ 知道复印病历方法
饮食	□ 正常普食	□ 术前禁食、禁水 □ 术后冷流食	□ 冷流食
排泄	□ 正常排尿便	□ 正常排尿便	□ 正常排尿便
活动	□ 适量活动	□ 适量活动	□ 适量活动

附：原表单（2016 年版）

声带小结临床路径表单

适用对象：第一诊断为声带小结（ICD-10：J38.200）

行支撑喉镜下手术（ICD-9-CM-3：30.0901/30.0902）

患者姓名：	性别：	年龄：	门诊号：	住院号：
住院日期：　年　月　日	出院日期：　年　月　日			标准住院：≤7 天

时间	住院第 1 天	住院第 1~3 天 （术前日）	住院第 2~4 天 （手术日）
主要诊疗工作	□ 询问病史及体格检查 □ 完成病历书写 □ 上级医师查房与术前评估 □ 初步确定手术方式和日期	□ 上级医师查房 □ 完成术前准备与术前评估 □ 根据检查结果等，进行术前讨论，确定手术方案 □ 完成必要的相关科室会诊 □ 签署手术知情同意书、自费用品协议书等 □ 向患者及家属交代围术期注意事项	□ 手术 □ 术者完成手术记录 □ 住院医师完成术后病程 □ 上级医师查房 □ 向患者及家属交代病情及术后注意事项
重点医嘱	长期医嘱： □ 耳鼻咽喉科护理常规 □ 二级或三级护理 □ 普食 临时医嘱： □ 血常规、尿常规 □ 肝肾功能、血糖、电解质、凝血功能 □ 感染性疾病筛查 □ 胸片、心电图 □ 内镜检查 □ 有条件行发音功能检测 □ 年龄≥60 岁行头颅 MRI、心肺功能检查	长期医嘱： □ 耳鼻咽喉科护理常规 □ 二级或三级护理 □ 普食 □ 患者既往基础用药 临时医嘱： □ 术前医嘱：明日全身麻醉下支撑下喉镜结节切除术* □ 术前 8 小时禁食、禁水 □ 术前抗菌药物 □ 术前准备 □ 其他特殊医嘱	长期医嘱： □ 全麻术后护理常规 □ 支撑喉镜下声带结节切除术*术后护理常规 □ 一级护理 □ 半流饮食 □ 全麻清醒后 6 小时自主体位 □ 适当休声 □ 抗菌药物 □ 雾化吸入 临时医嘱： □ 标本送病理检查 □ 酌情心电监护 □ 酌情吸氧 □ 其他特殊医嘱 □ 漱口液
主要护理工作	□ 介绍病房环境、设施和设备 □ 入院护理评估	□ 宣教等术前准备 □ 提醒患者明晨禁食、禁水	□ 观察患者病情变化 □ 术后心理与生活护理
病情变异记录	□ 无　□ 有，原因： 1. 2.	□ 无　□ 有，原因： 1. 2.	□ 无　□ 有，原因： 1. 2.
护士签名			
医师签名			

*：实际操作时需明确写出具体的术式

时间	住院第 3~5 天 （术后第 1 天）	住院第 4~7 天 （术后第 2~3 天，出院日）
主要 诊疗 工作	□ 上级医师查房 □ 住院医师完成常规病历书写 □ 注意病情变化 □ 注意观察生命体征 □ 了解患者咽喉部状况	□ 上级医师查房，进行手术及伤口评估 □ 完成出院记录、出院证明书 □ 向患者交代出院后的注意事项
重 点 医 嘱	长期医嘱： □ 二级护理 □ 半流食或普食 □ 注意休声 □ 抗菌药物 □ 营养支持药物（必要时） 临时医嘱： □ 其他特殊医嘱	临时医嘱： □ 出院带药 □ 门诊随诊
主要 护理 工作	□ 观察患者情况 □ 术后心理与生活护理 □ 指导术后患者嗓音保健	□ 指导患者办理出院手续
病情 变异 记录	□ 无 □ 有，原因： 1. 2.	□ 无 □ 有，原因： 1. 2.
护士 签名		
医师 签名		

第三章

急性会厌炎临床路径释义

一、急性会厌炎编码

疾病名称及编码：急性会厌炎（ICD-10：J05.1）

手术操作名称及编码：气管切开手术（ICD-9-CM-3：31.1）

二、临床路径检索方法

J05.1 伴 31.1

三、急性会厌炎临床路径标准住院流程

（一）适用对象

第一诊断为急性会厌炎。

> **释义**
>
> ■ 本临床路径适用对象是第一诊断为急性会厌炎患者。
> ■ 本临床路径仅针对需要局麻气管切开手术的患者。

（二）诊断依据

根据《临床诊疗指南·耳鼻咽喉头颈外科分册》（中华医学会编著，人民卫生出版社），《临床技术操作规范·耳鼻咽喉-头颈外科分册》（中华医学会编著，人民军医出版社）。

1. 病史：发病常为急性和爆发性。突然出现咽痛、声嘶和气急、高热。迅速发生吞咽困难和吸气性呼吸困难。

2. 体征：会厌急性充血肿胀，可伴发出现"三凹征"。

> **释义**
>
> ■ 急性会厌炎应与单纯性喉水肿、急性喉气管支气管炎、喉气管异物、喉白喉鉴别。
> ■ 本病起病急，发展迅速，及时做好患者的生命体征的监护，发现变化及时处理。
> ■ 注意患者的既往史，有无糖尿病、心脑血管疾病等。有无异物史、外伤史；有毒有害气体、液体接触史，有无全身变态反应疾病史；全身风湿免疫疾病史（多发软骨炎、淀粉样变）；放疗化疗病史；喉及下咽病变合并感染。

（三）治疗方案的选择

根据《临床诊疗指南·耳鼻咽喉头颈外科分册》（中华医学会编著，人民卫生出版社），《临

床技术操作规范·耳鼻咽喉-头颈外科分册》(中华医学会编著，人民军医出版社)。

1. 支持、对症治疗，如吸氧、糖皮质激素应用。

2. 经验性抗菌治疗。

3. 根据病原学检查及治疗反应调整抗菌治疗用药。

4. 出现三、四度呼吸困难考虑行气管切开术。

> **释义**
>
> ■ 支持对症治疗同时要密切观察病情变化，做好随时抢救及气管切开手术的准备。
>
> ■ 注意患者的既往病史，注意血糖、甲状腺功能的监测。

(四) 标准住院日

1. 未行气管切开术的患者≤7天。

2. 行气管切开术的患者≤14天。

> **释义**
>
> ■ 标准住院日未行气管切开术的患者≤7天。行气管切开术的患者≤14天。
>
> ■ 患者入院后发现心律失常、心脑血管疾病、糖尿病、肺部阴影的阳性体征，需要进一步行超声心动图、Holter、肺功能等检查，请相关科室会诊，上述慢性疾病如果需要经治疗不影响患者正常出院时间。

(五) 进入路径标准

1. 第一诊断必须符合 ICD-10：J05.100 急性会厌炎疾病编码。

2. 当患者同时具有其他疾病诊断，但在住院期间不需要特殊处理也不影响第一诊断的临床路径流程实施时，可以进入路径。

> **释义**
>
> ■ 本临床路径适用急性会厌炎保守治疗及因呼吸困难气管切开手术的患者。
>
> ■ 患者同时伴有高血压、糖尿病、心律失常等慢性病，经内科会诊评估治疗不会影响患者住院日 (未行气管切开术的患者≤7天，行气管切开术的患者≤14天)，适用本临床路径。

(六) 入院第1天

1. 必需的检查项目

(1) 血常规、尿常规。

(2) 肝肾功能、电解质、血糖、血脂、凝血功能。

(3) 感染性疾病筛查 (乙型肝炎、丙型肝炎、梅毒、艾滋病等)。

(4) 病原学检查及药敏试验。

（5）喉镜检查。

2. 有条件者行血培养。

3. 年龄≥60岁者行头颅 MRI、心肺功能检查。

> **释义**
>
> ■ 检查应包括耳、鼻、咽、喉部位专科检查。
>
> ■ 喉镜检查是必查项目，密切观察咽喉部病情变化。
>
> ■ 必查项目是确保手术治疗安全、有效开展的基础，术前必须完成。相关人员认真分析检查结果，排除手术禁忌证，及时处理异常情况。
>
> ■ 高龄患者或有心肺功能异常患者，术前根据病情增加心脏彩超、肺功能、血气分析等检查。伴有脑血管疾患的患者头颅 MRI 是必要的。

（七）经验性抗菌药物选择与使用时机

抗菌药物：按照《抗菌药物临床应用指导原则（2015 年版）》（国卫办医发〔2015〕43 号）合理选用抗菌药物。入院后尽快给予抗菌药物。

> **释义**
>
> ■ 对症状较轻的患者，可以选择青霉素类药物，中重症患者或者上述药物无效的可以使用二代头孢或以上的药物，重症患者可以联合其他类抗生素联合应用，如抗厌氧菌类抗生素。

（八）糖皮质激素药物选择与使用时机

入院后根据患者具体情况尽快给予足量糖皮质激素。

> **释义**
>
> ■ 激素有治疗和预防咽喉部水肿，同时又有非特异性抗炎、抗过敏、抗休克等作用。故激素与抗生素联合应用可以获得良好效果。

（九）患者出现2度呼吸困难

患者出现2度呼吸困难，可在密切监护下行抗炎、消肿等对症治疗，并做好气管切开准备；呼吸困难不缓解或出现3度呼吸困难，预计短期内无法缓解，应尽早予以气管切开；出现四度呼吸困难，应立即行气管切开。

1. 麻醉方式：局部麻醉。

2. 手术方式：见治疗方案的选择。

3. 术后治疗

（1）根据患者情况确定复查的检查项目。

（2）术后用药：按照《2015 年抗菌药物临床应用指导原则》合理选用抗菌药物；可行雾化吸入；酌情给予糖皮质激素。

释义

■ 患者起病急，发展迅速，呼吸困难进行性加重；病情严重，吞咽困难，咽喉部分泌物潴留突发呼吸困难；抗生素激素联合治疗，局部肿胀未有好转或进一步加重；突发休克、昏厥等；上述情况引起即刻气管切开手术，手术风险高危，因长时间缺氧导致危及生命。

■ 气管切开是抢救本病危重患者的重要方法，应该密切观察患者病情进展，提早做好抢救措施的准备，注意监护患者的生命体征变化。

（十）出院标准

1. 一般情况良好，咽痛缓解，体温正常，吞咽困难和（或）呼吸困难消失。
2. 没有需要住院处理的并发症。

释义

■ 根据患者具体情况，气管切开术后，气管套管根据患者术后恢复情况可以，经过治疗局部炎症水肿完全缓解，堵管24小时无呼吸困难，可以拔管；局部肿胀部分缓解，可以堵管的患者，可以戴管出院，门诊复查，待局部完全缓解后门诊拔管；局部缓解但不能堵管的患者，可出院门诊治疗，定期门诊复查，完全恢复后门诊拔管。

（十一）变异及原因分析

1. 伴有影响预后的合并症，如糖尿病等，需进行相关诊断和治疗等，导致住院时间延长，治疗费用增加。
2. 出现手术并发症，需进一步诊断和治疗，导致住院时间延长，治疗费用增加。

释义

■ 常见的是发现心律失常、糖尿病、肺部阴影的阳性体征等，需要进一步行超声心动图、Holter、肺功能等检查，请相关科室会诊，导致住院时间延长，治疗费用增加。

■ 因患者病情危重，进展迅速，缺氧时间长，导致虽然保守治疗并气管切开手术，仍然造成因缺氧所致的不可逆的心脑肺部的并发症（缺血缺氧性脑病、心肺复苏后病变，甚至死亡）。

■ 患者经过治疗及手术，局部病情为缓解，可能是因为其他疾患引起，需要排查的，住院时间延长，费用增加的患者要排除。

四、急性会厌炎临床路径给药方案

【用药选择】

如果常规的抗生素治疗无效可做细菌培养，根据药敏结果选择抗生素。

使用糖皮质激素治疗时，注意监测患者血压、血糖、甲状腺功能及胃肠道的黏膜功能保护。

【药学提示】

1. 喹诺酮类静脉给药可引起静脉炎，故静脉滴注时应控制药物浓度和流速。

2. 儿童对头孢类过敏选用大环内酯类抗生素，大环内酯类抗生素有恶心、呕吐等胃肠道反应。

【注意事项】

急性会厌患者病程进展变化急重，需要严密观察患者病情变化，及时调整治疗方案；患者多伴有其他疾病（糖尿病、高血压等），用药时需要考虑伴随疾病的治疗。

五、推荐表单

（一）医师表单

急性会厌炎临床路径医师表单

适用对象：第一诊断为急性会厌炎（ICD-10：J05.100）

必要时行气管切开手术（ICD-9-CM-3：31.1005/31.72001）

患者姓名：	性别： 年龄： 门诊号：	住院号：
住院日期： 年 月 日	出院日期： 年 月 日	标准住院日：未手术 ≤7天，手术≤14天

时间	住院第1天	住院第1~3天	住院第2~7天
主要诊疗工作	□ 询问病史及体格检查 □ 完成病历书写 □ 上级医师查房与术前评估 □ 评估患者呼吸情况，初步确定是否需行气管切开术	□ 上级医师查房 □ 需要性气管切开患者，完成术前准备与术前评估 □ 根据检查结果等，进行术前讨论，确定手术方案 □ 完成必要的相关科室会诊 □ 签署手术知情同意书、自费用品协议书等 □ 向患者及家属交代围术期注意事项 □ 手术完成后，术者完成手术记录	□ 住院医师完成术后病程 □ 上级医师查房 □ 向患者及家属交代病情及术后注意事项 □ 未行气管切开患者，完成出院记录、出院证明书，向患者交代出院后的注意事项
重点医嘱	长期医嘱： □ 耳鼻咽喉科护理常规 □ 一级护理 □ 半流质饮食或静脉营养 临时医嘱： □ 急查血常规 □ 急查肝肾功能、血糖、电解质、凝血功能 □ 感染性疾病筛查 □ 急查心电图 □ 病情许可行喉镜检查 □ 置气管切开包于床旁 □ 吸氧（必要时） □ 经验性抗菌药物应用 □ 糖皮质激素应用 □ 有条件行病原学检查及药敏	长期医嘱： □ 耳鼻咽喉科护理常规 □ 一级护理 □ 半流质饮食或静脉营养 □ 患者既往基础用药 气管切开术后长期医嘱： □ 局麻术后护理常规 □ 气管切开术*术后护理常规 □ 二级护理 □ 半流质饮食或静脉营养 □ 自主体位 □ 抗菌药物 □ 糖皮质激素应用 □ 祛痰药物（必要时） □ 雾化吸入（必要时） 临时医嘱： □ 酌情心电监护 □ 酌情吸氧 □ 经验性抗菌药物应用 □ 糖皮质激素应用 □ 雾化吸入（必要时） □ 术前医嘱：今日局部麻醉下气管切开术* □ 术前抗菌药物 □ 术前准备 □ 其他特殊医嘱	长期医嘱： □ 气管切开术*术后护理常规 □ 二级或三级护理 □ 半流质饮食或静脉营养 □ 自主体位 □ 抗菌药物 □ 祛痰药物（必要时） □ 雾化吸入（必要时） 临时医嘱： □ 酌情吸氧 □ 其他特殊医嘱 □ 漱口液（必要时） 出院医嘱： □ 出院带药 □ 门诊随诊医嘱

续　表

时间	住院第 1 天	住院第 1~3 天	住院第 2~7 天
病情 变异 记录	□无　□有，原因： 1. 2.	□无　□有，原因： 1. 2.	□无　□有，原因： 1. 2.
医师 签名			

*：实际操作时需明确写出具体的术式

时间	住院第 7~14 天 （气管切开患者）	住院第 4~7 天 （术后第 10~14 天，出院日）
主要 诊疗 工作	□ 上级医师查房 □ 住院医师完成常规病历书写 □ 注意病情变化 □ 注意观察生命体征 □ 评估患者恢复情况，试堵管 48 小时，无呼吸不 　　适可行气管切开闭合术 □ 完成出院记录、出院证明书 □ 向患者交代出院后的注意事项	□ 上级医师查房，进行手术及会厌评估 □ 完成出院记录、出院证明书 □ 向患者交代出院后的注意事项
重 点 医 嘱	长期医嘱： □ 二级护理 □ 半流食或普食 □ 其他特殊医嘱 临时医嘱： □ 气管切开闭合术 □ 出院带药 □ 门诊随诊	临时医嘱： □ 出院带药 □ 门诊随诊
病情 变异 记录	□ 无　□ 有，原因： 1. 2.	□ 无　□ 有，原因： 1. 2.
医师 签名		

（二）护士表单

急性会厌炎临床路径护士表单

适用对象：第一诊断为急性会厌炎（ICD-10：J05.100）

必要时行气管切开手术（ICD-9-CM-3：31.1005/31.72001）

患者姓名：	性别： 年龄： 门诊号：		住院号：
住院日期： 年 月 日	出院日期： 年 月 日		标准住院日：未手术 ≤7天，手术≤14天

时间	入院	术前	术后
健康宣教	□ 介绍病房环境、设施和设备 □ 入院护理评估，介绍主管医师、护士	□ 宣教等术前准备 □ 提醒患者术前禁食、禁水	□ 宣教手术后注意事项 □ 宣教气管切开护理 □ 指导患者办理出院手续
护理处置	□ 术前常规检查 □ 备好专科应急抢救物品	□ 术前呼吸道、消化道准备 □ 气管切开用物准备（气管套管、氧气、负压吸引等） □ 术前药物准备	□ 气管切开换药 □ 清洗气管套管
基础护理	□ 术前护理 □ 患者全身护理	□ 呼吸道、消化道准备 □ 遵医嘱用药	□ 术后护理 □ 观察患者病情变化 □ 遵医嘱用药 □ 术后心理与生活护理
专科护理		□ 呼吸道通畅护理 □ 雾化吸入护理	□ 气管切开护理 □ 雾化吸入护理 □ 术后活动、体位、饮食护理 □ 气管切开安全护理
重点医嘱	□ 详见医嘱执行单	□ 详见医嘱执行单	□ 详见医嘱执行单
病情变异记录	□ 无 □ 有，原因： 1. 2.	□ 无 □ 有，原因： 1. 2.	□ 无 □ 有，原因： 1. 2.
护士签名			

（三）患者表单

急性会厌炎临床路径患者表单

适用对象：第一诊断为急性会厌炎（ICD-10：J05.100）

行气管切开手术（ICD-9-CM-3：31.1005）

患者姓名：		性别：　　年龄：　　门诊号：	住院号：
住院日期：　　年　月　日		出院日期：　　年　月　日	标准住院日：未手术≤7天，手术≤14天

时间	入院当日	住院期间	出院日
医患配合	□ 配合病史采集、资料采集，请务必详细告知既往史、用药史、过敏史 □ 配合进行体格检查 □ 有任何不适告知医师 □ 配合完善相关检查、化验，如采血、留尿、心电图、X线胸片等	□ 医师向患者及家属介绍病情，如有异常检查结果需进一步检查 □ 配合用药及治疗 □ 配合医师调整用药 □ 有任何不适告知医师	□ 接受出院前指导 □ 知道复查程序 □ 获取出院诊断书
护患配合	□ 配合测量体温、脉搏、呼吸、血压、血氧饱和度、体重 □ 配合完成入院护理评估单（简单询问病史、过敏史、用药史） □ 接受入院宣教（环境介绍、病室规定、订餐制度、贵重物品保管等） □ 有任何不适告知护士	□ 配合测量体温、脉搏、呼吸，询问每日排便情况 □ 接受相关化验检查宣教，正确留取标本，配合检查 □ 有任何不适告知护士 □ 接受输液、服药治疗 □ 注意活动安全，避免坠床或跌倒 □ 配合执行探视及陪伴 □ 接受疾病及用药等相关知识指导	□ 接受出院宣教 □ 办理出院手续 □ 获取出院带药 □ 知道服药方法、作用、注意事项 □ 知道复印病历方法
饮食	□ 正常普食	□ 术前禁食、禁水 □ 术后冷流食	□ 冷流食
排泄	□ 正常排尿便	□ 正常排尿便	□ 正常排尿便
活动	□ 适量活动	□ 适量活动	□ 适量活动

附：原表单（2016 年版）

急性会厌炎临床路径表单

适用对象：第一诊断为急性会厌炎（ICD-10：J05.100）

必要时行气管切开手术（ICD-9-CM-3：31.1005/31.72001）

患者姓名：	性别：	年龄：	门诊号：	住院号：

住院日期： 年 月 日	出院日期： 年 月 日	标准住院日：未手术 ≤7 天，手术 ≤14 天

时间	住院第 1 天	住院第 1~3 天	住院第 2~7 天
主要诊疗工作	□ 询问病史及体格检查 □ 完成病历书写 □ 上级医师查房与术前评估 □ 评估患者呼吸情况，初步确定是否需行气管切开术	□ 上级医师查房 □ 需要性气管切开患者，完成术前准备与术前评估 □ 根据检查结果等，进行术前讨论，确定手术方案 □ 完成必要的相关科室会诊 □ 签署手术知情同意书、自费用品协议书等 □ 向患者及家属交代围术期注意事项 □ 手术完成后术者完成手术记录	□ 住院医师完成术后病程 □ 上级医师查房 □ 向患者及家属交代病情及术后注意事项 □ 未行气管切开患者，完成出院记录、出院证明书，向患者交代出院后的注意事项
重点医嘱	**长期医嘱：** □ 耳鼻咽喉科护理常规 □ 一级护理 □ 半流质饮食或静脉营养 **临时医嘱：** □ 急查血常规 □ 急查肝肾功能、血糖、电解质、凝血功能 □ 感染性疾病筛查 □ 急查心电图 □ 病情许可行喉镜检查 □ 置气管切开包于床旁 □ 吸氧（必要时） □ 经验性抗菌药物应用 □ 糖皮质激素应用 □ 有条件行病原学检查及药敏	**长期医嘱：** □ 耳鼻咽喉科护理常规 □ 一级护理 □ 半流质饮食或静脉营养 □ 患者既往基础用药 **气管切开术后长期医嘱：** □ 局麻术后护理常规 □ 气管切开术*术后护理常规 □ 二级护理 □ 半流质饮食或静脉营养 □ 自主体位 □ 抗菌药物 □ 糖皮质激素应用 □ 祛痰药物（必要时） □ 雾化吸入（必要时） **临时医嘱：** □ 酌情心电监护 □ 酌情吸氧 □ 经验性抗菌药物应用 □ 糖皮质激素应用 □ 雾化吸入（必要时） □ 术前医嘱：今日局部麻醉下气管切开术* □ 术前抗菌药物 □ 术前准备 □ 其他特殊医嘱	**长期医嘱：** □ 气管切开术*术后护理常规 □ 二级或三级护理 □ 半流质饮食或静脉营养 □ 自主体位 □ 抗菌药物 □ 祛痰药物（必要时） □ 雾化吸入（必要时） **临时医嘱：** □ 酌情吸氧 □ 其他特殊医嘱 □ 漱口液（必要时） **出院医嘱：** □ 出院带药 □ 门诊随诊医嘱

续 表

时间	住院第1天	住院第1~3天	住院第2~7天
主要护理工作	□ 介绍病房环境、设施和设备 □ 入院护理评估	□ 宣教等术前准备 □ 提醒欲行全麻手术患者禁食、禁水	□ 观察患者病情变化 □ 术后心理与生活护理
病情变异记录	无□ 有，原因： 1. 2.	□ 无 □ 有，原因： 1. 2.	□ 无 □ 有，原因： 1. 2.
护士签名			
医师签名			

注：* 实际操作时需明确写出具体的术式

时间	住院第 7~14 天 （气管切开患者）	住院第 4~7 天 （术后第 10~14 天，出院日）
主要诊疗工作	□ 上级医师查房 □ 住院医师完成常规病历书写 □ 注意病情变化 □ 注意观察生命体征 □ 评估患者恢复情况，试堵管 48 小时，无呼吸不适可行气管切开闭合术 □ 完成出院记录、出院证明书 □ 向患者交代出院后的注意事项	□ 上级医师查房，进行手术及会厌评估 □ 完成出院记录、出院证明书 □ 向患者交代出院后的注意事项
重点医嘱	长期医嘱： □ 二级护理 □ 半流食或普食 □ 其他特殊医嘱 临时医嘱： □ 气管切开闭合术 □ 出院带药 □ 门诊随诊	临时医嘱： □ 出院带药 □ 门诊随诊
主要护理工作	□ 观察患者情况 □ 术后心理与生活护理 □ 指导术后患者嗓音保健 □ 指导患者办理出院手续	□ 指导患者办理出院手续
病情变异记录	□ 无　□ 有，原因： 1. 2.	□ 无　□ 有，原因： 1. 2.
护士签名		
医师签名		

第四章

支撑喉镜下会厌囊肿日间手术临床路径释义

一、支撑喉镜下会厌囊肿日间手术编码

　　1. 卫计委原编码

　　疾病名称及编码：会厌囊肿（ICD-10：J38.715）

　　手术操作名称及编码：内镜下会厌病损切除术（ICD-9-CM-3：30.0901）

　　　　　　　　　　　　内镜下会厌病损激光切除术（ICD-9-CM-3：30.0902）

　　2. 修改编码

　　疾病名称及编码：会厌囊肿（ICD-10：J38.715）

　　手术操作名称及编码：内镜下会厌病损切除术（ICD-9-CM-3：30.0903）

　　　　　　　　　　　　内镜下会厌病损激光切除术（ICD-9-CM-3：30.0904）

二、临床路径检索方法

　　J38.715 伴（30.0903/30.0904）

三、支撑喉镜下会厌囊肿日间手术临床路径标准住院流程

　　（一）适用对象

　　第一诊断为会厌囊肿（ICD-10：J38.715）。

　　行支撑喉镜下手术（ICD-9-CM-3：30.0901/30.0902）。

> 释义
>
> ■ 本临床路径适用对象是第一诊断为会厌囊肿的患者。
> ■ 本临床路径仅针对需要全身麻醉手术的患者。

　　（二）诊断依据

　　根据《临床诊疗指南·耳鼻咽喉头颈外科分册》（中华医学会编著，人民卫生出版社），《临床技术操作规范·耳鼻咽喉-头颈外科分册》（中华医学会编著，人民军医出版社）。

　　1. 病史：咽部异物感，或吞咽不适等。

　　2. 体征：囊肿多位于会厌舌面，呈半球形，表面光滑，灰白色、微黄或淡红，间有细小血管纵横其上。

> 释义
>
> ■ 应该与甲状舌管囊肿、异位甲状腺鉴别。
> ■ 小的会厌囊肿不引起症状，可以观察。大者可进入本路径，行支撑喉镜下切除，或显微（激光）手术切除会厌囊肿。

（三）进入路径标准

1. 第一诊断必须符合 ICD-10：J38.715 会厌囊肿疾病编码。

2. 当患者同时具有其他疾病诊断，但在住院期间不需要特殊处理也不影响第一诊断的临床路径流程实施时，可以进入路径。

> **释义**
>
> ■ 会厌囊肿的治疗包括随访观察和手术治疗，本临床路径仅适用于需要手术治疗的患者。
>
> ■ 患者同时伴有高血压、糖尿病等慢性病，经内科会诊评估非手术禁忌证，适用本临床路径。

（四）标准住院日

标准住院日为 1 天。

> **释义**
>
> ■ 标准住院日建议为 1 天，24 小时出入院。
>
> ■ 为减少患者等候手术时间和住院费用，可在门诊完成术前检查，排除手术禁忌后住院，于住院当天或次日手术符合本临床路径要求。
>
> ■ 患者门诊术前检查发现心律失常、糖尿病、肺部阴影等阳性体征，需要进一步行超声心动图、Holter、肺功能等检查，至相关科室就诊排除手术禁忌证，上述慢性疾病如果需要经治疗稳定后才能手术，暂不进入本临床路径；若经会诊排除手术禁忌证，则符合本路径要求；主管医师应在临床路径表单中予以说明。

（五）住院期间的检查项目

1. 必需的检查项目（门诊完成）

（1）血常规。

（2）肝肾功能、电解质、血糖、凝血功能。

（3）感染性疾病筛查（乙型肝炎、丙型肝炎、梅毒、艾滋病等）。

（4）胸片、心电图。

（5）喉镜检查。

2. 根据患者病情进行的检查项目：发音功能检测。

> **释义**
>
> ■ 喉镜检查是支撑喉镜下会厌囊肿切除术患者的必查项目。
>
> ■ 必查项目是确保手术治疗安全、有效开展的基础，术前必须完成。相关人员认真分析检查结果，排除手术禁忌证，及时处理异常情况。
>
> ■ 为缩短患者住院等待时间，检查项目可以在患者入院前于门诊完成。
>
> ■ 高龄患者或有心肺功能异常患者，术前根据病情增加心脏彩超、肺功能、血气分析等检查。

- 术前检查还包括耳、鼻、咽、喉部位专科检查。
- 如患者合并声带息肉、声带囊肿等病变，需进行发音功能检测。

(六) 治疗方案的选择

根据《临床诊疗指南·耳鼻咽喉头颈外科分册》（中华医学会编著，人民卫生出版社），《临床技术操作规范·耳鼻咽喉-头颈外科分册》（中华医学会编著，人民军医出版社）。
手术：支撑喉镜下会厌囊肿切除手术，或显微（激光）手术等。

> **释义**
>
> - 会厌囊肿的治疗包括随访观察和手术治疗，本临床路径仅适用于需要手术治疗的患者。
> - 患者同时伴有高血压、糖尿病等慢性病，经内科会诊评估非手术禁忌证，适用本临床路径。

(七) 预防性抗菌药物选择与使用时机

抗菌药物：按照《抗菌药物临床应用指导原则》（卫医发〔2004〕285号）合理选用抗菌药物。

> **释义**
>
> - 支撑喉镜下会厌囊肿切除手术入路手术属于Ⅱ类切口，因此可按规定适当预防性和术后应用抗生素，通常选用第一代或第二代头孢类抗菌药物。

(八) 手术日

1. 麻醉方式：全身麻醉。
2. 手术方式：见治疗方案的选择。
3. 标本送病理检查。

> **释义**
>
> - 建议手术日为入院当天或次日。
> - 本临床路径规定仅针对全身麻醉下手术的患者。
> - 手术方式为支撑喉镜下会厌囊肿切除手术，或显微（激光）手术等。

(九) 术后恢复

1. 根据患者情况确定复查的检查项目。
2. 术后用药：按照《抗菌药物临床应用指导原则》（卫医发〔2004〕285号）合理选用抗菌

药物；可行雾化吸入；酌情给予糖皮质激素。

> **释义**
>
> ■ 建议术后观察6小时或次日出院。
>
> ■ 术后患者重点观察的项目一般包括生命体征，喉镜等相关查体，是否有咽痛、吞咽困难、呼吸困难等，对症处理；术后24小时内可追加一次抗生素；可使用局部糖皮质激素雾化吸入；酌情给予口服或静脉糖皮质激素。

（十）出院标准

1. 一般情况良好，咽喉部无明显感染征象。
2. 没有需要住院处理的并发症。

> **释义**
>
> ■ 根据患者具体情况，可以出院或出院后门诊复查。

（十一）变异及原因分析

1. 伴有影响手术的合并症，需进行相关诊断和治疗等，导致住院时间延长，治疗费用增加。
2. 出现手术并发症，需进一步诊断和治疗，导致住院时间延长，治疗费用增加。

> **释义**
>
> ■ 伴有影响手术的合并症，常见的是术前准备发现心律失常、糖尿病、肺部阴影的阳性体征等，需要进一步行超声心动图、Holter、肺功能等检查，请相关科室会诊排除手术禁忌证，导致住院时间延长，治疗费用增加。
>
> ■ 支撑喉镜下会厌囊肿切除手术可能存在的风险包括术中、术后出血；术中过度后仰损伤颈椎、牙齿，出现术后手脚麻木、牙齿松动、脱落；术中激光燃爆；术后感染，并发急性会厌炎；术后症状无改善等。
>
> ■ 会厌囊肿除了包括路径中所描述的各种术后并发症，还包括医疗、护理、患者、环境等多方面的变异原因，为便于总结和在工作中不断完善和修订路径，应将变异原因归纳、总结，以便重新修订路径时作为参考。

四、支撑喉镜下会厌囊肿日间手术临床路径给药方案

【用药选择】

如果常规的抗生素治疗无效可做细菌培养，根据药敏结果选择抗生素。

【药学提示】

1. 喹诺酮类静脉给药可引起静脉炎，故静脉滴注时应控制药物浓度和流速。
2. 儿童对头孢类过敏选用大环内酯类抗生素，大环内酯类抗生素有恶心、呕吐等胃肠道反应。

五、推荐表单

（一）医师表单

支撑喉镜下会厌囊肿日间手术临床路径医师表单

适用对象：第一诊断为会厌囊肿（ICD-10：J38.715）

行支撑喉镜下手术（ICD-9-CM-3：30.0901/30.0902）

患者姓名：	性别： 年龄： 门诊号：	住院号：
住院日期： 年 月 日	出院日期： 年 月 日	标准住院日：天

时间	住院第 1 天
主要诊疗工作	□ 询问病史、体格检查 □ 向患者及家属交代病情及围术期注意事项 □ 访视患者，完成术前准备及评估、制订手术方案 □ 签署授权委托书、手术同意书、自费药品同意书、输血同意书等文书 □ 日间病历书写 □ 手术 □ 术者完成手术记录
重点医嘱	**长期医嘱：** □ 患者既往基础用药 □ 全麻术后护理常规 □ 一级护理 **临时医嘱：** □ 全麻下行支撑喉镜手术相关医嘱 □ 术前禁饮、禁食 8 小时 □ 术前补液（平衡液或钠钾镁钙葡萄糖注射液） □ 一次性导尿包（必要时）
病情变异记录	□ 无 □ 有，原因： 1. 2.
医师签名	

（二）护士表单

支撑喉镜下会厌囊肿日间手术临床路径护士表单

适用对象：第一诊断为会厌囊肿（ICD-10：J38.715）

行支撑喉镜下手术（ICD-9-CM-3：30.0901/30.0902）

患者姓名：		性别：	年龄：	门诊号：	住院号：
住院日期：	年　月　日	出院日期：	年　月　日	标准住院日：天	

时间	住院第 1 天
健康宣教	□ 入院宣教（介绍病房环境） □ 探视制度 □ 入院护理评估（生命体征、营养、心理等） □ 询问病史，相应体格检查 □ 联系相关检查
护理处置	□ 核对患者，佩戴腕带 □ 建立入院护理病历 □ 卫生处置：剪指甲、洗澡、更换病号服 □ 协助医师完成各项术前准备禁食、禁水 □ 遵医嘱正确给药
基础护理	□ 一级护理 □ 晨晚间护理 □ 患者安全管理
专科护理	□ 护理查体 □ 生命体征监测 □ 需要时请家属陪伴 □ 心理评估 □ 书写入院评估单，护理评估单，患者自理程度 ADL 评分
重点医嘱	□ 详见医嘱执行单
病情变异记录	□ 无　□ 有，原因： 1. 2.
护士签名	

（三）患者表单

支撑喉镜下会厌囊肿日间手术临床路径患者表单

适用对象：第一诊断为会厌囊肿（ICD-10：J38.715）

行支撑喉镜下手术（ICD-9-CM-3：30.0901/30.0902）

| 患者姓名： | 性别： | 年龄： | 门诊号： | 住院号： |

| 住院日期： 年 月 日 | 出院日期： 年 月 日 | 标准住院日：天 |

时间	住院第 1 天
医患配合	□ 接受入院宣教 □ 接受入院护理评估 □ 接受病史询问 □ 进行体格检查 □ 交代既往用药情况 □ 进行相关检查
护患配合	□ 配合测量体温、脉搏、呼吸、血压、血氧饱和度、体重 □ 配合完成入院护理评估单（简单询问病史、过敏史、用药史） □ 接受入院宣教（环境介绍、病室规定、订餐制度、贵重物品保管等） □ 有任何不适告知护士 □ 配合执行医院制度
饮食	□ 半流食
排泄	□ 正常排尿便
活动	□ 适量活动 □ 适应角色转换

附：原表单（2016 年版）

支撑喉镜下会厌囊肿日间手术临床路径表单

适用对象：第一诊断为会厌囊肿（ICD-10：J38.715）
行支撑喉镜下手术（ICD-9-CM-3：30.0901/30.0902）

患者姓名：	性别：　　年龄：　　门诊号：	住院号：
住院日期：　　年　月　日	出院日期：　　年　月　日	标准住院日：天

时间	住院第 1 天
主要诊疗工作	□ 通知手术医师、患者到达和预计手术时间；初步确定手术时间 □ 询问病史、体格检查 □ 向患者及家属交代病情及围术期注意事项 □ 访视患者，完成术前准备及评估、制订手术方案 □ 签署授权委托书、手术同意书、自费药品同意书、输血同意书等文书 □ 日间病历书写 □ 手术 □ 术者完成手术记录
重点医嘱	**长期医嘱：** □ 患者既往基础用药 □ 全麻术后护理常规 □ 一级护理 **临时医嘱：** □ 全麻下行支撑喉镜手术相关医嘱 □ 术前禁饮、禁食 8 小时 □ 术前补液（平衡液或钠钾镁钙葡萄糖注射液） □ 一次性导尿包（必要时）
主要护理工作	□ 责任护士入院宣教 □ 入院护理评估 □ 术前健康宣教 □ 执行术前医嘱 □ 心理护理
病情变异记录	□ 无　□ 有，原因： 1. 2.
护士签名	
医师签名	

第五章

耳郭假性囊肿日间手术临床路径释义

一、耳郭假性囊肿日间手术编码

1. 卫计委原编码

疾病名称及编码：耳郭假性囊肿（ICD-10：H61.103）

手术操作名称及编码：囊肿切除术（ICD-9-CM-3：18.29001）

2. 修改编码

疾病名称及编码：耳郭假性囊肿（ICD-10：H61.103）

手术操作名称及编码：囊肿切除术（ICD-9-CM-3：18.29）

二、临床路径检索方法

H61.103 伴 18.29

三、耳郭假性囊肿临床路径标准住院流程

（一）适用对象

第一诊断为耳郭假性囊肿（ICD-10：H61.103）。

行囊肿切除术（ICD-9-CM-3：18.29001）。

> **释义**
>
> ■耳郭假性囊肿也称为耳郭浆液性软骨膜炎，指原因未明的耳郭腹侧面局限性囊肿。
>
> ■本临床路径适用对象是第一诊断为耳郭假性囊肿的患者。
>
> ■手术可采用全麻或者局麻的方式。

（二）诊断依据

根据《实用耳鼻咽喉头颈外科学》第二版。

1. 症状：耳郭前面出现局限性隆起，常在无意中发现，由小渐大，无痛感或有微痛，囊肿较大时可有胀感、灼热、发痒等不适。

2. 体征：囊肿多位于舟状窝、三角窝。初期仅为局部增厚，积液较多时隆起明显，可波及耳甲腔。囊肿边界清楚，有弹性及波动感，但无压痛，表面皮肤色泽正常。穿刺抽吸时可吸出淡黄色清亮液体，其中蛋白质丰富，无红细胞和炎性细胞；细菌培养：无细菌生长。

> **释义**
>
> ■根据病史和典型的局部表现可诊断为耳郭假性囊肿。
>
> ■由于外伤等明确原因造成的耳郭局部积液不应列入此诊断。

■ 应与耳郭感染、耳郭化脓性软骨膜炎、耳郭肿物相鉴别。

■ 囊肿体积很小，或者穿刺抽吸后没有复发的患者可不予手术治疗。

■ 囊肿由于穿刺或者治疗不当等原因造成继发感染后，应按照耳郭化脓性软骨膜炎对待，不宜进入此路径。

（三）选择治疗方案的依据

根据《临床技术操作规范·耳鼻咽喉-头颈外科分册》（中华医学会编著，人民军医出版社）。

1. 符合手术适应证。

2. 能够耐受手术。

> **释义**
>
> ■ 适应证
> （1）局部理疗或者反复穿刺抽液无效、久治不愈。
> （2）反复发作造成局部肉芽增生。
> ■ 禁忌证
> （1）囊肿囊内感染。
> （2）耳郭表面皮肤破溃感染或皮肤病。
> （3）耳郭表面皮肤有外伤瘢痕或反复冻伤史。
> （4）糖尿病血糖水平控制不佳，术后可能造成伤口愈合不良者。

（四）标准住院日≤1天

> **释义**
>
> ■ 术前完善所有术前检查，排除手术禁忌，达到手术要求者入院。
> ■ 手术方式可采取全麻或者局麻方式，局麻者可于术后立刻出院，全麻手术者待患者麻醉完全清醒后，可予出院。

（五）进入路径标准

1. 第一诊断必须符合 ICD-10：H61.103 耳郭假性囊肿疾病编码。

2. 当患者合并其他疾病，但住院期间不需要特殊处理也不影响第一诊断的临床路径流程实施时，可以进入路径。

> **释义**
>
> ■ 本临床路径适合第一诊断为耳郭假性囊肿，需要手术治疗的患者。保守治疗患者不宜进入此路径。

■患者同时伴随有高血压、糖尿病、心律失常等慢性病，经会诊评估非手术禁忌证，适用此临床路径。

■术后复发需再次手术患者，每次入院均可适用本临床路径。

（六）术前准备（入院前）

术前必须检查的项目如下。

（1）血常规、尿常规。

（2）凝血功能。

（3）感染性疾病筛查（乙型肝炎、丙型肝炎、艾滋病、梅毒等）。

（4）X线胸片、心电图。

> **释义**
>
> ■必查项目必须术前完成，对检查结果异常的患者，及时会诊，排除手术禁忌。
>
> ■如需全麻的患者还需进行生化检查，对于伴随有其他基础疾病的患者，术前根据病情增加心肺功能、甲状腺功能、血糖等相关检查。
>
> ■所有检查项目及术前所需会诊评估工作等应于门诊完成。

（七）预防性抗菌药物选择与使用时机

按照《抗菌药物临床应用指导原则》（卫医发〔2004〕285号）执行，并结合患者的病情决定抗菌药物的选择与使用时间。建议使用第一代、第二代头孢菌素，环丙沙星。

> **释义**
>
> ■手术为Ⅰ类切口，为预防术后感染，可选用第一代、第二代头孢菌素，对头孢过敏的患者可选用环丙沙星。
>
> ■于术前0.5小时内给药，或于麻醉开始时给药，使手术切口暴露时局部组织中已达到足够的血药浓度。
>
> ■由于耳郭一旦发生感染后果严重，建议抗生素使用至术后5~7天，尤其是对于合并糖尿病的患者，建议使用第二代头孢菌素。

（八）手术日为入院当天

1. 麻醉方式：局部麻醉。

2. 手术方式：耳郭假性囊肿切除术。

3. 术中用药：麻醉用药、抗菌药物等。

4. 输血：必要时。

> **释义**
> ■ 一般采用局部麻醉的麻醉方式，对于不能配合局麻的儿童患者可采用全身麻醉。
> ■ 此手术术中出血不多，一般不涉及输血问题。
> ■ 术后伤口采用局部加压包扎。

（九）术后住院恢复≤1天

1. 根据患者病情变化可选择相应的检查项目。
2. 术后根据情况用药

（1）术后抗菌药物：按照《抗菌药物临床应用指导原则》（卫医发〔2004〕285号）执行，建议使用第一代、第二代头孢菌素，环丙沙星。

（2）镇痛药物。

> **释义**
> ■ 术后可当日出院，术后7~10天拆除加压包扎。
> ■ 可根据患者疼痛情况酌情使用镇痛药物。

（十）出院标准

1. 一般情况良好。
2. 伤口无异常。

> **释义**
> ■ 术后即可出院。
> ■ 若采用全身麻醉可于麻醉完全苏醒后当日出院。

（十一）变异及原因分析——需导致退出日间手术路径

1. 术中、术后出现并发症，需要进一步诊治，导致住院时间延长，治疗费用增加。
2. 术后原伴随疾病控制不佳，需请相关科室会诊，进一步诊治。
3. 住院后出现其他内、外科疾病需进一步明确诊断。

> **释义**
> ■ 如果患者在手术过程中出现意外情况，如出血、心脑血管意外、麻醉反应等，需要进一步诊治，无法当日出院，则应延长住院时间，并会导致费用增加，需退出日间手术路径。
> ■ 术后可能会出现伤口感染或者延期愈合等情况，需要进一步采取治疗措施，则不应纳入此临床路径。

四、耳郭假性囊肿日间手术临床路径给药方案

【用药选择】

1. 耳郭假性囊肿患者术前一般无需药物治疗。

2. 耳郭假性囊肿术后抗菌药物：按照《抗菌药物临床应用指导原则》（卫医发〔2004〕285号）执行，建议使用第一代、第二代头孢菌素，环丙沙星。

3. 术后可酌情使用镇痛药物。

【药学提示】

可选用第一代、第二代头孢或者喹诺酮类抗菌药物，对于头孢类过敏的儿童可选用大环内酯类抗生素。

【注意事项】

若患者术后2~3天突然出现局部疼痛加重、发热等情况，提示伤口或耳郭软骨出现感染，此时要按照耳郭化脓性软骨膜炎的治疗选择抗生素，可进行分泌物培养使用敏感抗生素。

五、推荐表单

（一）医师表单

耳郭假性囊肿临床路径医师表单

适用对象：第一诊断为耳郭假性囊肿（ICD-10：H61.103）
　　　　　行耳郭假性囊肿切除术

患者姓名：	性别：　　年龄：　　门诊号：	住院号：
住院日期：　　年　月　日	出院日期：　　年　月　日	标准住院日：≤1 天

时间	住院前 （门诊）	住院第 1 天 （手术日，出院日）
主要诊疗工作	□ 开术前化验 □ 开术前检查 □ 开住院单 □ 通知住院处 □ 通知病房 □ 完成术前检查与术前评估 □ 完成必要的相关科室会诊	□ 问病史，体格检查 □ 完成病历及上级医师查房 □ 完成医嘱 □ 补录门诊术前各项检查医嘱 □ 向患者及家属交代围术期注意事项 □ 签署手术知情同意书、自费用品协议书等 □ 术前预防使用抗菌药物 □ 手术 □ 术后向患者及家属交代病情及注意事项 □ 完成术后病程记录及手术记录 □ 向患者及家属交代出院后注意事项 □ 嘱患者回院拆线 □ 完成出院病程记录 □ 出院 □ 定期复查
重点医嘱	**临时医嘱：** □ 血常规、尿常规 □ 感染性疾病筛查、凝血功能 □ 胸片、心电图 **术前医嘱：** □ 拟急诊/明日在全身麻醉或局麻下行耳郭假性囊肿切除手术 □ 术前禁食、禁水（全麻） □ 术前抗菌药物 □ 其他特殊医嘱	**长期医嘱：** □ 全麻/局麻后常规护理 □ 耳郭假性囊肿切除术后护理常规 □ 三级护理 □ 饮食◎普食 □ 抗菌药物 **临时医嘱：** □ 酌情使用镇痛药物 **出院医嘱：** □ 今日出院
病情变异记录	□ 无　□ 有，原因： 1. 2.	□ 无　□ 有，原因： 1. 2.
医师签名		

（二）护士表单

耳郭假性囊肿临床路径护士表单

适用对象：第一诊断为耳郭假性囊肿（ICD-10：H61.103）

行耳郭假性囊肿切除术

患者姓名：	性别： 年龄： 门诊号：	住院号：
住院日期： 年 月 日	出院日期： 年 月 日	标准住院日：≤1 天

时间	住院前 （门诊）	住院第 1 天 （手术日，出院日）
健康宣教	□ 介绍主管医师、护士 □ 介绍环境、设施 □ 介绍住院注意事项	□ 宣教疾病知识、用药知识及特殊检查操作过程 □ 向患者及家属交代病情及术后注意事项 □ 定时复查 □ 出院带药服用方法 □ 饮食休息等注意事项指导
护理处置	□ 核对患者 □ 协助医师完成各项检查化验 □ 指导患者卫生处置：剪指甲、沐浴等 □ 交代术前准备及注意事项	□ 建立入院护理病历 □ 遵医嘱正确使用抗生素 □ 术前准备 □ 术后随时观察患者病情变化 □ 办理出院手续
基础护理		□ 入院介绍 □ 术前相关检查指导 □ 术前常规准备及注意事项 □ 麻醉后注意事项 □ 术后饮食饮水注意事项 □ 术后活动指导 □ 指导介绍出院手续 □ 遵医嘱定期复查
专科护理		□ 必要时吸氧 □ 遵医嘱正确给药 □ 术后心理与生活护理 □ 病情观察注意局部渗出情况 □ 注意血压及其他生命体征 □ 需要时请家属陪伴
重点医嘱	□ 详见医嘱执行单	□ 详见医嘱执行单
病情变异记录	□ 无 □ 有，原因： 1. 2.	□ 无 □ 有，原因： 1. 2.
护士签名		

（三）患者表单

耳郭假性囊肿临床路径患者表单

适用对象：第一诊断为耳郭假性囊肿（ICD-10：H61.103）

行耳郭假性囊肿切除术

患者姓名：		性别： 年龄： 门诊号：	住院号：
住院日期： 年 月 日		出院日期： 年 月 日	标准住院日：≤1天

时间	住院前 （门诊）	住院第1天 （手术日，出院日）
医患配合	□ 配合完善相关检查、化验，如采血、留尿、心电图、X线胸片等 □ 医师向患者及家属介绍病情，如有异常检查结果需要进一步检查 □ 请务必详细告知既往史、用药史、过敏史 □ 配合进行体格检查 □ 有任何不适告知医师	□ 配合询问病史、收集资料 □ 配合用药及治疗 □ 配合手术及操作 □ 有任何不适告知医师 □ 接受出院前指导 □ 知道复查程序 □ 获取出院诊断书
护患配合	□ 接受入院宣教（环境介绍、病室规定、订餐制度、贵重物品保管等） □ 接受相关化验检查宣教，正确留取标本，配合检查 □ 有任何不适告知护士	□ 配合完成入院护理评估单（简单询问病史、过敏史、用药史） □ 配合测量体温、脉搏、呼吸 □ 有任何不适告知护士 □ 接受输液、服药治疗 □ 注意活动安全，避免坠床或跌倒 □ 配合执行探视及陪伴 □ 接受疾病及用药等相关知识指导 □ 接受出院宣教 □ 办理出院手续 □ 获取出院带药 □ 知道服药方法、作用、注意事项 □ 知道复印病历方法
饮食	□ 普食	□ 普食
排泄	□ 正常排便	□ 正常排便
活动	□ 正常活动	□ 适当活动

附：原表单（2016 年版）

耳郭假性囊肿临床路径表单

适用对象：第一诊断为耳郭假性囊肿（ICD-10：H61.103）
行耳郭假性囊肿切除术

患者姓名：	性别： 年龄： 门诊号：	住院号：
住院日期： 年 月 日	出院日期： 年 月 日	标准住院日：≤1 天

时间	住院前 （门诊）	住院第 1 天 （手术日）	住院第 2 天 （术后第 1 天，出院日）	出院 （术后第 2 天）
主要诊疗工作	□ 开术前化验 □ 开术前检查 □ 开住院单 □ 通知住院处 □ 通知病房	□ 问病史，体格检查 □ 完成病历及上级医师查房 □ 完成医嘱 □ 补录门诊术前各项检查医嘱 □ 向患者及家属交代围术期注意事项 □ 签署手术知情同意书 □ 术前预防使用抗菌药物 □ 手术 □ 术后向患者及家属交代病情及注意事项 □ 完成术后病程记录及手术记录	□ 观察病情 □ 上级医师查房 □ 完成病程记录 □ 嘱患者下地活动 □ 观察伤口情况，伤口换药 □ 向患者及家属交代出院后注意事项 □ 嘱患者回院拆线 □ 完成出院病程记录 □ 出院 □ 定期复查	□ 术后护士电话随访 □ 医师手机开机
重点医嘱	□ 血常规、尿常规 □ 感染性疾病筛查、凝血功能 □ 胸片、心电图	**长期医嘱：** □ 耳鼻咽喉头颈外科疾病护理常规 □ 三级护理 □ 饮食◎普食 □ 耳郭假性囊肿切除术后护理常规 □ 三级护理 □ 术后即可恢复术前饮食 **临时医嘱：** □ 血常规、尿常规 □ 感染性疾病筛查、凝血功能 □ 胸片、心电图 □ 手术医嘱 □ 准备术前预防用抗菌药物 □ 输液	**长期医嘱：** □ 三级护理 **临时医嘱：** **出院医嘱：** □ 今日出院	

时间	住院前 （门诊）	住院第1天 （手术日）	住院第2天 （术后第1天，出院日）	出院 （术后第2天）
主要护理工作		□ 入院介绍 □ 术前相关检查指导 □ 术前常规准备及注意事项 □ 麻醉后注意事项 □ 术后引流管护理 □ 术后饮食饮水注意事项 □ 术后活动指导	□ 术后饮食饮水注意事项 □ 指导介绍出院手续 □ 遵医嘱定期复查	
病情变异记录	□ 无　□ 有，原因： 1. 2.	□ 无　□ 有，原因： 1. 2.	□ 无　□ 有，原因： 1. 2.	
护士签名				
医师签名				

第六章

鼻前庭囊肿日间手术的临床路径释义

一、鼻前庭囊肿日间手术编码

疾病名称及编码：鼻前庭囊肿（ICD-10：J34.108）

手术操作名称及编码：鼻病损切除术或破坏术（ICD-9-CM-3：21.3）

二、临床路径检索方法

J34.108 伴 21.3

三、鼻前庭囊肿日间手术临床路径标准住院流程

（一）适用对象

第一诊断为鼻前庭囊肿。

行囊肿切除术（ICD-9-CM-3：18.29001）。

> **释义**
>
> ■ 鼻前庭囊肿的手术适应证为症状明显、局部隆起影响面容或者反复疼痛影响生活。目前鼻内镜下囊肿切开引流术（揭盖术）已经基本取代了以往唇龈沟入路囊肿切除术的方法，具有创伤轻微、术后恢复快等优点。

（二）诊断依据

根据《实用耳鼻咽喉头颈外科学》第二版。

1. 症状：囊肿生长缓慢，早期多无症状。随着囊肿逐渐增大，一侧的鼻翼附着处、鼻前庭内或梨状孔的前外方等处日渐隆起，可有局部胀感或胀痛感。如合并疼痛则迅速增大，局部疼痛加重，可伴有病侧鼻塞。

2. 体征：一侧的鼻翼附着处、鼻前庭内或梨状孔的前外方等处隆起，囊肿较大者可使鼻唇沟消失，上唇上部或口前庭等处均有明显膨隆。

> **释义**
>
> ■ 鼻前庭囊肿大部分为单侧，亦有双侧发病者。主要症状为局部肿胀疼痛，查体可见鼻前庭底部及外侧部、梨状孔及鼻唇沟区域隆起，鼻唇沟可以消失。触诊有波动感，多有压痛。鼻窦 CT 可以明确诊断。

（三）选择治疗方案的依据

根据《临床技术操作规范·耳鼻咽喉-头颈外科分册》（中华医学会编著，人民军医出版社）。

1. 符合手术适应证。
2. 能够耐受手术。

> **释义**
>
> ■ 无明显症状的鼻前庭囊肿可以观察；如疼痛明显、影响面容，可以行手术治疗。手术方式为鼻内镜下囊肿切开引流术（揭盖术）。

（四）标准住院日≤1天

（五）进入路径标准

1. 第一诊断必须符合鼻前庭囊肿疾病编码。
2. 当患者合并其他疾病，但住院期间不需要特殊处理也不影响第一诊断的临床路径流程实施时，可以进入路径。

（六）术前准备（入院前）

术前必须检查的项目如下。
1. 血常规、尿常规。
2. 凝血功能；肝肾功能。
3. 感染性疾病筛查（乙型肝炎、丙型肝炎、艾滋病、梅毒等）。
4. X线胸片，心电图。

（七）预防性抗菌药物选择与使用时机

按照《抗菌药物临床应用指导原则（2015年版）》（国卫办医发〔2015〕43号）执行，并结合患者的病情决定抗菌药物的选择与使用时间。

> **释义**
>
> ■ 按照《抗菌药物临床应用指导原则（2015年版）》（国卫办医发〔2015〕43号）执行，结合患者病情决定抗菌药物的种类与疗程，推荐短疗程应用青霉素类或第一代、第二代头孢菌素类药物（3~5日）。

（八）手术日为入院当天

1. 麻醉方式：局部或全身麻醉。
2. 手术方式：鼻前庭囊肿切除术。
3. 术中用药：麻醉用药、抗菌药物等。
4. 输血：必要时。

（九）术后住院恢复≤1天

1. 根据患者病情变化可选择相应的检查项目。
2. 术后根据情况用药：术后抗菌药物按照《抗菌药物临床应用指导原则（2015年版）》（国卫办医发〔2015〕43号）执行。

> 释义
>
> ■ 术后用药：术后抗菌药物按照《抗菌药物临床应用指导原则（2015年版）》（国卫办医发〔2015〕43号）执行。结合患者病情决定抗菌药物的种类与疗程，推荐短疗程应用青霉素类或第一代、第二代头孢菌素类药物（3~5日）。

（十）出院标准

1. 一般情况良好。
2. 伤口无异常。

> 释义
>
> ■ 患者一般情况良好、伤口无感染征象可办理出院。

（十一）变异及原因分析——需导致退出日间手术路径

1. 术中、术后出现并发症，需要进一步诊治，导致住院时间延长，住院费用增加。
2. 术后原伴随疾病控制不佳，需请相关科室会诊，进一步诊治。
3. 住院后出现其他内、外科疾病需进一步明确诊断。

四、鼻前庭囊肿给药方案

【用药选择】

抗菌药物：鼻前庭囊肿多伴有感染，可以短期应用抗菌药物。首选青霉素、阿莫西林类抗菌药物。

【药学提示】

抗菌药物以短期应用较适合，2~3天即可。

五、推荐表单

（一）医师表单

鼻前庭囊肿临床路径医师表单

适用对象：第一诊断为鼻前庭囊肿（ICD-10：J34.103）

患者姓名：	性别：　　年龄：　　门诊号：	住院号：
住院日期：　　年　月　日	出院日期：　　年　月　日	标准住院日：≤1 天

时间	住院第 1 天
主要诊疗工作	□ 询问病史及体格检查 □ 进行术前病情初步评估 □ 完成病历书写 □ 复核术前检查结果资料 □ 检查签署手术同意书 □ 制订手术计划 □ 手术治疗 □ 术后观察及处理 □ 办理出院手续 □ 制订术后复查计划
重点医嘱	临时医嘱： □ 术前医嘱 □ 术后用药及处理医嘱 □ 出院带药医嘱
病情变异记录	□ 无　□ 有，原因： 1. 2.
医师签名	

（二）护士表单

鼻前庭囊肿临床路径护士表单

适用对象：第一诊断为鼻前庭囊肿（ICD-10：J34.103）

患者姓名：		性别： 年龄： 门诊号：	住院号：
住院日期： 年 月 日		出院日期： 年 月 日	标准住院日：≤1 天

时间	住院第 1 天
健康宣教	□ 入院宣教 □ 介绍主管医师、护士 □ 介绍环境、设施 □ 介绍住院注意事项 □ 手术护理宣教
护理处置	□ 核对患者，佩戴腕带 □ 建立入院护理病历 □ 卫生处置：剪指（趾）甲、更换病号服 □ 测量生命体征 □ 执行术前医嘱
基础护理	□ 二级护理 □ 术后医嘱 □ 患者安全管理
专科护理	□ 测体温、脉搏、血压、血糖 □ 注意术后症状、体征
重点医嘱	□ 详见医嘱执行单
病情变异记录	□ 无 □ 有，原因： 1. 2.
护士签名	

（三）患者表单

鼻前庭囊肿临床路径患者表单

适用对象：第一诊断为鼻前庭囊肿（ICD-10：J34.103）

患者姓名：	性别：	年龄：	门诊号：	住院号：
住院日期：　　年　月　日	出院日期：　　年　　月　　日		标准住院日：≤1 天	

时间	住院第 1 天	出院
医患配合	□ 配合询问病史、收集资料，请务必详细告知既往史、用药史、过敏史 □ 如需进行活检，签署手术知情同意书等 □ 术前宣教	□ 接受出院前指导 □ 知道复诊程序 □ 获取出院诊断书
护患配合	□ 配合测量体温、脉搏、呼吸、血压 □ 配合完成入院护理评估（简单询问病史、过敏史、用药史） □ 接受入院宣教（环境介绍、病室规定、订餐制度、贵重物品保管等） □ 有任何不适请告知护士	□ 接受出院宣教 □ 办理出院手续 □ 获取出院带药 □ 知道服药方法、作用、注意事项 □ 了解复查的时间及项目 □ 知道复印病历方法
饮食	□ 如无禁忌，正常饮食	□ 正常普食
排泄	□ 正常排泄	□ 正常排泄
活动	□ 如无需活检，正常活动	□ 加强防护，避免感染

附：原表单（2016 版）

鼻前庭囊肿临床路径表单

适用对象：第一诊断为鼻前庭囊肿
行鼻前庭囊肿切除术

患者姓名：		性别： 年龄： 门诊号：		住院号：
住院日期： 年 月 日		出院日期： 年 月 日		标准住院日：≤1 天

时间	住院前 （门诊）	住院第 1 天 （手术日）	住院第 2 天 （术后第 1 天，出院日）	出院第 1 天 （术后第 2 天）
主要诊疗工作	□ 开术前化验 □ 开术前检查 □ 开住院单 □ 通知住院处 □ 通知病房	□ 问病史，体格检查 □ 完成病历及上级医师查房 □ 完成医嘱 □ 补录门诊术前各项检查医嘱 □ 向患者及家属交代围术期注意事项 □ 签署手术知情同意书 □ 术前预防使用抗菌药物 □ 手术 □ 术后向患者及家属交代病情及注意事项 □ 完成术后病程记录及手术记录	□ 观察病情 □ 上级医师查房 □ 完成病程记录 □ 嘱患者下地活动 □ 观察伤口情况，伤口换药 □ 向患者及家属交代出院后注意事项 □ 嘱患者回院拆线、取出鼻腔填塞物 □ 完成出院病程记录 □ 出院 □ 定期复查	□ 术后护士电话随访 □ 医师随访
重点医嘱	□ 血常规、尿常规 □ 感染性疾病筛查，凝血功能 □ 胸片，心电图 □ 如拟全麻手术，做好全麻术前评估会诊	**长期医嘱：** □ 耳鼻咽喉头颈外科疾病护理常规 □ 三级护理 □ 饮食◎普食 □ 鼻前庭囊肿切除术后护理常规 □ 三级护理 □ 术后即可恢复术前饮食 **临时医嘱：** □ 血常规、尿常规 □ 感染性疾病筛查，凝血功能 □ 胸片，心电图 □ 手术医嘱 □ 准备术前预防用抗菌药物 □ 输液	**长期医嘱：** □ 三级护理 **临时医嘱：** **出院医嘱：** □ 今日出院	

续　表

时间	住院前 （门诊）	住院第 1 天 （手术日）	住院第 2 天 （术后第 1 天，出院日）	出院第 1 天 （术后第 2 天）
主要护理工作		□ 入院介绍 □ 术前相关检查指导 □ 术前常规准备及注意事项 □ 麻醉后注意事项 □ 术后引流管护理 □ 术后饮食饮水注意事项 □ 术后活动指导	□ 术后饮食饮水注意事项 □ 指导介绍出院手续 □ 遵医嘱定期复查	
病情变异记录	□ 无　□ 有，原因： 1. 2.	□ 无　□ 有，原因： 1. 2.	□ 无　□ 有，原因： 1. 2.	
护士签名				
医师签名				

第七章

鼻窦囊肿临床路径释义

一、鼻窦囊肿编码

1. 卫计委原编码

疾病名称及编码：鼻窦囊肿（ICD-10：J34.106）

手术操作名称及编码：鼻窦囊肿切除术（ICD-9-CM-3：21.304/22.2-22.6）

2. 修改编码

疾病名称及编码：鼻窦囊肿（ICD-10：J34.1）

手术操作名称及编码：鼻内上颌窦切开术（ICD-9-CM-3：22.2）

额窦切开术和切除术（ICD-9-CM-3：22.4）

其他鼻窦切开术（ICD-9-CM-3：22.5）

其他鼻窦切除术（ICD-9-CM-3：22.6）

二、临床路径检索方法

（J34.1）伴（22.2/22.4/22.5/22.6）

三、鼻窦囊肿临床路径标准住院流程

（一）适用对象

第一诊断为鼻窦囊肿（ICD-10：J34.106）。

行鼻窦囊肿切除术（ICD-9-CM-3：21.304/22.2-22.6）。

> **释义**
>
> ■鼻窦囊肿可分为：鼻窦黏液囊肿、鼻窦黏膜囊肿、牙源性囊肿。鼻窦黏液囊肿增长缓慢，早期可无任何症状，如黏液肿胀逐渐增大，可以压迫周围结构，造成鼻窦骨壁破坏吸收，视其扩展的方向不同而出现相应的临床症状。鼻窦黏膜囊肿多发生于上颌窦内，也可见与蝶窦、额窦及筛窦，很多患者无明显症状，囊肿较大时可出现面部压迫感、头痛、间断鼻腔流水等症状。牙源性囊肿是由于上颌牙齿发育障碍或病变形成的囊肿，患者多有慢性牙病史，CT 影像学检查可以明确病变情况。
>
> ■是否行鼻窦囊肿手术应根据患者的主观症状、全身状态，结合病变位置、大小、与邻近结构的关系等情况具体分析。

（二）诊断依据

根据《实用耳鼻咽喉头颈外科学》（人民卫生出版社，2008 年）。

1. 症状：头痛、发热；眶尖综合征、流泪、复视；鼻塞、流涕、嗅觉减退等。

2. 体征：眼球移位；外部畸形；鼻窦体表膨隆，触之皮下光滑、乒乓球样感觉；鼻腔外侧壁向中线移位等。

3. 鼻内镜检查及影像学检查（CT 或 MRI）：提示鼻窦内囊性新生物和（或）鼻腔外侧壁向

中线移位。

4. 局部隆起处穿刺可明确诊断。

> **释义**
>
> ■ 鼻窦囊肿症状，鼻部表现：较大囊肿可出现鼻塞、嗅觉减退，脓肿破裂时囊液自鼻内流出；囊肿位于筛窦、额窦者，可引起内眦部或额窦前壁隆起，触之可有乒乓球感；上颌窦黏液囊肿可见到鼻腔外侧壁内移，面部隆起，硬腭下塌。眼部症状：囊肿压迫眼眶后，可致眼球移位、流泪、复视、头痛、眼痛等。后组筛窦及蝶窦囊肿压迫可致眼球向前突出，压迫眶尖可致失明、眼肌麻痹、眼部感觉障碍和疼痛等症状。鼻窦黏液囊肿增长缓慢，早期可无任何症状，如黏液肿胀逐渐增大，可以压迫周围结构，造成鼻窦骨壁破坏吸收，视其扩展的方向不同而出现相应的临床症状。鼻窦黏膜囊肿多发生于上颌窦内，也可见与蝶窦、额窦及筛窦，很多患者无明显症状，囊肿较大时可出现面部压迫感、头痛、间断鼻腔流水等症状。牙源性囊肿是由于上颌牙齿发育障碍或病变形成的囊肿，患者多有慢性牙病史，CT影像学检查可以明确病变情况。
>
> ■ 鼻窦CT及MRI是诊断鉴别鼻窦囊肿的重要检查，术前应尽量完善。

（三）治疗方案的选择

根据《实用耳鼻咽喉头颈外科学》（人民卫生出版社，2008年）。

鼻窦囊肿切除术。

> **释义**
>
> ■ 鼻内镜下鼻窦囊肿切除术的原则是"在保护周围重要结构的前提下，将囊肿壁充分切除，形成良好的引流通道"。

（四）标准住院日≤10天

> **释义**
>
> ■ 无严重合并症的患者住院日周期≤10天。有严重合并症的患者则住院周期延长。

（五）进入路径标准

1. 第一诊断必须符合ICD-10：J34. 106鼻窦囊肿疾病编码。

2. 当患者同时具有其他疾病诊断，但在住院期间不需要特殊处理也不影响第一诊断的临床路径流程实施时，可以进入路径。

> **释义**
>
> ■ 鼻窦囊肿伴有全身性疾病如高血压、冠心病、糖尿病、血液病、肝肾疾病时，根据病情严重程度，需要进行有针对性治疗。

（六）术前准备≤3 天

1. 必需的检查项目
（1）血常规、尿常规。
（2）肝肾功能、电解质、血糖、凝血功能。
（3）感染性疾病筛查（乙型肝炎、丙型肝炎、梅毒、艾滋病等）。
（4）胸片、心电图、心脏彩超。
（5）鼻腔鼻窦 CT、鼻内镜检查。
2. 根据患者病情可选择的检查项目
（1）过敏原及相关免疫学检测。
（2）鼻功能测试。

> **释义**
>
> ■ 鼻内镜检查明确鼻腔有无病变或解剖结构异常。鼻窦 CT 与 MRI 可以协助观察分析病变位置、大小、与周围解剖毗邻关系、骨质变化情况等，二者结合对于明确病变性质，鉴别囊肿与肿瘤类病变具有很大意义，有条件可以完善检查。

（七）预防性抗菌药物选择与使用时机

1. 抗菌药物：按照《抗菌药物临床应用指导原则（2015 年版）》中抗菌药物预防性应用的基本原则要求，合理选用预防用抗菌药物。
2. 糖皮质激素：鼻内局部喷雾，酌情口服或静脉使用。

> **释义**
>
> ■ 根据鼻腔鼻窦检查情况，如术后存在鼻腔鼻窦感染风险，预防性应用抗菌药物首选青霉素类或第二代头孢菌素。

（八）手术日为入院后 4 天内

1. 麻醉方式：全身麻醉或局部麻醉。
2. 术中用药：全身止血药物，局部减充血剂。
3. 手术：见治疗方案的选择。
4. 鼻腔填塞止血，保持引流通气。
5. 标本送病理检查。

（九）术后住院治疗≤7 天

1. 根据病情可选择复查部分检查项目。
2. 术后用药：按照《抗菌药物临床应用指导原则（2015 年版）》（国卫办医发〔2015〕43 号）中各类抗菌药物的适应证和注意事项要求，合理选用抗菌药物；糖皮质激素鼻内局部喷雾，酌情口服或静脉使用；酌情使用黏液促排剂。
3. 鼻腔冲洗。
4. 清理术腔。

（十）出院标准

1. 一般情况良好。

2. 没有需要住院处理的并发症。

> **释义**
>
> ■ 一般情况良好，生命体征平稳。
> ■ 无明显术后并发症及其他疾病并发症。

（十一）变异及原因分析

1. 伴有影响手术的合并症，需进行相关诊断和治疗等，导致住院时间延长，治疗费用增加。

2. 出现手术并发症，需进一步诊断和治疗，导致住院时间延长，治疗费用增加。

四、鼻窦囊肿临床路径给药方案

【用药选择】

抗菌药物、鼻用糖皮质激素、黏液促排剂。

【药学提示】

抗菌药物应用以阿莫西林或第二代头孢菌素为宜，应用 2~3 天；鼻用激素可以促进黏膜肿胀消退，调节炎症反应，术前及术后黏膜修复阶段可以应用；黏液促排剂能够促进术腔分泌物稀释排除，利于炎症消散。

【注意事项】

注意患者药物过敏及相关禁忌证。

五、推荐表单

(一) 医师表单

鼻窦囊肿临床路径医师表单

适用对象：第一诊断为鼻窦囊肿（ICD-10：R04.0）

患者姓名：	性别： 年龄： 门诊号：	住院号：
住院日期： 年 月 日	出院日期： 年 月 日	标准住院日：≤10 天

时间	住院第 1~3 天	住院第 4 天	住院第 5~10 天
主要诊疗工作	□ 询问病史及体格检查 □ 进行病情初步评估 □ 完成病历书写 □ 开化验单 □ 上级医师查房 □ 分析病情，明确诊断，制订诊疗计划 □ 根据病情调整基础用药 □ 申请相关科室会诊 □ 向患者及家属交代病情 □ 签署各种必要的知情同意书、手术同意书自费用品协议书	□ 上级医师查房 □ 执行手术治疗 □ 书写病程记录及手术记录 □ 术后的病情监测及诊疗计划调整	□ 上级医师查房 □ 评估手术结果 □ 病情评估，根据病情调整治疗方案 □ 观察药物不良反应 □ 确认有无并发症 □ 书写病程记录 □ 必要时完成诊断证明书 □ 患者教育 □ 制订术后复查计划
重点医嘱	**长期医嘱：** □ 鼻科护理常规 □ 膳食选择 □ 一级或二级护理 □ 对症治疗 □ 既往基础用药 **临时医嘱：** □ 血常规、尿常规、大便常规 □ 肝肾功能、血糖、血脂、电解质、凝血功能、感染性疾病四项 □ 心电图、胸片 □ 必要时进行：鼻窦 CT 及 MRI	**长期医嘱：** □ 鼻科护理常规 □ 膳食选择 □ 一级或二级护理 □ 继续对症治疗 □ 必要时调整既往用药 **临时医嘱：** □ 其他特殊或补充医嘱	**长期医嘱：** □ 鼻科护理常规 □ 一级或二级护理 □ 膳食选择 □ 继续对症治疗 **临时医嘱：** □ 必要时复查血常规 □ 异常指标复查
病情变异记录	□ 无 □ 有，原因： 1. 2.	□ 无 □ 有，原因： 1. 2.	□ 无 □ 有，原因： 1. 2.
医师签名			

（二）护士表单

鼻窦囊肿临床路径护士表单

适用对象：第一诊断为鼻窦囊肿（ICD-10：R04.0）

患者姓名：	性别： 年龄： 门诊号：	住院号：
住院日期：　年　月　日	出院日期：　年　月　日	标准住院日：≤10 天

时间	住院第1~3天	住院第4天	住院第5~10天
健康宣教	□ 入院宣教 □ 介绍主管医师、护士 □ 介绍环境、设施 □ 介绍住院注意事项 □ 手术护理宣教	□ 术前宣教及用药前宣教 □ 术前使用的药物名称，作用及可能出现的不良反应，做好自我防护，避免感染 □ 术后护理宣教	□ 用药前宣教 □ 使用的药物名称、作用及可能出现的不良反应 □ 做好自我防护，避免感染 □ 术后护理宣教 □ 出院宣教
护理处置	□ 核对患者，佩戴腕带 □ 建立入院护理病历 □ 卫生处置：剪指（趾）甲、更换病号服 □ 测量生命体征 □ 遵医嘱采血 □ 遵医嘱留取尿便送检 □ 影像、心肺功能检查	□ 遵医嘱完成使用药物阶段相关监测指标 □ 遵医嘱完成各种药物的发放和液体的输注	□ 遵医嘱完成使用药物阶段相关监测指标 □ 遵医嘱完成各种药物的发放和液体的输注 □ 出院护理宣教
基础护理	□ 二级护理 □ 晨晚间护理 □ 患者安全管理	□ 一或二级护理 □ 晨晚间护理 □ 患者安全管理	□ 一或二级护理 □ 晨晚间护理 □ 患者安全管理
专科护理	□ 测体温、脉搏、血压、血糖 □ 注意术后症状体征	□ 遵医嘱给药 □ 遵医嘱监测鼻腔出血变化	□ 遵医嘱给药 □ 遵医嘱监测鼻腔出血变化
重点医嘱	□ 详见医嘱执行单	□ 详见医嘱执行单 □ 详见术后医嘱执行单	□ 详见医嘱执行单 □ 详见术后医嘱执行单
病情变异记录	□ 无　□ 有，原因： 1. 2.	□ 无　□ 有，原因： 1. 2.	□ 无　□ 有，原因： 1. 2.
护士签名			

（三）患者表单

鼻窦囊肿临床路径患者表单

适用对象：第一诊断为鼻窦囊肿（ICD-10：R04.0）

患者姓名：		性别： 年龄： 门诊号：	住院号：
住院日期： 年 月 日		出院日期： 年 月 日	标准住院日：≤10 天

时间	入院第 1~3 天	住院第 4 天	住院第 5~10 天
医患配合	□ 配合询问病史、收集资料，请务必详细告知既往史、用药史、过敏史 □ 如需进行活检，签署手术知情同意书等 □ 签署知情同意书及手术同意书	□ 配合签署关于治疗用药的各种必要的知情同意书 □ 治疗中使用药物如有不适，及时告诉医师 □ 术前及术后有何不适，及时告知医师	□ 接受出院前指导 □ 知道复诊程序 □ 获取出院诊断书
护患配合	□ 配合测量体温、脉搏、呼吸、血压 □ 配合完成入院护理评估（简单询问病史、过敏史、用药史） □ 接受入院宣教（环境介绍、病室规定、订餐制度、贵重物品保管等） □ 有任何不适请告知护士	□ 接受术后宣教 □ 配合静脉输液、皮下及肌内注射用药等之类 □ 有任何不适请告知护士 □ 配合定时测量生命体征、每日询问尿便，监测血糖 □ 配合做好病房消毒，避免感染 □ 配合执行探视及陪伴	□ 接受出院宣教 □ 办理出院手续 □ 获取出院带药 □ 知道服药方法、作用、注意事项 □ 了解复查的时间及项目 □ 知道复印病历方法
饮食	□ 如无禁忌，正常饮食	□ 如无禁忌，正常饮食	□ 正常普食
排泄	□ 正常排泄	□ 正常排泄	□ 正常排泄
活动	□ 如无需活检，正常活动	□ 加强防护，避免感染	□ 加强防护，避免感染

附：原表单（2016 年版）

鼻窦囊肿临床路径表单

适用对象：第一诊断为鼻窦囊肿（ICD-10：J34.106）

行鼻内镜手术（ICD-9-CM-3：21.304/22.2-22.6）

患者姓名：	性别： 年龄： 门诊号：	住院号：
住院日期： 年 月 日	出院日期： 年 月 日	标准住院日：≤10 天

时间	住院第 1 天	住院第 1~3 天 （术前日）	住院第 2~4 天 （手术日）
主要诊疗工作	□ 询问病史及体格检查 □ 完成病历书写 □ 上级医师查房与术前评估 □ 初步确定手术方式和日期	□ 上级医师查房 □ 完成术前准备与术前评估 □ 根据检查结果等，进行术前讨论，确定手术方案 □ 完成必要的相关科室会诊 □ 签署手术知情同意书、自费用品协议书	□ 手术 □ 术者完成手术记录 □ 住院医师完成术后病程 □ 上级医师查房 □ 向患者及家属交代病情及术后注意事项
重点医嘱	**长期医嘱：** □ 耳鼻咽喉科护理常规 □ 二级护理 □ 普食 **临时医嘱：** □ 血常规、尿常规 □ 肝肾功能、血糖、血脂、电解质、凝血功能、感染性疾病筛查（乙型肝炎、丙型肝炎、梅毒、艾滋病等） □ 胸片、心电图、心脏彩超 □ 鼻窦 CT、鼻内镜检查 □ 酌情行过敏原及相关免疫学检测 □ 酌情行鼻功能测试	**长期医嘱：** □ 患者既往基础用药 **临时医嘱：** □ 术前医嘱：明日全身麻醉或局麻下行鼻内镜手术* □ 术前禁食、禁水 □ 术前准备 □ 其他特殊医嘱	**长期医嘱：** □ 全麻后常规护理 □ 鼻内镜手术* 术后护理常规 □ 一级护理 □ 半流饮食 **临时医嘱：** □ 术前 30 分钟抗菌药物应用 □ 标本送病理检查 □ 酌情心电监护 □ 酌情吸氧 □ 其他特殊医嘱 □ 抗菌药物
主要护理工作	□ 介绍病房环境、设施和设备 □ 入院护理评估	□ 宣教、备皮等术前准备 □ 提醒患者明晨禁食、禁水	□ 观察患者病情变化 □ 术后心理与生活护理
病情变异记录	□ 无 □ 有，原因： 1. 2.	□ 无 □ 有，原因： 1. 2.	□ 无 □ 有，原因： 1. 2.
护士签名			
医师签名			

时间	住院第 3~9 天 （术后第 1~7 日）	住院第 4~10 天 （术后第 2~8 日，出院日）
主要诊疗工作	□ 上级医师查房 □ 住院医师完成常规病历书写 □ 注意病情变化 □ 注意观察生命体征 □ 取出鼻腔填塞物 □ 鼻腔冲洗	□ 上级医师查房，进行手术及伤口评估 □ 完成出院记录、出院证明书 □ 向患者交代出院后的注意事项 □ 鼻窦冲洗
重点医嘱	长期医嘱： □ 二级护理 □ 半流食或普食 □ 其他特殊医嘱 □ 48 小时内停用抗生素 临时医嘱： □ 换药 □ 其他特殊医嘱	出院医嘱： □ 出院带药 □ 门诊随诊
主要护理工作	□ 观察患者情况 □ 术后心理与生活护理	□ 指导患者办理出院手续
病情变异记录	□ 无　□ 有，原因： 1. 2.	□ 无　□ 有，原因： 1. 2.
护士签名		
医师签名		

注：* 实际操作时需明确写出具体的术式

第八章

鼻出血（内镜下鼻腔止血术）临床路径释义

一、鼻出血编码

疾病名称及编码：鼻出血（ICD-10：R04.0）

手术操作名称及编码：内镜下鼻腔止血术（ICD-9-CM-3：21.0）

二、临床路径检索方法

R04.0 伴 21.0

三、鼻出血临床路径标准住院流程

（一）适用对象

第一诊断为鼻出血。

行内镜下鼻腔止血术。

> **释义**
>
> ■ 适用对象为严重鼻出血。

（二）诊断依据

2015 年最新鼻出血诊断及治疗指南。

1. 病史：单侧或双侧鼻腔出血（出血量大，剧烈，或反复多次出血，保守治疗无效）。

2. 查体：鼻腔可见搏动性出血点，或鼻腔黏膜血管扩张明显（有明显再出血可能）。

（三）进入路径标准

1. 第一诊断为鼻腔出血。

2. 鼻腔出血伴有其他疾病，但住院期间的治疗，病例不影响进入临床路径的执行。

> **释义**
>
> ■ 鼻出血可伴有其他疾病，如高血压、冠心病、糖尿病、血液病、肝肾疾病等。根据病情严重程度，需要进行有针对性治疗。

（四）标准住院日

标准住院日≤3 天。

> **释义**
>
> ■ 无严重合并症的患者住院日周期为≤3天。有严重合并症的患者则住院周期延长。

（五）住院期间的检查项目

1. 必需的检查项目：血常规、尿常规、血型，凝血功能检查、心电图、胸片。
2. 根据患者病情进行相应检查项目：胸部CT，心脏彩超，病房生化组合，乙型肝炎五项+感染3项，肺功能。

> **释义**
>
> ■ 如果患者手术涉及全身麻醉，则需要完善全麻术前准备；如果存在明显的解剖变异或者鼻腔鼻窦占位可能，可以选择鼻窦CT或MRI。

（六）治疗方案的选择

1. 手术：局麻或全麻鼻内镜下鼻腔止血术。
2. 保守治疗：反复少量出血或出血点不明确，患者焦虑需要住院治疗。

> **释义**
>
> ■ 治疗方案的制订根据患者具体情况而定，如患者鼻出血已经得到控制，无再出血的倾向；或者患者病情危重，无法进行创伤性操作，可以保守治疗。反复鼻出血且保守治疗无效的患者，可选择手术治疗。
>
> ■ 治疗方案选择需要根据患者全身状况而定，维护生命安全是首要关键，切不可盲目进行手术或创伤性操作而危及生命安全。

（七）预防性抗菌药物选择与使用时机

抗菌药物：《抗菌药物临床应用指导原则（2015年版）》（国卫办医发〔2015〕43号）。

> **释义**
>
> ■ 伴有鼻腔鼻窦炎症的鼻出血可以选择抗菌药物治疗；鼻腔填塞后的患者为了防止鼻部继发感染，可以短期预防性应用抗菌药物。

（八）手术日

手术日为入院后第一天或第二天。
麻醉方式：局麻或全麻。
手术方式：内镜下鼻腔止血术。

释义

　　■ 手术日的选择根据患者状况而定，如果全身情况较差，需要支持治疗改善全身情况后再行手术，这种情况下则不适于该临床路径。

（九）术后恢复

术后住院治疗≤3天。
1. 根据病情情况复查检查。
2. 抗菌药物使用。
3. 注意休息，监测血压。

释义

　　■ 术后住院恢复时间根据全身情况而定，一般控制在3天以内。

（十）出院标准

患者无明显鼻出血再发作，无明显术后并发症及其他疾病并发症。

（十一）变异及原因分析

1. 再次鼻出血手术治疗。
2. 出现与手术相关并发症或其他疾病并发症，需要进一步治疗。

四、鼻出血（内镜下鼻腔止血术）给药方案

【用药选择】

1. 抗菌药物：有感染迹象或者鼻腔填塞后的感染者可选用阿莫西林和头孢菌素类药物。
2. 止血药物：在无禁忌证前提下，可在局部止血后考虑使用止血药物，如注射用尖吻蝮蛇血凝酶等。
3. 镇静剂：有助于缓解患者紧张情绪，减少出血。

【注意事项】

1. 抗菌药物选择阿莫西林或头孢菌素类。
2. 止血药物适用于凝血功能障碍导致的黏膜渗血，对于高龄患者或既往有心肌梗死或脑梗死的患者应慎用。
3. 维持生命体征：严重的鼻出血应注意监测血压、心率，必要时予以补液，维持生命体征平稳。当血容量减少导致血红蛋白低于70g/L时，需要考虑输血。如出现失血性休克，应及时进行抗休克治疗等急救处理。

五、推荐表单

（一）医师表单

鼻出血临床路径医师表单

适用对象：第一诊断为鼻出血（ICD-10：R04.0）

患者姓名：	性别： 年龄： 门诊号：	住院号：
住院日期： 年 月 日	出院日期： 年 月 日	标准住院日：≤3 天

时间	住院第 1 天	住院第 2 天	住院第 3 天
主要诊疗工作	□ 询问病史及体格检查 □ 进行病情初步评估 □ 完成病历书写 □ 开化验单 □ 相关科室会诊 □ 制订手术计划 □ 交代病情，签署手术同意书 □ 如术前准备充分，可能当日执行手术治疗	□ 上级医师查房 □ 分析病情，明确诊断，制订诊疗计划 □ 执行手术治疗 □ 根据病情调整基础用药 □ 申请相关科室会诊 □ 向患者及家属交代病情 □ 签署各种必要的知情同意书、自费用品协议书 □ 必要时协助患者完成检查 □ 书写病程记录	□ 上级医师查房 □ 评估手术结果 □ 病情评估，根据病情调整治疗方案 □ 观察药物不良反应 □ 确认有无并发症 □ 书写病程记录 □ 必要时完成诊断证明书 □ 患者教育 □ 制订术后复查计划
重点医嘱	长期医嘱： □ 鼻科护理常规 □ 膳食选择 □ 一级或二级护理 □ 对症治疗 □ 既往基础用药 临时医嘱： □ 血常规、尿常规、大便常规 □ 肝肾功能、血糖、血脂、电解质、凝血功能、感染性疾病四项 □ 心电图、胸片 □ 必要时进行：鼻窦 CT	长期医嘱： □ 鼻科护理常规 □ 膳食选择 □ 一级或二级护理 □ 继续对症治疗 □ 必要时调整既往用药 临时医嘱： □ 其他特殊或补充医嘱	长期医嘱： □ 鼻科护理常规 □ 一级或二级护理 □ 膳食选择 □ 继续对症治疗 临时医嘱： □ 必要时复查血常规 □ 异常指标复查
病情变异记录	□ 无 □ 有，原因： 1. 2.	□ 无 □ 有，原因： 1. 2.	□ 无 □ 有，原因： 1. 2.
医师签名			

（二）护士表单

鼻出血临床路径护士表单

适用对象：第一诊断为鼻出血（ICD-10：R04.0）

患者姓名：	性别： 年龄： 门诊号：	住院号：
住院日期： 年 月 日	出院日期： 年 月 日	标准住院日：≤3天

时间	住院第1天	住院第2~3天
健康宣教	□ 入院宣教 □ 介绍主管医师、护士 □ 介绍环境、设施 □ 介绍住院注意事项 □ 手术护理宣教	□ 用药前宣教 □ 使用的药物名称，作用及可能出现的不良反应 □ 做好自我防护，避免感染 □ 术后护理宣教
护理处置	□ 核对患者，佩戴腕带 □ 建立入院护理病历 □ 卫生处置：剪指（趾）甲、更换病号服 □ 测量生命体征 □ 遵医嘱采血 □ 遵医嘱留取尿便送检 □ 影像、心肺功能检查	□ 遵医嘱完成使用药物阶段相关监测指标 □ 注意鼻腔出血有无及血量变化 □ 遵医嘱完成各种药物的发放和液体的输注
基础护理	□ 二级护理 □ 晨晚间护理 □ 患者安全管理	□ 一或二级护理 □ 晨晚间护理 □ 患者安全管理
专科护理	□ 测体温、脉搏、血压、血糖 □ 注意术后症状体征	□ 遵医嘱给药 □ 遵医嘱监测鼻腔出血变化
重点医嘱	□ 详见医嘱执行单	□ 详见医嘱执行单 □ 详见术后医嘱执行单
病情变异记录	□ 无 □ 有，原因： 1. 2.	□ 无 □ 有，原因： 1. 2.
护士签名		

（三）患者表单

鼻出血临床路径患者表单

适用对象：第一诊断为鼻出血（ICD-10：R04.0）

患者姓名：		性别： 年龄： 门诊号：	住院号：
住院日期： 年 月 日		出院日期： 年 月 日	标准住院日：≤3天

时间	入院第1天	住院2天	出院
医患配合	□ 配合询问病史、收集资料，请务必详细告知既往史、用药史、过敏史 □ 如需进行活检，签署手术知情同意书等	□ 配合签署关于治疗用药的各种必要的知情同意书 □ 治疗中使用药物如有不适，及时告诉医师	□ 接受出院前指导 □ 知道复诊程序 □ 获取出院诊断书
护患配合	□ 配合测量体温、脉搏、呼吸、血压 □ 配合完成入院护理评估（简单询问病史、过敏史、用药史） □ 接受入院宣教（环境介绍、病室规定、订餐制度、贵重物品保管等） □ 有任何不适请告知护士	□ 接受术后宣教 □ 配合静脉输液、皮下及肌内注射用药等之类 □ 有任何不适请告知护士 □ 配合定时测量生命体征、每日询问尿便，监测血糖 □ 配合做好病房消毒，避免感染 □ 配合执行探视及陪伴	□ 接受出院宣教 □ 办理出院手续 □ 获取出院带药 □ 知道服药方法、作用、注意事项 □ 了解复查的时间及项目 □ 知道复印病历方法
饮食	□ 如无禁忌，正常饮食	□ 如无禁忌，正常饮食	□ 普通饮食或根据患者情况调整饮食
排泄	□ 正常排泄	□ 正常排泄	□ 正常排泄
活动	□ 限制活动或卧床休息	□ 加强防护，避免感染	□ 加强防护，避免感染

附：原表单（2016 年版）

鼻出血临床路径表单

适用对象：第一诊断为鼻出血（ICD-10：R04.000）
行内镜下鼻腔止血术

患者姓名：	性别： 年龄： 门诊号：	住院号：
住院日期： 年 月 日	出院日期： 年 月 日	标准住院日：≤3 天

时间	住院第 1 天	住院第 2 天	住院第 3 天
诊疗工作	□ 询问病史及体格检查 □ 书写病历 □ 上级医师查房评估患者、确定手术方式及时间 □ 签署手术同意书	□ 上级医师查房、询问病情，查体	□ 上级医师查房，询问病情，患者出院
重点医嘱	**长期医嘱：** □ 耳鼻喉科护理常规 □ 二级护理 □ 普食 □ 自主体位 **临时医嘱：** □ 血常规+血型 □ 凝血 □ 心电图 □ 胸部正侧位片	**长期医嘱：** **临时医嘱：**	**长期医嘱：** **临时医嘱：**
护理工作			
病情变异记录	□ 无 □ 有，原因： 1. 2.	□ 无 □ 有，原因： 1. 2.	□ 无 □ 有，原因： 1. 2.
护士签名			
医师签名			

第九章

双侧感音神经性耳聋（人工耳蜗植入）临床路径释义

一、双侧感音神经性耳聋（人工耳蜗植入）编码

　　疾病名称及编码：双侧感音神经性耳聋（ICD-10：H90.3）

　　手术操作名称及编码：人工耳蜗植入手术（ICD-9-CM-3：20.96-20.98）

二、临床路径检索方法

　　H90.3 伴（20.96/20.97/20.98）

三、双侧感音神经性耳聋（人工耳蜗植入）临床路径标准住院流程

　　（一）适用对象

　　第一诊断为双侧感音神经性耳聋（ICD-10：H90.3）。

　　行人工耳蜗植入手术（ICD-9-CM-3：20.96-20.98）。

> **释义**
>
> 　　■本临床路径适用对象是第一诊断为双侧重度感音神经性耳聋的患者，根据
> 《人工耳蜗植入工作指南》（中华耳鼻咽喉头颈外科杂志编辑委员会、中华医学会耳
> 鼻咽喉头颈外科学分会和中国残疾人康复协会听力语言康复专业委员会，2013 年）。
> 　　■本临床路径仅针对需要全身麻醉手术的患者。

　　（二）诊断依据

　　根据《人工耳蜗植入工作指南》（中华医学会耳鼻咽喉科学分会、中华医学会耳鼻咽喉科杂
志编辑委员会，2013 年）。

　　1. 症状：双侧耳聋。

　　2. 听力学检查：双侧重度以上感音神经性耳聋，主要病变在耳蜗。

　　3. 影像学检查无手术禁忌证。

　　4. 符合人工耳蜗植入标准。

> **释义**
>
> 　　■可参考《人工耳蜗植入工作指南》（中华耳鼻咽喉头颈外科杂志编辑委员会、
> 中华医学会耳鼻咽喉头颈外科学分会和中国残疾人康复协会听力语言康复专业委员
> 会，2013 年）。
> 　　■双耳重度或极重度感音神经性耳聋，助听器无效或效果很差。最小植入年龄
> 为 6 个月。

■ 手术禁忌分为绝对禁忌和相对禁忌。绝对禁忌：内耳严重畸形，如 Michel 畸形、无耳蜗畸形等；听神经缺如或中断；中耳乳突急性化脓性炎症。相对禁忌：癫痫频繁发作不能控制；严重精神、智力、行为及心理障碍，无法配合听觉言语训练。

■ 听神经病的患者在选择人工耳蜗植入时要极为慎重。

■ 听力评估：双耳重度或极重度感音神经性耳聋；重度聋患儿佩戴助听器 3~6 个月无效或者效果不理想，应行人工耳蜗植入；极重度聋患儿可直接考虑行人工耳蜗植入。

■ 影像学检查：除了解中耳乳突气房发育情况及面神经走形情况外，重点了解是否存在内耳畸形，耳蜗有无骨化及骨化程度，并了解蜗神经发育情况以及排除内听道占位。颞骨 CT 高度怀疑蜗神经发育不良以及存在耳蜗骨化时必须进行 MRI 检查。CT 和 MRI 对于了解听神经的完整性提供了有用的信息。

（三）治疗方案的选择

根据《人工耳蜗植入工作指南》（中华医学会耳鼻咽喉科学分会、中华医学会耳鼻咽喉科杂志编辑委员会，2013 年）。

人工耳蜗植入术（无手术禁忌证）。

释义

■ 人工耳蜗植入术一般在全麻下进行，按手术进路可分为面隐窝进路、外耳道后壁进路及耳道上进路等式术。目前绝大多数使用面隐窝进路达蜗窗区。

■ 对于确定需要双侧耳蜗植入的患者，建议植入间期不超过 1 年，最好在半年之内，以利皮质活动模式发展趋于正常。

（四）标准住院日 ≤12 天

释义

■ 标准住院日建议不超过 12 天。

■ 双侧感音神经性耳聋患者入院后，术前准备 1~3 天，在第 2~4 天实施手术，术后恢复 5~7 天，总住院天数不超过 12 天，均符合本临床路径要求。

■ 为减少患者等候手术的时间和住院费用，可在门诊完成术前检查，排除手术禁忌后住院，于住院当天或 3 天以内手术符合本临床路径要求。

■ 患者入院后术前准备发现全身疾病的阳性体征，需要进一步行超声心动图、Holter、肺功能等检查，请相关科室会诊排除手术禁忌证，上述急慢性疾病如果需要经治疗稳定后才能手术，术前准备过程先进入其他相应内科疾病的诊疗路径；若经会诊排除手术禁忌证，扣除排除手术禁忌证检查会诊需要时间，总住院天数不超过 12 天，符合本路径要求。主管医师应在临床路径表单中予以说明。

（五）进入临床路径标准

1. 第一诊断必须符合双侧感音神经性耳聋疾病编码。

2. 行人工耳蜗植入手术者（ICD-9-CM-3：20.96~20.98）。

3. 当患者同时具有其他疾病诊断，但住院期间不需要特殊处理也不影响第一诊断的临床路径流程实施时，可以进入临床路径。

> **释义**
>
> ■ 耳蜗性重度-极重度聋或全聋的患者可通过人工耳蜗植入及术后听觉言语康复训练的方法来治疗。而耳蜗螺旋神经节与脑神经核之间的神经通路完全中断或缺如的患者需要借助听性脑干植入来达到听觉康复。因此，此临床路径仅适用于蜗性病变引起的感音神经性耳聋。
>
> ■ 慢性中耳炎伴有鼓膜穿孔的患者，如果炎症得到控制，可选择一期或分期手术，不适用本临床路径。
>
> ■ 患者同时伴有高血压、糖尿病、心律失常等慢性病，经内科会诊评估非手术禁忌证，适用本临床路径。

（六）术前准备≤3天

1. 必需的检查项目

（1）血常规、尿常规。

（2）肝肾功能、电解质、血糖、凝血功能。

（3）感染性疾病筛查（乙型肝炎、丙型肝炎、梅毒、艾滋病等）。

（4）X线胸片、心电图。

（5）临床听力学检查。

1）纯音听阈测试和（或）小儿行为测听。

2）言语测听：言语察觉阈和言语识别阈（必要时）。

3）声导抗测定。

4）听性脑干反应。

5）40Hz相关电位（或多频稳态诱发电位）。

6）耳声发射。

7）CM耳蜗微音电位

（6）影像学检查：颞骨薄层CT扫描和内耳磁共振。必要时颅脑MRI。

2. 根据患者情况可选择的检查项目

（1）鼓岬电刺激试验。

（2）前庭功能检查（有眩晕病史者）。

（3）语言能力评估。

（4）心理、智力及学习能力评估。

> **释义**
>
> ■ 人工耳蜗植入患者术前需要接受全面而系统的检查，以确保人工耳蜗植入术及听觉言语康复后能获得良好的效果。

■必查项目是确保手术治疗安全、有效开展的基础，术前必须完成。相关人员认真分析检查结果，排除手术禁忌证，及时处理异常情况。

■为缩短患者住院等待的时间，检查项目可以在患者入院前于门诊完成。

■高龄伴随有心脑血管疾病者，必要时增加心脏彩超、肺功能、颅脑影像学、颈动脉超声、血气分析等检查项目。

■术前检查还包括耳、鼻、咽、喉部位专科检查。

■耳科常规检查是人工耳蜗植入术患者的必查项目。对中耳情况进行评估，鼓膜必须完整，咽鼓管功能正常，无急慢性感染或分泌性中耳炎。若存在上述疾病需要先常规治疗这些疾病。

■颞骨 CT 扫描和 MRI 检查对了解听神经的完整性提供有用的证据，并且可以了解耳蜗有无骨化，排除先天性耳蜗发育缺陷。

■听力学检查旨在对患者双耳听功能状况做出全面评估。

（七）预防性抗菌药物选择与使用时机

按照《抗菌药物临床应用指导原则》（卫医发〔2004〕285 号）合理选用抗菌药物，预防性使用抗生素 5~7 天。

> 释义
>
> ■人工耳蜗植入手术的入路属于Ⅰ类切口，因此可按规定适当预防性和术后应用抗生素，应常规选择易透过血-脑脊液屏障的抗生素。

（八）手术日为入院后 4 天内

1. 麻醉方式：全身麻醉。
2. 术中植入耗材：人工耳蜗。
3. 术中酌情行面神经监测。

> 释义
>
> ■建议手术日为入院后 4 天内。
>
> ■由于人工耳蜗植入术必须在全身麻醉下进行，故本临床路径仅针对全身麻醉下手术的患者。
>
> ■术中用药包括静脉给予抗生素。
>
> ■面神经监测在术中有时需要。在暴露面隐窝时需要轮廓化面神经锥段和乳突部上段，容易伤及面神经，而面神经走行异常也可增加面神经损伤风险。
>
> ■双侧植入对象多为低龄儿童，微创植入值得提倡。建议使用保留残余听力的电极植入法，尽可能保留耳蜗内精细结构和残余听力。
>
> ■术中尽可能减少出血。因第二侧手术时对侧术区仅被无菌敷料覆盖而无加压包扎，故第一侧手术关闭术腔前的观察和止血尤为重要。

■ 人工耳蜗植入体内后严禁使用单极电凝。

■ 术中植入电极后，可行电极阻抗及 NRT 检测了解植入电极状态。

（九）术后住院治疗≤10 天

1. 必须复查的检查项目：内耳影像学检查，了解电极插入情况；其他检查根据患者情况而定。

2. 术后用药：按照《抗菌药物临床应用指导原则（2015 年版）》（国卫办医发〔2015〕43号）合理选用抗菌药物。

3. 伤口换药。

> 释义
>
> ■ 建议术后住院治疗≤7 天。
>
> ■ 术后患者重点观察的项目一般包括闭目、鼓腮等面神经相关查体；观察是否有眩晕、耳鸣等，必要时对症处理；若有疼痛加剧、体温升高、喷射呕吐等感染症状需要行血常规、降钙素原等相关检查，注意颅内感染的发生；注意观察局部皮瓣下方有无积血、皮瓣有无坏死，以及脑脊液漏；避免植入部位的磕碰等。
>
> ■ 术后拆除加压包扎后行颞骨斜前位片检查，了解电极植入情况。

（十）出院标准

1. 一般情况良好，无伤口感染。

2. 没有需要住院处理的并发症。

> 释义
>
> ■ 伤口愈合良好，没有感染，耳道没有异常分泌物，局部植入区域没有红肿、肿胀，即可出院。根据患者具体情况，可以拆线后出院或出院后门诊复查时拆出伤口缝线。

（十一）变异及原因分析

1. 伴有影响手术的合并症，需要进行相关诊断和治疗等，导致住院时间延长，治疗费用增加。

2. 出现手术并发症，需要进一步诊断和治疗，导致住院时间延长，治疗费用增加。

> 释义
>
> ■ 伴有影响手术的合并症，常见的是术前准备发现全身疾病等阳性体征，需要进一步行超声心动图、Holter、肺功能等检查，请相关科室会诊排除手术禁忌证，导致住院时间延长，治疗费用增加。

■ 人工耳蜗植入手术可能存在的风险包括：术中、术后出血，头皮血肿；术中损伤面神经，出现术后面瘫，舌前2/3味觉异常；脑脊液耳漏，甚至颅内感染；术后耳鸣，眩晕；术后皮瓣坏死；埋植部件故障等。有的需要再次手术。如出现上述手术并发症，可导致住院时间延长。

■ 人工耳蜗植入术的手术精确度较高，患者一般年龄偏小，出现变异的原因很多，除了包括路径中所描述的各种术后并发症，还包括医疗、护理、患者、环境等多方面的变异原因，为便于总结和在工作中不断完善和修订路径，应将变异原因归纳、总结，以便重新修订路径时作为参考。

四、双侧感音神经性耳聋（人工耳蜗植入）给药方案

常用药物为能通过血-脑脊液屏障的第三代头孢菌素类抗菌药物。

【用药选择】

1. 由于手术是将电子耳蜗电极插于内耳鼓阶，可触及外淋巴液，术前及术后应用大剂量抗生素治疗，可以预防颅内感染。注射用头孢曲松钠是第三代头孢类抗菌药物，较易透过血-脑脊液屏障，用于脑膜炎等及手术期感染预防。

2. 可肌内注射或静脉滴注给药，成人常用量（肌内或静脉滴注），每24小时1~2g或每12小时0.5~1g。最高剂量4g/d。疗程7~14日。小儿常用量（静脉滴注），按每天20~80mg/kg。12岁以上小儿用成人剂量。

【药学提示】

1. 对肠杆菌科细菌有强大活性。对大肠埃希菌、肺炎克雷伯菌、产气肠杆菌、弗劳地枸橼酸杆菌、吲哚阳性变形杆菌、普鲁威登菌属和沙雷菌属的 MIC 为 0.12~0.25mg/L。阴沟肠杆菌、不动杆菌属和铜绿假单胞菌对本品的敏感性差。对流感嗜血杆菌、淋病奈瑟菌和脑膜炎奈瑟菌有较强抗菌作用，对溶血性链球菌和肺炎球菌亦有良好作用。对金黄色葡萄球菌的 MIC 为 2~4mg/L。耐甲氧西林葡萄球菌和肠球菌对本品耐药，多数脆弱拟杆菌对本品耐药。

2. 头孢菌素类静脉输液中加入红霉素、四环素、两性霉素 B、血管活性药（间羟胺、去甲肾上腺素等）、苯妥英钠、氯丙嗪、异丙嗪、B 族维生素、维生素 C 等时将出现浑浊。由于本品的配伍禁忌药物甚多，所以应单独给药。

3. 应用本品期间饮酒或服用含乙醇药物时个别患者可出现双硫仑样反应，故在应用本品期间和以后数天内，应避免饮酒和服用含乙醇的药物。

4. 儿童若对头孢类过敏可选用大环内酯类抗生素，大环内酯类抗生素有恶心、呕吐等胃肠道反应。

【注意事项】

1. 给药前需要进行过敏试验。

2. 本品不能加入哈特曼及林格等含有钙的溶液中使用。

3. 由于头孢菌素类毒性低，所以慢性肝病患者应用本品时不需要调整剂量。患者有严重肝肾损害或肝硬化者应调整剂量。

4. 本品与氨基糖苷类抗生素不能混于同一注射器内注射，必须分别注射。

五、推荐表单

（一）医师表单

双侧感音神经性耳聋（人工耳蜗植入）临床路径医师表单

适用对象：第一诊断为双侧感音神经性耳聋（ICD-10：H90.3）

行人工耳蜗植入术（ICD-9-CM-3：20.96-20.98）

患者姓名：	性别： 年龄： 门诊号：	住院号：
住院日期： 年 月 日	出院日期： 年 月 日	标准住院日：≤12天

时间	住院第1天	住院第1~3天 （术前日）	住院第3~4天 （手术日）
主要诊疗工作	□ 询问病史及体格检查 □ 完成病历书写 □ 安排相关检查 □ 上级医师查房与术前评估 □ 初步确定手术方式和日期	□ 上级医师查房 □ 完成术前准备与术前评估 □ 汇总检查结果，进行术前讨论，确定手术方案 □ 相关科室会诊，可能会超出路径要求的时间，主管医师在表单记录 □ 签署手术知情同意书、自费用品协议书等 □ 向患者及家属交代围术期注意事项 □ 完成术前讨论、手术医师查房记录等病历书写	□ 全身麻醉 □ 手术 □ 术者完成手术记录 □ 住院医师完成术后病程 □ 上级医师查房 □ 向患者及家属交代病情及术后注意事项
重点医嘱	**长期医嘱：** □ 耳鼻咽喉科护理常规 □ 二级或三级护理 □ 饮食 □ 患者既往基础用药 **临时医嘱：** □ 血常规、尿常规 □ 肝肾功能、电解质、血糖、血脂、凝血功能 □ 感染性疾病筛查 □ X线胸片、心电图 □ 临床听力学检查 □ 颞骨薄层CT扫描、颅脑和内耳磁共振（视情况而定） □ 耳鼻咽喉科专科检查 □ 前庭功能检查（视情况而定） □ 鼓岬电刺激试验（视情况而定）	**长期医嘱：** □ 耳鼻咽喉科护理常规 □ 二级或三级护理 □ 饮食 □ 患者既往基础用药 **临时医嘱：** □ 术前医嘱：明日全身麻醉下行人工耳蜗植入术* □ 术前禁食、禁水 □ 术前抗菌药物 □ 术前准备（如术侧耳备皮） □ 其他特殊医嘱	**长期医嘱：** □ 全麻后常规护理 □ 人工耳蜗植入术*后护理常规 □ 一级护理 □ 饮食 □ 抗菌药物 □ 患者既往基础用药 **临时医嘱：** □ 酌情心电监护 □ 酌情吸氧 □ 其他特殊医嘱（如针对眩晕耳鸣的对症处理）
病情变异记录	□ 无 □ 有，原因： 1. 2.	□ 无 □ 有，原因： 1. 2.	□ 无 □ 有，原因： 1. 2.
医师签名			

时间	住院第4~9天 （术后第1~6天）	住院第10~12天 （出院日）
主要诊疗工作	□ 上级医师查房 □ 住院医师完成常规病历书写 □ 注意病情变化 □ 注意观察生命体征 □ 注意有无并发症如面瘫、眩晕等 □ 注意包扎敷料是否清洁、干燥 □ 术后第4天可拆除加压包扎 □ 拆除加压包扎后，拍头颅侧位片确定电极植入情况	□ 上级医师查房，进行手术及伤口评估 □ 确定患者可以出院 □ 开出院诊断书 □ 完成出院记录、出院证明书 □ 向患者交代出院后的注意事项及复查日期 □ 通知出院处
重要医嘱	**长期医嘱：** □ 半流食或饮食 □ 一级或二级护理 □ 根据情况停用抗菌药物 □ 根据情况停卧床 **临时医嘱：** □ 换药 □ 其他特殊医嘱	**出院医嘱：** □ 通知出院 □ 出院带药 □ 拆线换药 □ 开机调试
病情变异记录	□ 无　□ 有，原因： 1. 2.	□ 无　□ 有，原因： 1. 2.
医师签名		

注：* 实际操作时需明确写出具体的术式

（二）护士表单

双侧感音神经性耳聋（人工耳蜗植入）临床路径护士表单

适用对象：第一诊断为双侧感音神经性耳聋（ICD-10：H90.3）

行人工耳蜗植入术（ICD-9-CM-3：20.96-20.98）

患者姓名：		性别： 年龄： 门诊号：	住院号：
住院日期： 年 月 日		出院日期： 年 月 日	标准住院日：≤12 天

时间	住院第 1~2 天	住院第 3~4 天 （手术当日）	住院第 4~5 天 （手术后）
健康宣教	□ 介绍主管医师、护士 □ 介绍环境、设施 □ 介绍住院注意事项 □ 宣教术前准备 □ 提醒患者术晨禁食、禁水	□ 主管护士与患者沟通，了解 　并指导心理应对 □ 宣教疾病知识、用药知识及 　特殊检查操作过程 □ 告知检查及操作前后饮食、 　活动及探视注意事项及应对 　方式	□ 康复和锻炼 □ 定时复查 □ 出院带药服用方法 □ 饮食休息等注意事项指导 □ 讲解增强体质的方法，减 　少感染的机会
护理处置	□ 核对患者，佩戴腕带 □ 建立入院护理病历 □ 卫生处置：剪指甲、沐浴、 　更换病号服 □ 协助医师完成各项检查化验 □ 术前准备，禁食、禁水	□ 随时观察患者病情变化 □ 遵医嘱正确使用抗生素	□ 办理出院手续 □ 书写出院小结
基础护理	□ 二级护理 □ 晨晚间护理 □ 患者安全管理	□ 一级护理 □ 晨晚间护理 □ 患者安全管理	□ 二级或三级护理 □ 晨晚间护理 □ 患者安全管理
专科护理	□ 护理查体 □ 呼吸频率、血氧饱和度监测 □ 需要时请家属陪伴 □ 心理护理	□ 遵医嘱完成相关检查 □ 心理护理 □ 遵医嘱正确给药 □ 提供并发症征象的依据	□ 病情观察：评估患者生命 　体征 □ 心理护理
重点医嘱	□ 详见医嘱执行单	□ 详见医嘱执行单	□ 详见医嘱执行单
病情变异记录	□ 无 □ 有，原因： 1. 2.	□ 无 □ 有，原因： 1. 2.	□ 无 □ 有，原因： 1. 2.
护士签名			

（三）患者表单

双侧感音神经性耳聋（人工耳蜗植入）临床路径患者表单

适用对象：第一诊断为双侧感音神经性耳聋（ICD-10：H90.3）

行人工耳蜗植入术（ICD-9-CM-3：20.96-20.98）

患者姓名：	性别： 年龄： 门诊号：	住院号：
住院日期： 年 月 日	出院日期： 年 月 日	标准住院日：≤12 天

时间	入院当日	住院期间（第2~4天）	住院第5天（出院日）
医患配合	□ 配合病史询问、资料收集，请务必详细告知既往史、用药史、过敏史 □ 配合进行体格检查 □ 有任何不适告知医师	□ 配合完善相关检查、化验，如采血、留尿、心电图、X线胸片等 □ 医师向患者及家属介绍病情，如有异常检查结果需进一步检查 □ 配合用药及治疗 □ 配合医师调整用药 □ 有任何不适告知医师	□ 接受出院前指导 □ 知道复查程序 □ 获取出院诊断书
护患配合	□ 配合测量体温、脉搏、呼吸、血压、血氧饱和度、体重 □ 配合完成入院护理评估单（简单告知病史、过敏史、用药史） □ 接受入院宣教（环境介绍、病室规定、订餐制度、贵重物品保管等） □ 有任何不适告知护士	□ 配合测量体温、脉搏、呼吸，询问每日排便情况 □ 接受相关化验检查宣教，正确留取标本，配合检查 □ 有任何不适告知护士 □ 接受输液、服药治疗 □ 注意活动安全，避免坠床或跌倒 □ 配合执行探视及陪伴 □ 接受疾病及用药等相关知识指导	□ 接受出院宣教 □ 办理出院手续 □ 获取出院带药 □ 知道服药方法、作用、注意事项 □ 知道复印病历方法
饮食	□ 正常普食	□ 软食	□ 正常普食
排泄	□ 正常排尿便	□ 正常排尿、保持大便通畅	□ 正常排尿便
活动	□ 适量活动	□ 适量活动	□ 适量活动

附：原表单（2016 年版）

双侧感音神经性听觉丧失（人工耳蜗植入）临床路径表单

适用对象：第一诊断为双侧感音神经性听觉丧失

行人工耳蜗植入术（ICD-9-CM-3：20.96-20.98）

患者姓名：	性别：	年龄：	门诊号：	住院号：
住院日期：　　年　月　日	出院日期：　　年　月　日		标准住院日：≤12 天	

时间	住院第 1 天	住院第 1~3 天（术前日）
主要诊疗工作	□ 询问病史及体格检查 □ 完成病历书写 □ 上级医师查房与术前评估 □ 初步确定手术方式和日期	□ 上级医师查房 □ 完成术前准备与术前评估 □ 根据检查结果等，行术前讨论，确定手术方案 □ 完成必要的相关科室会诊 □ 签署手术知情同意书、自费用品协议书等 □ 向患者及家属交代围术期注意事项
重点医嘱	长期医嘱： □ 耳鼻咽喉科护理常规 □ 二或三级护理 □ 普食 临时医嘱： □ 血常规、尿常规 □ 肝肾功能、电解质、血糖、凝血功能 □ 感染性疾病筛查 □ 胸片、心电图 □ 颞骨薄层 CT 扫描和内耳磁共振（视情况而定） □ 颅脑 MRI（必要时） □ 临床听力学检查 □ 前庭功能检查（视情况而定） □ 鼓岬电刺激试验（视情况而定）	长期医嘱： □ 耳鼻咽喉科护理常规 □ 二或三级护理 □ 普食 □ 患者既往基础用药 临时医嘱： □ 术前医嘱：明日全身麻醉行人工耳蜗植入术* □ 术前禁食、禁水 □ 术前抗菌药物 □ 术前准备 □ 其他特殊医嘱
主要护理工作	□ 介绍病房环境、设施和设备 □ 入院护理评估	□ 宣教、备皮等术前准备 □ 提醒患者明晨禁水
病情变异记录	□ 无　□ 有，原因： 1. 2.	□ 无　□ 有，原因： 1. 2.
护士签名		
医师签名		

时间	住院第 2~4 天 （手术日）	住院第 3~11 天 （术后第 1~9 天）	住院第 7~12 天 （出院日）
主要诊疗工作	□ 手术 □ 术者完成手术记录 □ 住院医师完成术后病程 □ 上级医师查房 □ 向患者及家属交代病情及术后注意事项	□ 上级医师查房 □ 住院医师完成常规病程书写 □ 注意病情变化 □ 注意观察生命体征 □ 注意有无并发症如面瘫、眩晕、突聋等	□ 上级医师查房，进行手术及伤口评估 □ 完成出院记录、出院证明书 □ 向患者交代出院后的注意事项
重要医嘱	**长期医嘱：** □ 全麻后常规护理 □ 人工耳蜗植入术术后护理常规 □ 一级护理 □ 术后 6 小时半流饮食 □ 抗菌药物 **临时医嘱：** □ 酌情心电监护 □ 酌情吸氧 □ 其他特殊医嘱	**长期医嘱：** □ 半流食或普食 □ 一或二级护理 □ 抗生素 **临时医嘱：** □ 换药 □ 内耳 X 线摄片 □ 其他特殊医嘱	**出院医嘱：** □ 出院带药 □ 门诊随诊 □ 术后 1 个月开机调试
主要护理工作	□ 随时观察患者病情变化 □ 术后心理与生活护理	□ 观察患者情况 □ 术后心理与生活护理	□ 指导患者办理出院手续
病情变异记录	□ 无　□ 有，原因： 1. 2.	□ 无　□ 有，原因： 1. 2.	□ 无　□ 有，原因： 1. 2.
护士签名			
医师签名			

注：* 实际操作时需明确写出具体的术式

第十章

鼻腔鼻窦恶性肿瘤临床路径释义

一、鼻腔鼻窦恶性肿瘤编码

1. 卫计委原编码

疾病名称及编码：鼻腔恶性肿瘤（ICD-10：C30.0）

鼻窦恶性肿瘤（ICD-10：C31）

手术操作名称及编码：鼻侧切开术或上颌骨全切除（ICD-9-CM-3：21.31/22.6/76.39/76.44）

2. 修改编码

疾病名称及编码：鼻腔恶性肿瘤（ICD-10：C30.0）

鼻窦恶性肿瘤（ICD-10：C31）

手术操作名称及编码：经鼻外上颌窦切开术（ICD-9-CM-3：22.3）

额窦切开术和切除术（ICD-9-CM-3：22.4）

其他鼻窦切开术（ICD-9-CM-3：22.5）

鼻窦切除术（ICD-9-CM-3：22.6）

上颌骨部分切除伴植骨术（ICD-9-CM-3：76.3901）

上颌骨部分切除术（ICD-9-CM-3：76.3902）

上颌骨部分切除伴假体置入术（ICD-9-CM-3：76.3904）

上颌骨全切除术（ICD-9-CM-3：76.4502）

二、临床路径检索方法

（C30.0/C31）伴（22.3/22.4/22.5/22.6/76.3901/76.3902/76.3904/76.4502）

三、鼻腔鼻窦恶性肿瘤临床路径标准住院流程

（一）适用对象

第一诊断为鼻腔鼻窦恶性肿瘤（ICD-10：C30.0/C31）。

行鼻侧切开术或上颌骨全切除术（ICD-9-CM-3：21.31/22.6/76.39/76.44）。

> 释义
>
> ■适用对象包括起源于鼻腔、鼻窦的各种实体恶性肿瘤，如鳞状细胞癌、腺癌、恶性黑色素瘤、腺样囊性癌、乳头状瘤恶变及各种起源于小涎腺的恶性肿瘤等，具有采用外科手术切除的条件。

（二）诊断依据

根据《临床诊疗指南·耳鼻咽喉头颈外科分册》（中华医学会编著，人民卫生出版社，2009）。

1. 症状：鼻塞、涕中带血及头痛等肿瘤累及相邻结构引起的症状。

2. 体征：鼻腔鼻窦部有新生物。

3. 辅助检查：内镜和增强 CT 或 MRI 提示占位病变。

4. 病理组织学活检明确诊断。

> **释义**
>
> ■ 鼻腔鼻窦肿瘤起源部位多，病理类型复杂。如果是鼻腔中可以看到的肿瘤，可以在鼻内镜下取病理；在设计治疗方案以前，应有病理学检查结果，同时，应该有详细的鼻腔检查及影像学检查，如果肿瘤累及前颅底，在增强 CT 检查的同时，还应该进行 MRI 检查，来确定硬脑膜及颅内受累的范围，要注意肿瘤周围的重要结构如眶内容、视神经、大脑额叶等与肿瘤的关系。治疗前应检查视力、视野、眼球的运动、嗅觉等。

（三）治疗方案的选择

根据《临床诊疗指南·耳鼻咽喉头颈外科分册》（中华医学会编著，人民卫生出版社）、《临床技术操作规范·耳鼻咽喉-头颈外科分册》（中华医学会编著，人民军医出版社，2009）。

1. 鼻侧切开术适应证：原发于鼻腔、上颌窦、筛窦和蝶窦恶性肿瘤，已经病理诊断，临床认为需要行鼻侧切开术。

2. 上颌骨切除术适应证：原发于上颌窦或鼻腔、鼻窦的恶性肿瘤，已经病理诊断，临床认为需要行上颌骨部分或全切除术。

3. 眶内容物切除术：根据肿瘤侵犯眶内情况而定。

4. 颈淋巴结清扫术：根据颈淋巴结转移情况而定。

5. 酌情一期缺损修复术。

> **释义**
>
> ■ 鼻内镜下肿瘤切除：适合肿瘤局限于鼻腔筛窦的患者，预计鼻内镜下可以将肿瘤完全切除。
>
> ■ 眶内容物切除术：根据肿瘤侵犯眶内情况而定。如果眼肌受累，一般需要眶内容切除，但应慎重行眶内容切除，如果眶内容受累，可以先诱导化疗或术前放疗。
>
> ■ 一般不做预防性颈淋巴结清扫，术前经 CT 或 PET-CT 评估，怀疑有颈淋巴结转移者，可以先清除同侧 1、2、3 区淋巴结，并送冷冻病理，根据颈淋巴结转移情况决定是否扩大清扫范围。
>
> ■ 酌情一期缺损修复术：如果切除上颌骨导致硬腭缺损或眶底壁的缺损，应一期做眶底或硬腭的修复，以避免术后眼功能、吞咽语言功能的障碍。
>
> ■ 鼻腔鼻窦恶性肿瘤，除了非常早期的 T1 病变选择单纯手术治疗以外，一般都选择手术、放疗或加化疗的综合治疗方案。在进行外科治疗以前，应进行包括放疗、化疗、病理、影像等学科在内的多学科讨论，共同制订治疗方案，切勿盲目首先选择手术。一般认为，腺癌、腺样囊性癌、恶性黑色素瘤对于放疗和化疗不敏感，如果能手术彻底切除，首选手术，术后辅助放疗和化疗；鳞状细胞癌、乳头状瘤恶变、高中分化的嗅神经母细胞瘤、高中分化的神经内分泌癌等，恶性程度中等，如果影像学评估可以手术彻底切除，则选择先手术，后放疗，如果估计手术不能完全切除，

则可以选择先放疗，待肿瘤缩小后再手术。对于恶性程度较高的肿瘤如肉瘤、低分化嗅神经母细胞瘤、低分化神经内分泌癌等，可以先化疗3~4周期，肿瘤缩小后手术，手术后放疗。对于评估可以在鼻内镜下完全切除的肿瘤，也可以选择内镜下手术，但应该根据患者的意愿、手术者的技能、医院的设备条件综合考虑。

■ 先放疗后手术的病例，一般在放疗结束后4~5周手术。先化疗，后手术的患者，一般在化疗结束后2~3周手术。手术后放疗，如果切口愈合良好，则手术后3~4周开始放疗。

（四）标准住院日≤12天

> **释义**
>
> ■ 一般术前准备2~3天，术后1周左右拆线出院。如果单纯鼻侧切开，术后3~4天抽出鼻腔填塞物后即可出院。如患者有高血压、糖尿病等合并症，需要术前调理治疗的，可以退出本路径。如肿瘤累及前颅底，则住院时间相应延长2~3天。

（五）进入路径标准

1. 第一诊断必须符合ICD-10：C30.0/C31鼻腔鼻窦恶性肿瘤疾病编码。
2. 当患者同时具有其他疾病诊断，但住院期间不需要特殊处理也不影响第一诊断的临床路径流程实施时，可以进入临床路径。

> **释义**
>
> ■ 进入临床路径的条件：①鼻腔鼻窦的恶性实体性肿瘤，需要外科手术治疗者；②患者整体状况KPS评分大于90分；③患者的心理状态可以接受手术；④有其他合并症，但不影响手术者。
>
> ■ 不能进入临床路径的情况：①患者肿瘤较大，不适合单纯手术切除，需要手术前的辅助治疗者；②患者合并有较严重的内科疾病，需要先进行内科治疗者；③患者的身体及心理状况不适合马上手术需要调整者。

（六）术前准备≤3天

1. 必需的检查项目
（1）血常规、尿常规。
（2）肝肾功能、电解质、血糖、凝血功能。
（3）感染性疾病筛查（乙型肝炎、丙型肝炎、梅毒、艾滋病等）。
（4）X线胸片、心电图。
（5）内镜。
（6）增强CT或MRI。
（7）病理学检查。

2. 根据患者情况可选择的检查项目

（1）输血准备。

（2）其他相关检查。

（3）如行上颌骨切除术可应用腭护板式牙托（赝复体）。

> **释义**
>
> ■必须进行的检查不仅仅是术前明确诊断，同时也是明确手术指征，排除手术禁忌证的关键，术前必须完成，不可或缺。临床主管人员需要认真分析结果，对疑难者或出现指标明显异常者必要时可复查明确，且应采取相应处置措施直至指标符合手术要求。
>
> ■手术前要确定有无明显的全身远处转移病灶。术前应精确评估病变范围，设计好切除范围。术前要有病理诊断，以便设计综合治疗方案。术前应设计好切除后缺损的修复重建方法。如是非实体肿瘤，如淋巴瘤等，应退出临床路径。

（七）预防性抗菌药物选择与使用时机

按照《抗菌药物临床应用指导原则》（卫医发〔2004〕285号）合理选用抗菌药物。

> **释义**
>
> ■鼻腔鼻窦手术是二级切口，应适当应用抗生素预防感染，特别是颅面联合手术的患者，应加大抗生素应用的力度，防治颅内感染的发生。

（八）手术日为入院后4天内

1. 麻醉方式：全身麻醉。

2. 手术：见治疗方案的选择。

3. 手术内固定物：可选择。

4. 术中用药：止血药、抗菌药物。

5. 输血：视术中情况而定。

6. 标本送病理检查。

> **释义**
>
> ■治疗方案应根据病理结果和多学科讨论（和放疗、化疗等学科一起，MDT）的结果在手术前制订。
>
> ■对于切除的任何手术标本，都应该送病理检查。

（九）术后住院恢复7~10天（非一期修复者），一期修复者术后10~12天出院

1. 按照《抗菌药物临床应用指导原则》（卫医发〔2004〕285号）合理选用抗菌药物。

2. 伤口换药。

3. 根据患者情况确定需要的后续治疗。

> **释义**
>
> ■ 鼻腔填塞物一般术后3~4天取出，面部切口缝线术后6~7天折线。
> ■ 非一期修复者，术后抽出填塞物后即可出院，一期修复者，观察组织瓣1周，如无异常，则可以出院。
> ■ 一期修复者，如术后移植组织瓣异常，需要二次手术者，则可以退出路径。

（十）出院标准

1. 一般情况良好，切口无感染。
2. 没有需要住院处理的并发症。

> **释义**
>
> ■ 鼻腔鼻窦没有需要住院处理的情况。
> ■ 手术鼻腔鼻窦的清理和冲洗，可门诊进行。
> ■ 放疗后手术的患者，如果切口愈合不良，可门诊换药二期处理。

（十一）变异及原因分析

1. 术中、术后出现并发症（如咽瘘等），需要特殊诊断治疗措施，延长住院时间。
2. 伴有影响本病治疗效果的合并症，需要采取进一步检查和诊断，延长住院时间。

> **释义**
>
> ■ 如术后出现脑脊液鼻漏，应嘱咐患者卧床，必要时进行腰椎穿刺放脑脊液检查，排除有无颅内感染，这样则会延长住院时间。
> ■ 对于进行一期修复的患者，如果有糖尿病、低蛋白血症等合并症，则应相应延长住院时间。

四、鼻腔鼻窦恶性肿瘤临床路径给药方案

【用药选择】

1. 单纯鼻侧切开的患者，一般术后给予头孢类抗生素，单药，如头孢曲松钠1g静脉bid，用2~3天。

2. 上颌骨切除和（或）1 期修复的患者，可以手术开始前半小时，给予头孢类抗生素如头孢曲松钠 1g 静脉 bid，加硝唑类抗厌氧菌抗生素，如替硝唑 800mg 静脉点滴 bid，二联用药，用 3~5 天。

3. 如果包括前颅底或硬脑膜切除，应该选择可以透过血-脑脊液屏障的敏感抗生素，如头孢曲松和甲硝唑，可以术前鼻腔分泌物细菌培养加药敏。再加上硝唑类抗生素二联用药，头孢曲松钠 1g 静脉 bid，加硝唑类抗厌氧菌抗生素，如替硝唑 800mg 静脉点滴 bid，二联用药，应在手术开始前 1 小时开始第 1 次给药，共用 5~6 天。

4. 患者拔除鼻腔填塞物后，可能有鼻窦炎的情况，可给予黏膜促排剂如桉柠蒎、鼻喷激素如布地奈德鼻喷雾剂、鼻黏膜收缩剂如麻黄碱等，并给予鼻腔冲洗。

【药学提示】

1. 头孢曲松静脉注射后即刻达到血药峰浓度，血消除半衰期为 7.89 小时。

2. 替硝唑对抑制病原体 DNA 合成，对革兰阴性菌有效。血液半衰期为 12~14 小时。

【注意事项】

1. 头孢曲松可以有静脉炎、发热、支气管痉挛和血清病等变态反应。

2. 替硝唑用药期间避免饮酒，否则会引起腹痛。

五、推荐表单

（一）医师表单

鼻腔鼻窦恶性肿瘤临床路径医师表单

适用对象：第一诊断为鼻腔鼻窦恶性肿瘤（ICD-10：C30.0/C31）

行鼻侧切开手术或上颌骨全切除术（ICD-9-CM-3：21.31/22.6/76.39/76.45/16.5）

患者姓名：	性别： 年龄： 门诊号：	住院号：
住院日期： 年 月 日	出院日期： 年 月 日	标准住院日：≤12 天

时间	住院第 1 天	住院第 2 天	住院第 3~4 天（手术日）
主要诊疗工作	□ 询问病史及体格检查 □ 完成病历书写 □ 上级医师查房与术前评估 □ 初步确定手术方式和日期	□ 上级医师查房 □ 完成术前准备与术前评估 □ 根据检查结果等，进行术前讨论，确定手术方案 □ 完成必要的相关科室会诊 □ 签署手术知情同意书、自费用品协议书、输血同意书等 □ 向患者及家属交代围术期注意事项	□ 手术 □ 术者完成手术记录 □ 住院医师完成术后病程 □ 上级医师查房 □ 向患者及家属交代病情及术后注意事项
重要医嘱	长期医嘱： □ 耳鼻喉科护理常规 □ 二级护理 □ 普食 临时医嘱： □ 血常规、尿常规 □ 肝肾功能、血糖、电解质、凝血功能、感染性疾病筛查（乙型肝炎、丙型肝炎、梅毒、艾滋病等） □ X 线胸片、心电图 □ 鼻内镜检查 □ 增强 CT 或 MRI □ 病理学检查 □ 输血准备（根据手术情况） □ 手术必需的相关检查	长期医嘱： □ 耳鼻咽喉科护理常规 □ 二级护理 □ 普食 □ 患者既往基础用药 临时医嘱： □ 术前医嘱：明日全身麻醉下行鼻侧切开手术或上颌骨全切除术（眶内容物切除术）* □ 术前禁食、禁水 □ 术前抗菌药物 □ 术前准备 □ 口腔科会诊制作腭护板式牙托（赝复体）（上颌骨切除术） □ 其他特殊医嘱	长期医嘱： □ 全身麻醉术后常规护理 □ 鼻侧切开手术或上颌骨全切除术（眶内容物切除术）* 术后常规护理 □ 一级护理 □ 流质饮食 □ 抗菌药物 □ 其他特殊医嘱 临时医嘱： □ 标本送病理检查 □ 酌情心电监护 □ 酌情吸氧 □ 其他特殊医嘱
病情变异记录	□ 无 □ 有，原因： 1. 2.	□ 无 □ 有，原因： 1. 2.	□ 无 □ 有，原因： 1. 2.
医师签名			

时间	住院第 4~9 天 （术后第 1~6 日）	住院第 10~12 天 （出院日）
主要诊疗工作	□ 上级医师查房 □ 住院医师完成常规病历书写 □ 注意病情变化 □ 注意观察生命体征 □ 注意鼻腔填塞、牙托固定情况 □ 术后 3~4 日拔除鼻腔填塞物 □ 大手术者注意患者整体状况，水电解质平衡	□ 上级医师查房，进行手术及伤口评估 □ 完成出院记录、出院证明书 □ 向患者交代出院后的注意事项 □ 根据鼻腔情况酌情清理鼻腔，或抽出剩余的鼻腔填塞物，拆除鼻面部缝线
重要医嘱	**长期医嘱：** □ 一级或二级护理 □ 流质饮食 □ 抗生素 □ 其他特殊医嘱 **临时医嘱：** □ 换药 □ 其他特殊医嘱	**出院医嘱：** □ 出院带药 □ 酌情安排肿瘤综合治疗 □ 门诊随诊
病情变异记录	□ 无 □ 有，原因： 1. 2.	□ 无 □ 有，原因： 1. 2.
医师签名		

注：* 实际操作时需明确写出具体的术式

（二）护士表单

鼻腔鼻窦恶性肿瘤临床路径护士表单

适用对象：第一诊断为鼻腔鼻窦恶性肿瘤（ICD-10：C30.0/C31）

行鼻侧切开手术或上颌骨全切除术（ICD-9-CM-3：21.31/22.6/76.39/76.45/16.5）

患者姓名：		性别： 年龄： 门诊号：	住院号：
住院日期： 年 月 日		出院日期： 年 月 日	标准住院日：≤12天

时间	住院第1~2天	住院第3~9天	住院第10~12天
健康宣教	□ 介绍病房环境、设施和设备 □ 介绍主管医师、护士 □ 介绍住院注意事项 □ 手术前物品准备 □ 手术前心理护理 □ 入院护理评估	□ 主管护士与患者沟通，了解并指导心理应对 □ 宣教疾病知识、用药知识及基本的手术过程 □ 告知手术前饮食、活动及探视注意事项、应对方式	□ 手术 □ 术者完成手术记录 □ 住院医师完成术后病程 □ 上级医师查房 □ 向患者及家属交代病情及术后注意事项
护理处置	□ 核对患者，佩戴腕带 □ 建立入院护理病历 □ 卫生处置：剪指甲、洗澡 □ 更换病号服	□ 随时观察患者病情变化 □ 术后心理与生活护理	□ 指导患者办理出院手续 □ 指导术后牙托护理 □ 指导术后随访时间
基础护理	□ 二级护理 □ 晨晚间护理 □ 患者安全管理	□ 二级护理 □ 晨晚间护理 □ 患者安全管理	□ 三级护理 □ 晨晚间护理 □ 患者安全管理
专科护理	□ 剪鼻毛 □ 鼻腔清洁	□ 鼻腔吸引 □ 观察鼻腔填塞物有无脱出 □ 观察鼻腔通气管位置是否正常 □ 观察鼻腔口腔有无出血及量 □ 观察视力及眼球运动是否正常 □ 颅面联合手术患者还应注意意识、头痛	□ 鼻腔清洁 □ 术后鼻腔复查 □ 术后用药指导
重点医嘱	□ 详见医嘱执行单	□ 详见医嘱执行单	□ 详见医嘱执行单
病情变异记录	□ 无 □ 有，原因： 1. 2.	□ 无 □ 有，原因： 1. 2.	□ 无 □ 有，原因： 1. 2.
护士签名			

注：* 实际操作时需明确写出具体的术式

（三）患者表单

鼻腔鼻窦恶性肿瘤临床路径患者表单

适用对象：第一诊断为鼻腔鼻窦恶性肿瘤（ICD-10：C30.0/C31）

　　　　　行鼻侧切开手术或上颌骨全切除术（ICD-9-CM-3：21.31/22.6/76.39/76.45/16.5）

患者姓名：	性别：　　年龄：　　门诊号：	住院号：
住院日期：　　年　月　日	出院日期：　　年　月　日	标准住院日 ≤12 天

时间	住院第 1 天	住院第 2~11 天	住院第 12 天（出院日）
医患配合	□ 配合询问病史、收集资料，请务必详细告知既往史、用药史、过敏史 □ 配合进行体格检查 □ 有任何不适告知医师	□ 配合完善相关检查、化验，如采血、留尿、心电图、X线胸片等 □ 医师向患者及家属介绍病情，如有异常检查结果需进一步检查 □ 配合用药及治疗 □ 配合医师调整用药 □ 有任何不适告知医师	□ 接受出院前指导 □ 询问出院后进一步治疗措施及注意事项 □ 知道复查程序 □ 获取出院诊断书
护患配合	□ 配合测量体温、脉搏、呼吸、血压、血氧饱和度、体重 □ 配合完成入院护理评估单（简单询问病史、过敏史、用药史） □ 接受入院宣教（环境介绍、病室规定、订餐制度、贵重物品保管等） □ 有任何不适告知护士	□ 配合测量体温、脉搏、呼吸，询问每日排便情况 □ 接受相关化验检查宣教，正确留取标本，配合检查 □ 有任何不适告知护士 □ 接受输液、服药治疗 □ 注意活动安全，避免坠床或跌倒 □ 配合执行探视及陪伴 □ 接受疾病及用药等相关知识指导	□ 接受出院宣教 □ 办理出院手续 □ 获取出院带药 □ 知道服药方法、作用、注意事项 □ 知道复印病历方法
饮食	□ 正常普食	□ 正常普食，或流质饮食，或鼻饲	□ 正常普食
排泄	□ 正常排尿便	□ 正常排尿便	□ 正常排尿便
活动	□ 适量活动	□ 手术当日卧床 □ 手术后第 2 日下床活动	□ 适量活动

注：* 实际操作时需明确写出具体的术式

附：原表单 (2011 年版)

鼻腔鼻窦恶性肿瘤临床路径表单

适用对象：第一诊断为鼻腔鼻窦恶性肿瘤 (ICD-10：C30.0/C31)

行鼻侧切开手术或上颌骨全切除术 (ICD-9-CM-3：21.31/22.6/76.39/76.44)

患者姓名：	性别： 年龄： 门诊号：	住院号：
住院日期： 年 月 日	出院日期： 年 月 日	标准住院日：≤12 天

时间	住院第 1 天	住院第 2 天	住院第 3~4 天（手术日）
主要诊疗工作	□ 询问病史及体格检查 □ 完成病历书写 □ 上级医师查房与术前评估 □ 初步确定手术方式和日期	□ 上级医师查房 □ 完成术前准备与术前评估 □ 根据检查结果等，进行术前讨论，确定手术方案 □ 完成必要的相关科室会诊 □ 签署手术知情同意书、自费用品协议书、输血同意书 □ 向患者及家属交代围术期注意事项	□ 手术 □ 术者完成手术记录 □ 住院医师完成术后病程 □ 上级医师查房 □ 向患者及家属交代病情及术后注意事项
重要医嘱	长期医嘱： □ 耳鼻喉科护理常规 □ 二级护理 □ 普食 临时医嘱： □ 血常规、尿常规 □ 肝肾功能、血糖、电解质、凝血功能、感染性疾病筛查（乙型肝炎、丙型肝炎、梅毒、艾滋病等） □ X 线胸片、心电图 □ 鼻内镜检查 □ 增强 CT 或 MRI □ 病理学检查 □ 输血准备（根据手术情况） □ 手术必需的相关检查	长期医嘱： □ 耳鼻咽喉科护理常规 □ 二级护理 □ 普食 □ 患者既往基础用药 临时医嘱： □ 术前医嘱：明日全身麻醉下行鼻侧切开手术或上颌骨全切除术（眶内容物切除术）* □ 术前禁食、禁水 □ 术前抗菌药物 □ 术前准备 □ 口腔科会诊制作腭护板式牙托（赝复体）（上颌骨切除术） □ 其他特殊医嘱	长期医嘱： □ 全身麻醉术后常规护理 □ 鼻侧切开手术或上颌骨全切除术（眶内容物切除术）*术后常规护理 □ 一级护理 □ 流质饮食 □ 抗菌药物 □ 其他特殊医嘱 临时医嘱： □ 标本送病理检查 □ 酌情心电监护 □ 酌情吸氧 □ 其他特殊医嘱
主要护理工作	□ 介绍病房环境、设施和设备 □ 入院护理评估	□ 宣教、备皮等术前准备 □ 手术前物品准备 □ 手术前心理护理	□ 随时观察患者病情变化 □ 术后心理与生活护理
病情变异记录	□ 无 □ 有，原因： 1. 2.	□ 无 □ 有，原因： 1. 2.	□ 无 □ 有，原因： 1. 2.
护士签名			
医师签名			

时间	住院第 4~9 天 （术后第 1~6 日）	住院第 10~12 天 （出院日）
主要 诊疗 工作	□ 上级医师查房 □ 住院医师完成常规病历书写 □ 注意病情变化 □ 注意观察生命体征 □ 注意鼻腔填塞、牙托固定情况	□ 上级医师查房，进行手术及伤口评估 □ 完成出院记录、出院证明书 □ 向患者交代出院后的注意事项 □ 根据鼻腔情况酌情抽出鼻腔填塞物 □ 拆除鼻面部缝线
重 要 医 嘱	**长期医嘱：** □ 一级或二级护理 □ 流质饮食 □ 抗生素 □ 其他特殊医嘱 **临时医嘱：** □ 换药 □ 其他特殊医嘱	**出院医嘱：** □ 出院带药 □ 酌情肿瘤综合治疗 □ 门诊随诊
主要 护理 工作	□ 随时观察患者情况 □ 术后心理与生活护理	□ 指导患者办理出院手续 □ 指导术后牙托护理 □ 指导术后随访时间
病情 变异 记录	□ 无　□ 有，原因： 1. 2.	□ 无　□ 有，原因： 1. 2.
护士 签名		
医师 签名		

注：*实际操作时需明确写出具体的术式

第十一章

鼻中隔偏曲临床路径释义

一、鼻中隔偏曲编码

疾病名称及编码：鼻中隔偏曲（ICD-10：J34.2）

手术操作名称及编码：鼻中隔矫正术（ICD-9-CM-3：21.5）

二、临床路径检索方法

J34.2 伴 21.5

三、鼻中隔偏曲临床路径标准住院流程

（一）适用对象

第一诊断为鼻中隔偏曲（ICD-10：J34.2）。

行鼻中隔矫正术（ICD-9-CM-3：21.5）。

> **释义**
>
> ■ 本临床路径适用对象是第一诊断为鼻中隔偏曲的患者。
> ■ 本临床路径适用于全身麻醉或局部麻醉下手术的患者。

（二）诊断依据

根据《临床诊疗指南·耳鼻咽喉头颈外科分册》（中华医学会编著，人民卫生出版社，2009）。

1. 症状：鼻塞、鼻出血、头痛。

2. 体征：鼻中隔偏曲。

3. 辅助检查：内镜或 CT 检查。

有明显症状和鼻中隔偏曲体征者可予确诊。

> **释义**
>
> ■ 鼻中隔偏曲的主要症状有3个：①鼻塞，为最常见症状，多呈持续性，其严重度与鼻中隔偏曲的形状及程度有关；②鼻出血，多发生在鼻中隔偏曲的凸出面、嵴或棘突，这些部位黏膜较薄，且张力较高，易发生出血；③头痛，多为反射性头痛，因鼻中隔偏曲部位压迫下鼻甲或中鼻甲所致；④睡眠节律紊乱。
>
> ■ 专科查体最常用前鼻镜检查，主要体征为各种形状的鼻中隔偏曲，如"C"形偏曲、"S"形偏曲、嵴或棘突等。
>
> ■ 鼻内镜检查可以更好地观察鼻中隔与鼻腔、鼻道和鼻甲的解剖关系，检查时使用局部减充血剂充分收缩鼻黏膜可观察鼻腔深部情况，明确是否存在鼻中隔高位偏曲。

■鼻窦 CT 检查可以准确判断鼻中隔偏曲的形状以及与相邻结构的解剖关系，并了解鼻中隔偏曲与鼻窦疾病的相关性，通常采用鼻窦 CT 冠状位和轴位扫描。

■各种形状的鼻中隔偏曲引起鼻腔、鼻窦功能障碍并产生明显症状者，可予确诊。对鼻中隔偏曲的诊断，应注重是否引起鼻腔、鼻窦功能障碍或严重影响睡眠、形成上气道阻塞等。若无功能障碍，则为鼻中隔生理性偏曲，无需进行手术矫正。

（三）治疗方案的选择

根据《临床诊疗指南·耳鼻咽喉头颈外科分册》（中华医学会编著，人民卫生出版社，2009），《临床技术操作规范·耳鼻咽喉-头颈外科分册》（中华医学会编著，人民军医出版社，2009）。

有明显症状并有典型鼻中隔偏曲者，行鼻中隔矫正术。

> **释义**
>
> ■鼻中隔偏曲的手术适应证主要为：①鼻中隔偏曲引起严重鼻塞；②鼻中隔偏曲引起反复鼻出血；③鼻中隔偏曲引起反射性头痛；④鼻中隔偏曲影响鼻窦引流引起慢性鼻窦炎；⑤引起睡眠节律紊乱。
>
> ■鼻中隔偏曲的传统手术方法为鼻中隔黏膜下切除术，随着内镜外科技术的广泛应用，现多采用鼻内镜下鼻中隔矫正术，在黏膜下切除偏曲的部分鼻中隔软骨和（或）骨性部位，术腔视野清晰，直视下操作，手术精准，代表术式：鼻中隔三线减张术。
>
> ■鼻中隔在青春期前后生长变化较快，且与外鼻及颌面部的发育相关，一般认为年龄未满 18 周岁为鼻中隔手术的禁忌证。但对于严重鼻中隔偏曲引起明显症状者，即便年龄未满 18 周岁，在权衡利弊的基础上可酌情行鼻中隔矫正术，手术范围局限于切除少量软骨或骨，以避免鼻中隔软骨或骨性支架的破坏而严重影响外鼻及颌面部的发育。

（四）标准住院日≤7 天

> **释义**
>
> ■鼻中隔偏曲患者入院后，术前准备 1~2 天，在 3 天内实施手术，术后恢复 3~4 天，总住院天数不超过 7 天，均符合本临床路径要求。
>
> ■为减少患者等候手术时间和住院费用，可在门诊完成术前检查，排除手术禁忌证后入院，于入院后 3 天以内手术符合本临床路径要求。

（五）进入路径标准

1. 第一诊断必须符合 ICD-10：J34.2 鼻中隔偏曲疾病编码。
2. 当患者同时具有其他疾病诊断，但住院期间不需要特殊处理也不影响第一诊断的临床路

径流程实施时，可以进入临床路径。

> **释义**
>
> ■鼻中隔偏曲程度较轻且未引起鼻腔、鼻窦功能障碍，不出现明显症状者，为"生理性偏曲"，无需处理，不适用于本临床路径。
>
> ■患者合并变应性鼻炎、慢性单纯性鼻炎、慢性鼻窦炎等鼻部炎症性疾病，或引起睡眠节律紊乱者，住院期间不需要特殊处理时，适用于本临床路径。
>
> ■患者同时伴有高血压、心律失常、糖尿病、高脂血症等慢性全身性疾病，经内科会诊评估为非手术禁忌证，住院期间不需要特殊处理时，适用于本临床路径。

（六）术前准备≤2天

1. 必需的检查项目
（1）血常规、尿常规。
（2）肝肾功能、电解质、血糖、凝血功能。
（3）感染性疾病筛查（乙型肝炎、丙型肝炎、梅毒、艾滋病等）。
（4）X线胸片、心电图。
（5）鼻腔鼻窦CT。
2. 根据患者病情，可选择鼻功能测试。

> **释义**
>
> ■必查项目是确保手术安全、治疗有效的基础，术前必须完成。相关人员认真分析检查结果，排除手术禁忌证，及时处理异常情况。
>
> ■为缩短患者住院等待时间，检查项目可以在患者入院前于门诊完成。
>
> ■≥65岁的高龄患者或有心肺功能异常的患者，术前除了常规行胸片和心电图检查外，根据病情可增加超声心动图、肺功能、血气分析等检查。
>
> ■鼻腔鼻窦CT扫描可以明确鼻中隔偏曲的形状以及与相邻结构的解剖关系，对确定手术矫正的部位和范围有重要参考价值。
>
> ■术前检查还包括耳、鼻、咽、喉部位专科检查，必要时进行鼻功能功能测试，对鼻腔通气状况进行评估。

（七）预防性抗菌药物选择与使用时机

按照《抗菌药物临床应用指导原则》（卫医发〔2004〕285号）执行，根据患者病情合理使用抗菌药物。

> **释义**
>
> ■鼻中隔矫正术属于Ⅱ类切口，为预防术后切口感染，通常选用第二代头孢菌素类抗菌药物，于术前0.5~2小时内给药，或麻醉开始时给药，使手术切口暴露时局部组织中已达到足以杀灭手术过程中入侵切口细菌的药物浓度。
>
> ■术后一般需行鼻腔填塞1~2天，预防用抗菌药物的时间可延长至48小时。

（八）手术日为入院 3 天内

1. 麻醉方式：全身麻醉或局部麻醉。
2. 术中用药：全身止血药物，局部减充血剂。
3. 手术：见（三）治疗方案的选择。
4. 鼻腔填塞止血，保持引流通气。
5. 必要时送病理检查。

> **释义**
>
> ■ 患者入院后 1~2 天为术前准备时间，完善相关术前检查，于入院后 3 天内进行手术。
> ■ 术中使用局部减充血剂充分收缩鼻黏膜，有利于保持术腔视野清晰，并减少术中出血。
> ■ 术中一般不使用全身止血药物。
> ■ 术后双侧鼻腔行对称性填塞，防止鼻中隔血肿形成，亦可行鼻中隔黏膜及软骨缝合固定，保持鼻腔通气和引流。
> ■ 术中切除组织如疑恶性病变，应送病理检查。

（九）术后住院恢复 ≤4 天

1. 术后用药：按照《抗菌药物临床应用指导原则》（卫医发〔2004〕285 号）合理选用抗菌药物；糖皮质激素鼻内局部喷雾，酌情口服或静脉使用；酌情使用黏液促排剂。
2. 检查和清理术腔。

> **释义**
>
> ■ 术后一般需行鼻腔填塞 1~2 天，可选用第二代头孢菌素类抗菌药物预防感染，静脉用药时间通常不超过 48 小时。
> ■ 为防止鼻中隔穿孔，鼻腔填塞物取出后不使用糖皮质激素鼻内局部喷雾。如鼻黏膜水肿明显，术后 2~3 天可给予口服或静脉使用糖皮质激素（如甲泼尼龙 0.5mg/kg），每天 1 次，早晨给药。
> ■ 术后鼻腔分泌物较多的患者，可给予口服黏液促排剂，每天 3 次。
> ■ 鼻腔填塞物取出后，每天检查和清理鼻腔 1~2 次，以保持鼻腔通气和引流，促进伤口愈合及鼻功能恢复。在清理鼻腔时，鼻内局部使用减充血剂收敛鼻黏膜，必要时使用表面麻醉剂，以减少患者在清理过程中的疼痛感。

（十）出院标准

1. 切口愈合较好。
2. 没有需要住院处理的并发症和（或）合并症。

> **释义**
>
> ■ 对于手术切口不缝合的患者，如切口对位整齐、愈合良好，可予以出院。

　　■ 对于手术切口缝合的患者，根据切口具体情况，可以拆线后出院（住院日≤7天）或出院后门诊复查时拆线。

　　■ 常见的手术并发症有术后出血、鼻中隔血肿、鼻中隔脓肿、鼻中隔穿孔等，术后如无并发症发生或并发症轻微无需住院进一步处理者，可予以出院。

　　■ 对于伴有基础疾病或合并症的患者，如不需要住院进一步处理，可予以出院。

（十一）变异及原因分析

1. 伴有影响手术的合并症，需相关诊断和治疗等，导致住院时间延长，治疗费用增加。
2. 出现手术并发症，需进一步诊断和治疗，导致住院时间延长，治疗费用增加。

> **释义**
>
> 　　■ 患者入院后术前检查发现高血压、心律失常、糖尿病、高脂血症、支气管哮喘、慢性阻塞性肺病等影响手术的合并症，需要进一步行超声心动图、动态心电图、肺功能等检查，并请相关科室会诊处理，导致住院时间延长，治疗费用增加，不符合本临床路径要求。
>
> 　　■ 鼻中隔矫正术可能存在的风险和并发症包括术中、术后出血，术后并发鼻中隔血肿、脓肿、穿孔、粘连，脑脊液鼻漏，外鼻畸形等，需进一步诊断及对症处理，导致住院时间延长，治疗费用加重，不符合本临床路径要求。
>
> 　　■ 对于围术期发生各种变异的原因，应进行仔细分析，并在临床路径表单中予以说明。

四、鼻中隔偏曲临床路径给药方案

1. 单纯鼻中隔偏曲患者术前一般无需药物治疗。
2. 合并慢性鼻窦炎、变应性鼻炎的鼻中隔偏曲患者，围术期根据症状严重程度，按照中华医学会制定的最新版《慢性鼻-鼻窦炎诊断和治疗指南》《变应性鼻炎诊断和治疗指南》进行药物对症治疗。
3. 鼻中隔矫正术的围术期按照《抗菌药物临床应用指导原则》（卫医发〔2004〕285号），根据患者病情合理使用抗菌药物。

五、推荐表单

（一）医师表单

鼻中隔偏曲临床路径医师表单

适用对象：第一诊断为鼻中隔偏曲（ICD-10：J34.2）

　　　　　行鼻中隔矫正术（ICD-9-CM-3：21.5）

患者姓名：		性别：　　年龄：　　门诊号：	住院号：
住院日期：　　年　月　日		出院日期：　　年　月　日	标准住院日：≤7天

时间	住院第1天	住院第1~2天 （术前日）	住院第2~3天 （手术日）
主要诊疗工作	□ 询问病史及体格检查 □ 完成病历书写 □ 安排相关检查 □ 上级医师查房与术前评估 □ 初步确定手术方式和日期	□ 上级医师查房 □ 完成术前准备与术前评估 □ 汇总检查结果，进行术前讨论，确定手术方案 □ 相关科室会诊，可能会超出路径要求的时间，主管医师在表单记录 □ 向患者及家属交代病情、治疗方案及围术期注意事项 □ 签署手术知情同意书、自费用品协议书等 □ 完成术前讨论、手术医师查房记录等病历书写	□ 全身麻醉或局部麻醉 □ 手术 □ 术者完成手术记录 □ 住院医师完成术后病程 □ 上级医师查房 □ 向患者及家属交代病情及术后注意事项
重点医嘱	**长期医嘱：** □ 耳鼻咽喉科护理常规 □ 二级或三级护理 □ 普食 □ 患者既往基础用药 **临时医嘱：** □ 血常规、尿常规 □ 肝肾功能、电解质、血糖、血脂、凝血功能 □ 感染性疾病筛查 □ X线胸片、心电图 □ 鼻窦CT □ 耳鼻咽喉科专科检查 □ 酌情行鼻功能测试	**长期医嘱：** □ 耳鼻咽喉科护理常规 □ 二级或三级护理 □ 普食 □ 患者既往基础用药 **临时医嘱：** □ 术前医嘱：明日全身麻醉或局部麻醉下行鼻中隔矫正术 * □ 术前禁食、禁水 □ 术前抗菌药物 □ 术前准备（如剪鼻毛） □ 其他特殊医嘱	**长期医嘱：** □ 全身麻醉或局部麻醉后常规护理 □ 鼻中隔矫正术后护理常规 □ 一级护理 □ 流食或半流食 □ 抗菌药物 □ 酌情使用糖皮质激素 □ 酌情使用黏液促排剂 □ 患者既往基础用药 **临时医嘱：** □ 酌情心电监护 □ 酌情吸氧 □ 其他特殊医嘱
病情变异记录	□ 无　□ 有，原因： 1. 2.	□ 无　□ 有，原因： 1. 2.	□ 无　□ 有，原因： 1. 2.
医师签名			

时间	住院第 3~6 天 （术后第 1~4 天）	住院第 5~7 天 （出院日）
主要诊疗工作	□ 上级医师查房 □ 住院医师完成常规病历书写 □ 注意病情变化 □ 注意观察生命体征 □ 注意有无并发症如鼻中隔血肿、脓肿、穿孔等 □ 术后 1~2 天取出鼻塞填塞物	□ 上级医师查房，进行手术及伤口评估并拆线 □ 确定患者可以出院 □ 开具出院诊断书 □ 完成出院记录、出院证明书 □ 向患者交代出院后的注意事项及复查日期 □ 通知出院处
重要医嘱	长期医嘱： □ 软食或普食 □ 一级或二级护理 □ 根据情况停用抗菌药物 □ 根据情况停卧床 临时医嘱： □ 换药 □ 其他特殊医嘱	出院医嘱： □ 通知出院 □ 出院带药 □ 拆线换药
病情变异记录	□ 无　□ 有，原因： 1. 2.	□ 无　□ 有，原因： 1. 2.
医师签名		

注：* 实际操作时需明确写出具体的术式

（二）护士表单

鼻中隔偏曲临床路径护士表单

适用对象：第一诊断为鼻中隔偏曲（ICD-10：J34.2）

行鼻中隔矫正术（ICD-9-CM-3：21.5）

患者姓名：	性别： 年龄： 门诊号：	住院号：
住院日期： 年 月 日	出院日期： 年 月 日	标准住院日：≤7 天

时间	住院第 1 天	住院第 1~2 天 （术前日）	住院第 2~3 天 （手术日）
健康宣教	□ 入院宣教（介绍病房环境、设施和设备、入院后需要的配合等） □ 探视制度 □ 入院护理评估（生命体征、营养、心理等） □ 询问病史，相应体格检查 □ 联系相关检查	□ 宣教疾病知识、用药知识及特殊检查操作过程 □ 宣教术前准备 □ 预防血栓踝泵练习 □ 预防跌倒 3 个 30 秒健康宣教 □ 预防跌倒措施 □ 主管护士与患者沟通，了解并指导心理应对 □ 提醒患者术晨禁食、禁水	□ 预防跌倒健康宣教 □ 预防血栓踝泵练习 □ 预防跌倒 3 个 30 秒健康宣教 □ 主管护士与患者沟通，了解并指导心理应对 □ 宣教用药知识 □ 术后饮食指导
护理处置	□ 核对患者、佩戴腕带 □ 建立入院护理病历 □ 卫生处置：剪指甲、洗澡、更换病号服 □ 协助医师完成各项检查化验	□ 指导患者踝泵练习 □ 剪鼻毛 □ 术前准备，禁食、禁水 □ 遵医嘱正确给药	□ 密切观察患者生命体征（体温、脉搏、呼吸、血压、血氧饱和度） □ 跌倒评分 □ 必要时挂预防跌倒标识 □ 患者自理程度 ADL 评分 □ 遵医嘱正确使用抗菌药物
基础护理	□ 二级或三级护理 □ 晨晚间护理 □ 患者安全管理	□ 二级或三级护理 □ 晨晚间护理 □ 患者安全管理	□ 一级护理 □ 晨晚间护理 □ 患者安全管理
专科护理	□ 护理查体 □ 生命体征监测 □ 需要时请家属陪伴 □ 心理评估 □ 书写入院评估单，护理评估单，患者自理程度 ADL 评分	□ 生命体征监测 □ 需要时请家属陪伴 □ 心理护理	□ 生命体征监测 □ 密切观察鼻腔填塞物及鼻腔渗血情况，必要时通知医师处理 □ 全身麻醉术后密切观察患者神志，有无恶心，呕吐，必要时通知医师处理 □ 书写护理记录 □ 需要时请家属陪伴 □ 心理护理
重点医嘱	□ 详见医嘱执行单	□ 详见医嘱执行单	□ 详见医嘱执行单
病情变异记录	□ 无 □ 有，原因： 1. 2.	□ 无 □ 有，原因： 1. 2.	□ 无 □ 有，原因： 1. 2.
护士签名			

时间	住院第 3~6 天 （术后第 1~4 天）	住院第 5~7 天 （出院日）
健康宣教	□ 预防跌倒 3 个 30 秒健康宣教 □ 鼓励进食 □ 饮食指导	□ 出院健康宣教 □ 教会患者五步换药法 □ 定期复查 □ 出院带药服用方法
护理处置	□ 跌倒评估 □ ADL 评分 □ 随时观察患者病情变化 □ 遵医嘱正确给药	□ ADL 评分 □ 通知住院处 □ 打印体温单及护理记录
基础护理	□ 二级护理 □ 晨晚间护理 □ 患者安全管理 □ 需要时请家属陪伴	□ 三级护理 □ 晨晚间护理 □ 患者安全管理
专科护理	□ 评估生命体征 □ 按 PIO 书写护理记录 □ 密切观察鼻腔填塞物及鼻腔渗血情况，必要时通知医师处理 □ 提供并发症征象的依据 □ 心理护理	□ 评估生命体征 □ 书写护理记录
重要医嘱	□ 详见医嘱执行单	□ 详见医嘱执行单
病情变异记录	□ 无　□ 有，原因： 1. 2.	无　□ 有，原因： 1. 2.
护士签名		

注：*实际操作时需明确写出具体的术式

（三）患者表单

鼻中隔偏曲临床路径患者表单

适用对象：第一诊断为鼻中隔偏曲（ICD-10：J34.2）

行鼻中隔矫正术（ICD-9-CM-3：21.5）

患者姓名：	性别： 年龄： 门诊号：	住院号：
住院日期： 年 月 日	出院日期： 年 月 日	标准住院日：≤7 天

时间	住院第 1 天	住院第 1~2 天 （术前日）	住院第 2~3 天 （手术日）
医患配合	□ 接受入院宣教 □ 接受入院护理评估 □ 接受病史询问 □ 进行体格检查 □ 交代既往用药情况 □ 进行相关检查	□ 患者及家属与医师交流病情 □ 了解手术方案及围术期注意事项 □ 签署手术知情同意书、自费用品协议书等知情同意书 □ 接受术前宣教 □ 完成有关检查 □ 术前取下所有饰品、卸妆	□ 接受手术治疗 □ 患者及家属与医师交流了解手术情况及术后注意事项 □ 接受术后监护治疗
护患配合	□ 配合测量体温、脉搏、呼吸、血压、血氧饱和度、体重 □ 配合完成入院护理评估单（简单询问病史、过敏史、用药史） □ 接受入院宣教（环境介绍、病室规定、订餐制度、贵重物品保管等） □ 有任何不适告知护士 □ 配合执行医院制度	□ 配合术前准备 □ 配合术晨禁食、禁水 □ 配合踝泵练习 □ 配合 3 个 30 秒预防跌倒健康宣教 □ 配合剪鼻毛 □ 配合术前准备，禁食、禁水 □ 配合用药 □ 有任何不适告知护士	□ 配合测量体温、脉搏、呼吸，询问每日排便情况 □ 按时接受输液、服药治疗 □ 注意活动安全，避免坠床或跌倒 □ 配合执行探视及陪伴制度 □ 接受疾病及用药等相关知识指导 □ 有任何不适告知护士
饮食	□ 普食	□ 普食	□ 流食或半流食
排泄	□ 正常排尿便	□ 正常排尿便	□ 正常排尿便
活动	□ 适量活动 □ 适应角色转换	□ 适量活动 □ 心理调整	□ 适量床上活动

时间	住院第3~6天 （术后第1~4天）	住院第5~7天 （出院日）
医患配合	□ 接受术后康复指导 □ 适当下床活动 □ 接受相关检查和复查 □ 配合换药 □ 术后抗菌药物治疗	□ 接受出院前指导 □ 了解复查程序 □ 获取出院诊断书
护患配合	□ 配合测量体温、脉搏、呼吸， □ 询问每日排便情况 □ 有任何不适告知护士 □ 接受输液、服药治疗 □ 注意活动安全，避免坠床或跌倒 □ 配合执行探视及陪伴制度 □ 接受疾病及用药等相关知识指导 □ 有任何不适告知护士	□ 接受出院前康复宣教 □ 学习出院注意事项 □ 获取出院带药 □ 知道服药方法、作用、注意事项 □ 掌握五步换药法 □ 办理出院手续 □ 知道复印病历方法 □ 知道术后首次复查时间
饮食	□ 软食	□ 软食或普食
排泄	□ 正常排尿便	□ 正常排尿便
活动	□ 适量活动 □ 心理调整	□ 适量活动

注：* 实际操作时需明确写出具体的术式

附：原表单（2011 年版）

鼻中隔偏曲临床路径表单

适用对象：第一诊断为鼻中隔偏曲（ICD-10：J34.2）
行鼻中隔矫正术（ICD-9-CM-3：21.5）

患者姓名：	性别：	年龄：	门诊号：	住院号：

住院日期：	年 月 日	出院日期：	年 月 日	标准住院日：≤7 天

时间	住院第 1 天	住院第 1~2 天 （术前日）
主要诊疗工作	□ 询问病史及体格检查 □ 完成病历书写 □ 上级医师查房与术前评估 □ 初步确定手术方式和日期	□ 上级医师查房 □ 完成术前准备与术前评估 □ 根据检查结果等，进行术前讨论，确定手术方案 □ 完成必要的相关科室会诊 □ 签署手术知情同意书、自费用品协议书
重点医嘱	长期医嘱： □ 耳鼻咽喉科护理常规 □ 二级或三级护理 □ 普食 临时医嘱： □ 血常规、尿常规 □ 肝肾功能、血糖、电解质、凝血功能、感染性疾病筛查（乙型肝炎、丙型肝炎、梅毒、艾滋病等） □ 胸片、心电图 □ 鼻窦 CT □ 酌情行鼻功能测试	长期医嘱： □ 患者既往基础用药 临时医嘱： □ 术前医嘱：明日全身麻醉或局麻下行鼻中隔矫正手术 * □ 术前禁食水 □ 术前抗菌药物 □ 术前准备 □ 其他特殊医嘱
主要护理工作	□ 介绍病房环境、设施和设备 □ 入院护理评估	□ 宣教、备皮等术前准备 □ 提醒患者明晨禁水
病情变异记录	□ 无 □ 有，原因： 1. 2.	□ 无 □ 有，原因： 1. 2.
护士签名		
医师签名		

时间	住院第 2~3 天 （手术日）	住院第 3~6 天 （术后第 1~4 日）	住院第 5~7 天 （出院日）
主要诊疗工作	□ 手术 □ 术者完成手术记录 □ 住院医师完成术后病程 □ 上级医师查房 □ 向患者及家属交代病情及术后注意事项	□ 上级医师查房 □ 住院医师完成常规病历书写 □ 注意病情变化 □ 注意观察生命体征	□ 取出鼻腔填塞物 □ 上级医师查房，进行手术及伤口评估 □ 完成出院记录、出院证明书 □ 向患者交代出院后的注意事项
重点医嘱	长期医嘱： □ 全麻后常规护理 □ 鼻中隔矫正手术＊术后护理常规 □ 一级护理 □ 半流饮食 □ 抗菌药物 临时医嘱： □ 标本送病理检查 □ 酌情心电监护 □ 酌情吸氧 □ 其他特殊医嘱	长期医嘱： □ 二级护理 □ 半流食或普食 □ 其他特殊医嘱 □ 可停用抗菌药物 临时医嘱： □ 换药 □ 其他特殊医嘱	出院医嘱： □ 出院带药 □ 门诊随诊
主要护理工作	□ 随时观察患者病情变化 □ 术后心理与生活护理	□ 观察患者情况 □ 术后心理与生活护理	□ 指导患者办理出院手续
病情变异记录	□ 无　□ 有，原因： 1. 2.	□ 无　□ 有，原因： 1. 2.	□ 无　□ 有，原因： 1. 2.
护士签名			
医师签名			

注：＊实际操作时需明确写出具体的术式

第十二章

分泌性中耳炎临床路径释义

一、分泌性中耳炎编码

1. 卫计委原编码

疾病名称及编码：分泌性中耳炎（ICD-10：H65.3）

手术操作名称及编码：鼓膜置管术（ICD-9-CM-3：20.01）

2. 修改编码

疾病名称及编码：分泌性中耳炎（ICD-10：H65）

手术操作名称及编码：鼓膜置管术（ICD-9-CM-3：20.0）

二、临床路径检索方法

H65 伴 20.0

三、分泌性中耳炎临床路径标准住院流程

（一）适用对象

第一诊断为分泌性中耳炎（ICD-10：H65.3）。

行鼓膜置管术（ICD-9-CM-3：20.01）。

> **释义**
>
> ■ 分泌性中耳炎（secretory otitis media）是以中耳（常含乳突腔）积液（包括浆液、黏液、浆-黏液，而非血液或脑脊液）及听力下降为特征的中耳非化脓性炎性疾病。积液黏稠而呈胶冻状者，又称为胶耳。按病程长短不同，分为急性（3周以内）、亚急性（3周到3个月）和慢性（3个月以上）分泌性中耳炎。

（二）诊断依据

根据《Clinical Practice Guideline：Otitis Media with Effusion》（美国儿科学会、家庭医师学会和美国耳鼻咽喉·头颈外科学会，2004），《儿童中耳炎诊断和治疗指南（草案）》（中华耳鼻咽喉头颈外科杂志编辑委员会，中华医学会耳鼻咽喉头颈外科学分会小儿学组，2008）。

1. 症状：听力下降，耳内闭塞感，部分有耳痛、耳鸣。

2. 检查

（1）耳部：鼓膜色泽异常，呈淡黄、橙红、琥珀色、灰蓝或乳白色。鼓膜内陷，鼓室积液多时外凸，粘连明显时为不张态，光锥弥散或消失，鼓室内可见液平、气泡。鼓气耳镜检查见鼓膜活动受限。

（2）鼻咽部：可有腺样体肥大或新生物。

3. 纯音听阈测试：传导性听力损失，高频气骨导听力亦可下降，少数患者合并感音神经性听力损失。

4. 纯音听阈测试（6岁以下小儿可采用小儿行为测听）：骨气导阈值升高。

5. 声导抗测试：鼓室导抗图为 B 型或 C 型，声反射引不出。

6. 内镜检查：成人患者需排除鼻咽癌，在儿童患者可了解腺样体对咽鼓管咽口阻塞情况。

7. 根据患者情况可选择影像学检查：颞骨 CT，鼻咽部 CT 或鼻咽侧位 X 线摄片。

> **释义**
>
> ■ 分泌性中耳炎的诊断要点包括耳闷、听力下降的病史；完整鼓膜内中耳积液的体征；以及传导性或混合性听力损失，B 型或 C 型鼓室导抗图，声反射不能引出的临床听力学检查结果。鼓室积液征不明显者，必要时可做颞骨 CT 扫描或在无菌操作下行鼓膜穿刺术而确诊。如果积液黏稠，也可能抽不出液体，当患者自行作咽鼓管吹张时，或许可见黏稠液体从穿刺针眼处挤出。婴幼儿由于缺乏主诉，加之外耳道狭窄，鼓膜倾斜，查体不配合等不利因素确诊困难，可根据对周围声音反应差，抓耳，睡眠易醒，易激惹等临床表现做出诊断。
>
> ■ 目前临床听力学检查方法主要有：纯音听阈、鼓室导抗图和声反射测试。纯音听阈测试大多示传导性听力损失，听力下降程度不一，重者可达 40dB，轻者 15~20dB。听阈可随积液量的变化而波动。听力损失一般以低频为主，少数患者可合并感音神经性听力损失。鼓室导抗图是测试中耳功能快速、有效的方法。病初咽鼓管功能不良或堵塞，中耳气体被吸收形成负压，鼓膜内陷，鼓室压峰压点向负压侧偏移，以 C 型曲线多见。随着病情进展，鼓膜更加内陷，峰压点更偏向负值，并进而导致鼓室渗液。当出现鼓室积液时，传音结构质量增高而使声导抗增高，鼓室劲度增高，鼓膜和听骨链活动度降低，声顺减弱甚至固定，成为无峰的 B 型鼓室导抗图或深 C 型鼓室导抗图，以及极少数的 As 型鼓室导抗图。一般认为，如鼓室导抗图为 B 型，结合临床可诊断为分泌性中耳炎。常规的 226Hz 探测音测试的鼓室图不能真实地反映 6 个月以内婴幼儿中耳有无病变和中耳功能，可根据不同的年龄选用不同的探测音。大于 4 个月的患儿使用 226Hz 的探测音，小于 4 个月的患儿使用高频率的探测音，2 岁儿童可使用分析频谱和声反射检查，以使检查结果更加准确。
>
> ■ 其他如鼻内镜、颞骨 CT 等检查方法可以协助渗出性中耳炎的诊断，以及鼻咽部是否存在病变。2016 年美国耳鼻咽喉头颈外科学会发布的新版分泌性中耳炎临床应用指南中 [Clinical Practice Guideline：Otitis Media with Effusion (Update)] 增加了鼓气耳镜的检查内容以提高分泌性中耳炎 (otitis media with effusion) 诊断的可靠性。鼓气耳镜检查是诊断分泌性中耳炎的基本方法，这是因为鼓膜活动度降低与中耳积液密切相关。即使初步检查已经看到鼓膜后方的气泡和气液平，也需要做鼓气耳镜检查以确认和区分是鼓膜表面异常还是中耳的问题。

（三）治疗方案的选择

根据《Clinical Practice Guideline：Otitis Media with Effusion》（美国儿科学会、家庭医师学会和美国耳鼻咽喉·头颈外科学会，2004），《儿童中耳炎诊断和治疗指南（草案）》（中华耳鼻咽喉头颈外科杂志编辑委员会，中华医学会耳鼻咽喉头颈外科学分会小儿学组，2008）。

鼓膜置管术：适用于中耳乳突积液 3~6 个月未愈。

释义

■ 成人分泌性中耳炎早期应采取综合治疗，包括清除中耳积液，控制感染，改善中耳通气、引流及治疗相关疾病。非手术治疗包括糖皮质激素短期应用；黏液促排剂稀化黏液，增加咽鼓管黏膜中黏液纤毛输送系统的清除功能；咽鼓管吹张改善咽鼓管通气引流。

■ 鼓膜穿刺是清除中耳积液的常用方法，然而，穿刺孔保留时间不长，不适合需要长期通气引流的分泌性中耳炎患者。激光鼓膜打孔后鼓膜穿孔缘即凝固，不会在短时间内愈合，具有较鼓膜穿刺更长的通气引流时间。经保守治疗 3 个月以上中耳乳突积液未能消除者，应行鼓膜置管术。与鼓膜穿刺、激光鼓膜打孔相比，鼓膜置管能长期保持气压平衡，减少杯状细胞和腺体的增生，防止过多的液体产生，并能间接促使纤毛运动的恢复，为咽鼓管功能的改善赢得了时间。凡病情迁延，3 个月以上不愈，或反复发作之慢性分泌性中耳炎及胶耳等，可行鼓膜切开置管术。

■ 临床医师应重视 12 岁以下患儿是否伴有高危因素的评估，2016 年新版美国指南中强调了高危分泌性中耳炎患儿的评估，包括与分泌性中耳炎无关的永久性听力下降；可疑或确定的言语发育迟缓或障碍；自闭症谱系障碍以及可能导致认知、言语和语言发育迟缓的其他发育障碍、综合征（如唐氏综合征）或颅面部发育异常；失明或无法纠正的视力损害；伴或不伴相关综合征的腭裂患儿；生长发育迟缓。伴有高危因素的分泌性中耳炎患儿，如果自愈的可能性较小（如 B 型曲线或持续≥3 个月）应行鼓膜置管。对于不伴有高危因素、暂不进行鼓膜置管的分泌性中耳炎患儿，应密切观察病情变化和听力水平直至患耳痊愈。从积液开始之日（发病之日已知）或诊断之日（发病之日未知）起，观察期至少 3 个月。

■ 如果伴有鼻部疾病或慢性腺样体炎时，可考虑切除腺样体。对于≥4 岁需要手术治疗的分泌性中耳炎患儿，应行鼓膜置管术，或腺样体切除术，或者两者同期进行。2016 年新版美国指南中强调了对于<4 岁需要鼓膜置管治疗的分泌性中耳炎患儿，除非伴有明确的指征（如鼻部阻塞症状、慢性腺样体炎），否则不建议行腺样体切除术。

■ 通气管一般保留 6 个月至 1 年不等，鼓膜穿孔长期不愈是鼓膜置管较常见的并发症，这与置管的类型和时间有很大关系。通气管拔除后要认真处理穿孔边缘，防止边缘钙化以减少穿孔长期不愈的发生。

（四）标准住院日≤5 天

释义

■ 如果需要住院后进行术前准备，且休息日不能进行手术，周四以后入院进入临床路径管理的患者住院时间可能会超过标准住院时间。

（五）进入路径标准

1. 第一诊断必须符合 ICD-10：H65.3 分泌性中耳炎疾病编码，并有下列情况之一：有较高危险发生言语发育障碍（原有感音神经性聋、颅面部发育异常及神经和认识障碍、精神运动发育迟缓和腭裂）；已有言语发育延迟；复发性急性中耳炎伴分泌性中耳炎；鼓膜有严重的内陷袋形成伴或不伴粘连；分泌性中耳炎持续 3 个月以上。

2. 当患者同时具有其他疾病诊断，但住院期间不需要特殊处理也不影响第一诊断的临床路径流程实施时，可以进入临床路径。

> **释义**
>
> ■ 患者同时具有其他疾病且影响分泌性中耳炎的临床路径流程实施时不适合进入临床路径。

（六）术前准备≤2 天

1. 必需的检查项目
（1）血常规、尿常规。
（2）肝肾功能、电解质、血糖、凝血功能。
（3）感染性疾病筛查（乙型肝炎、丙型肝炎、梅毒、艾滋病等）。
（4）X 线胸片、心电图。
（5）纯音听阈测试或小儿行为测听、听觉诱发电位、声导抗测试。
2. 根据患者情况可选择的检查项目
（1）内镜检查。
（2）颞骨 CT、鼻咽侧位 X 线片。

> **释义**
>
> ■ 根据病情部分检查可以不做。
> ■ 6 岁以下小儿不能配合行纯音听阈测试，可采用小儿行为测听。
> ■ 小儿可做 X 线头部侧位拍片，了解腺样体是否增生肥大；成人做详细的鼻咽部检查，了解鼻咽部病变，特别注意排除鼻咽癌。
> ■ 部分术前检查可以在门诊完成。
> ■ 如果需要住院后进行术前检查，且休息日不能进行检查，周五以后入院的患者术前准备可能会超过标准时间。
> ■ 如果出现检查结果异常，可能会延长术前准备时间，甚至不再继续住院处理，具体由主管医师决定。

（七）选择用药

预防性抗菌药物选择与使用时机应当按照《抗菌药物临床应用指导原则》（卫医发〔2004〕285 号）执行，预防性用药时间为 1 天。
其余用药参照相关疾病及其术后用药。

> **释义**
>
> ■ 临床上用于分泌性中耳炎治疗的药物有减充血剂、抗组胺药和类固醇药物等，伴有中耳感染时可酌情应用抗生素。2016 年新版美国指南中新增了反对使用局部用鼻喷激素治疗分泌性中耳炎。

（八）手术日为入院后 3 天内

1. 麻醉方式：全身麻醉或局部麻醉。
2. 手术方式：见治疗方案选择。

> **释义**
>
> ■如果出现检查结果异常，可能影响手术治疗，是否需要继续住院处理，由主管医师具体决定。

（九）术后住院治疗 ≤3 天

1. 必须复查的检查项目：根据患者情况而定。
2. 术后用药：按照《抗菌药物临床应用指导原则》（卫医发〔2004〕285 号）合理选用抗生素。

> **释义**
>
> ■如患者合并发热等症状，主管医师可决定给予血常规等相应的检查。

（十）出院标准

1. 一般情况好，无耳流脓液。
2. 通气管位置好。
3. 没有需要住院处理的并发症。

> **释义**
>
> ■患者术后恢复良好，症状明显改善，通气管位置良好且畅通，没有需要住院处理的并发症，可予以出院。出院后定期门诊随诊，观察通气管的位置及有无堵塞。置管取出后应至少复查 1 次。

（十一）变异及原因分析

1. 伴有影响手术的合并症，需要进行相关诊断和治疗等。
2. 出现手术并发症，需要进一步诊断和治疗。

> **释义**
>
> ■在分泌性中耳炎鼓膜置管临床路径实施过程中，如果其他诊断严重影响分泌性中耳炎鼓膜置管临床路径的实施，或其他诊断已经上升为第一诊断，可做退出临床路径的处理，并进行相关诊断和治疗。
>
> ■术后如出现耳漏等手术并发症，抗生素口服及滴耳液可以有效地控制耳漏。
>
> ■不能按照要求及时完成检查；检查结果异常，需要进一步复查和处理；患者不愿配合完成相应检查；不愿按照要求及时出院随诊等为微小变异。

　　■ 因合并基础疾病需要进一步诊断和治疗；因合并腭部畸形、成人鼻咽部肿物等病患需要积极治疗原发病；因各种原因需要实施其他治疗措施；医院与患者或家属发生医疗纠纷，患者要求离院或转院；或患者不愿按照要求及时出院随诊而导致住院时间明显延长等为重大变异。

四、分泌性中耳炎临床路径给药方案

【用药选择】

1. 药物疗效短暂而有限，不主张长期使用抗生素治疗分泌性中耳炎，鼓膜充血不应该成为抗生素应用的指征。

2. 鉴于分泌性中耳炎中耳渗出液如细菌培养出葡萄球菌、假单胞球菌及病毒等，在疾病的初期应用抗生素对中耳积液的消退有一定的积极意义，但不主张常规使用抗生素。

3. 口服糖皮质激素短期内促进渗出液吸收有一定的效果。

4. 轻症患者可口服用药；重症患者选用静脉给药。

【药学提示】

1. 大环内酯类静脉给药可引起血栓性静脉炎，故红霉素静滴时药物浓度不宜超过 1mg/ml。

2. 红霉素口服或静注均可引起胃肠道反应，临床症状可见腹痛、腹胀、恶心。

【注意事项】

对于分泌性中耳炎持续很长时间的非高危患儿，应该每隔3~6个月复查1次，直到渗出液消失、没有明显的听力下降，鼓膜和中耳结构无异常。轻症患者不主张联合使用抗组胺药及减充血剂，因为它们的不良反应明显。

五、推荐表单

（一）医师表单

分泌性中耳炎临床路径医师表单

适用对象：第一诊断为分泌性中耳炎（ICD-10：H65.3）
行鼓膜置管术（ICD-9-CM-3：20.01）

患者姓名：	性别：	年龄：	门诊号：	住院号：
住院日期： 年 月 日	出院日期： 年 月 日			标准住院日：≤5 天

时间	住院第 1 天	住院第 1~2 天（术前日）
主要诊疗工作	□ 询问病史及体格检查 □ 完成病历书写 □ 术前准备 □ 上级医师查房，初步确定诊断，术前评估 □ 开听力学及影像学检查等检查单 □ 初步决定手术方式和日期	□ 上级医师查房 □ 完成入院检查 □ 术前讨论，确定手术方式 □ 完成必要的相关科室会诊 □ 完成上级医师查房记录、术前小结等病历书写 □ 签署手术知情同意书、自费用品协议书 □ 向患者及家属交代病情及其注意事项
重点医嘱	**长期医嘱：** □ 耳鼻咽喉科护理常规 □ 二级或三级护理 □ 普食 **临时医嘱：** □ 血常规、尿常规 □ 肝肾功能、电解质、血糖、凝血功能 □ 感染性疾病筛查 □ X 线胸片、心电图 □ 纯音测听、中耳功能分析、耳声发射检查，必要时行听觉诱发电位检查 □ 颞骨 CT、鼻咽侧位 X 光摄片（视情况而定） □ 内镜（视情况而定）	**长期医嘱：** □ 耳鼻咽喉科护理常规 □ 二级或三级护理普食 □ 患者既往基础用药 **临时医嘱：** □ 术前医嘱：明日全身麻醉或局部麻醉下行鼓膜置管术 □ 术前禁食、禁水 □ 术前抗菌药物 □ 术前准备 □ 其他特殊医嘱
病情变异记录	□ 无 □ 有，原因： 1. 2.	□ 无 □ 有，原因： 1. 2.
医师签名		

时间	住院第2~3天 （手术日）	住院第3~4天 （术后第1天）	住院第4~5天 （术后第2~3天，出院日）
主要诊疗工作	□ 手术 □ 术者完成手术记录 □ 住院医师完成术后病程记录 □ 上级医师查房 □ 向患者及家属交代病情及术后注意事项	□ 上级医师查房 □ 住院医师完成常规病历书写 □ 注意病情变化 □ 注意观察生命体征 □ 注意有无并发症如眩晕、听力下降等	□ 上级医师查房，进行手术及术后评估 □ 完成出院记录、出院证明书 □ 向患者交代出院后的注意事项
重点医嘱	**长期医嘱：** □ 全麻或局麻后常规护理 □ 鼓膜置管术*术后护理常规 □ 一级（全麻）或二级（局麻）护理 □ 术后6小时半流饮食 **临时医嘱：** □ 酌情心电监护 □ 酌情吸氧 □ 其他特殊医嘱	**长期医嘱：** □ 半流食或普食 □ 一级或二级护理 **临时医嘱：** □ 换药 □ 其他特殊医嘱	**出院医嘱：** □ 出院带药 □ 门诊随诊
病情变异记录	□ 无　□ 有，原因： 1. 2.	□ 无　□ 有，原因： 1. 2.	□ 无　□ 有，原因： 1. 2.
医师签名			

注：* 实际操作时需明确写出具体的术式

（二）护士表单

分泌性中耳炎临床路径护士表单

适用对象：第一诊断为分泌性中耳炎（ICD-10：H65.3）
行鼓膜置管术（ICD-9-CM-3：20.01）

| 患者姓名： | 性别： 年龄： 门诊号： | 住院号： |
| 住院日期： 年 月 日 | 出院日期： 年 月 日 | 标准住院日：≤5 天 |

时间	住院第 1~2 天	住院第 3~4 天 （手术当日）	住院第 4~5 天 （手术后）
健康宣教	□ 介绍主管医师、护士 □ 介绍环境、设施 □ 介绍住院注意事项 □ 宣教术前准备 □ 提醒全麻患者术晨禁食、禁水	□ 主管护士与患者沟通，了解并指导心理应对 □ 宣教疾病知识、用药知识及特殊检查操作过程 □ 告知检查及操作前后饮食、活动及探视注意事项及应对方式	□ 康复和锻炼 □ 定时复查 □ 出院带药服用方法 □ 饮食休息等注意事项指导 □ 讲解增强体质的方法，减少感染的机会
护理处置	□ 核对患者，佩戴腕带 □ 建立入院护理病历 □ 卫生处置：剪指甲、洗澡、更换病号服 □ 协助医师完成各项检查化验 □ 术前准备，禁食、禁水	□ 随时观察患者病情变化 □ 遵医嘱正确使用抗生素	□ 办理出院手续 □ 书写出院小结
基础护理	□ 二级护理 □ 晨晚间护理 □ 患者安全管理	□ 一级（全麻）或二级（局麻）护理 □ 晨晚间护理 □ 患者安全管理	□ 三级护理 □ 晨晚间护理 □ 患者安全管理
专科护理	□ 护理查体 □ 呼吸频率、血氧饱和度监测 □ 需要时请家属陪伴 □ 心理护理	□ 遵医嘱完成相关检查 □ 心理护理 □ 遵医嘱正确给药 □ 提供并发症征象的依据	□ 病情观察：评估患者生命体征 □ 心理护理
重点医嘱	□ 详见医嘱执行单	□ 详见医嘱执行单	□ 详见医嘱执行单
病情变异记录	□ 无 □ 有，原因： 1. 2.	□ 无 □ 有，原因： 1. 2.	□ 无 □ 有，原因： 1. 2.
护士签名			

（三）患者表单

分泌性中耳炎临床路径患者表单

适用对象：第一诊断为分泌性中耳炎（ICD-10：H65.3）

行鼓膜置管术（ICD-9-CM-3：20.01）

患者姓名：	性别：　　年龄：　　门诊号：	住院号：
住院日期：　　年　月　日	出院日期：　　年　月　日	标准住院日：≤5 天

时间	入院当日	住院期间 （第2~4天）	住院第5天 （出院日）
医患配合	□ 配合询问病史、收集资料，请务必详细告知既往史、用药史、过敏史 □ 配合进行体格检查 □ 有任何不适告知医师	□ 配合完善相关检查、化验，如采血、留尿、心电图、X线胸片等 □ 医师向患者及家属介绍病情，如有异常检查结果需进一步检查 □ 配合用药及治疗 □ 配合医师调整用药 □ 有任何不适告知医师	□ 接受出院前指导 □ 知晓复查程序 □ 获取出院诊断书
护患配合	□ 配合测量体温、脉搏、呼吸、血压、血氧饱和度、体重 □ 配合完成入院护理评估单（简单询问病史、过敏史、用药史） □ 接受入院宣教（环境介绍、病室规定、订餐制度、贵重物品保管等） □ 有任何不适告知护士	□ 配合测量体温、脉搏、呼吸，询问每日排便情况 □ 接受相关化验检查宣教，正确留取标本，配合检查 □ 有任何不适告知护士 □ 接受输液、服药治疗 □ 注意活动安全，避免坠床或跌倒 □ 配合执行探视及陪伴 □ 接受疾病及用药等相关知识指导	□ 接受出院宣教 □ 办理出院手续 □ 获取出院带药 □ 知晓服药方法、作用、注意事项 □ 知晓复印病历方法
饮食	□ 正常普食	□ 正常普食，全麻术前禁食、禁水	□ 正常普食
排泄	□ 正常排尿便	□ 正常排尿便	□ 正常排尿便
活动	□ 适量活动	□ 适量活动，全麻术后卧床6小时	□ 适量活动

附：原表单（2011 年版）

分泌性中耳炎临床路径表单

适用对象：第一诊断为分泌性中耳炎（ICD-10：H65.3）

行鼓膜置管术（ICD-9-CM-3：20.01）

患者姓名：	性别： 年龄： 门诊号：	住院号：
住院日期： 年 月 日	出院日期： 年 月 日	标准住院日：≤5 天

时间	住院第 1 天	住院第 1~2 天 （术前日）
主要诊疗工作	□ 询问病史及体格检查 □ 完成病历书写 □ 术前准备 □ 上级医师查房，初步确定诊断，术前评估 □ 开检查单（听力和影像学检查等） □ 初步决定手术方式和日期	□ 上级医师查房 □ 完成入院检查 □ 术前讨论，确定手术方式 □ 完成必要的相关科室会诊 □ 完成上级医师查房记录、术前小结等病历书写 □ 签署手术知情同意书、自费用品协议书 □ 向患者及家属交代病情及其注意事项
重点医嘱	长期医嘱： □ 耳鼻咽喉科护理常规 □ 二级或三级护理 □ 普食 临时医嘱： □ 血常规、尿常规 □ 肝肾功能、电解质、血糖、凝血功能 □ 感染性疾病筛查 □ X 线胸片、心电图 □ 纯音测听或听觉脑干诱发电位、耳声导抗 □ 颞骨 CT、鼻咽侧位 X 光摄片（视情况而定） □ 内镜（视情况而定）	长期医嘱： □ 耳鼻咽喉科护理常规 □ 二级或三级护理、普食 □ 患者既往基础用药 临时医嘱： □ 术前医嘱：明日全身麻醉或局麻下行鼓膜术 * □ 术前禁食、禁水 □ 术前抗菌药物 □ 术前准备 □ 其他特殊医嘱
主要护理工作	□ 介绍病房环境、设施和设备 □ 入院护理评估 □ 宣教	□ 宣教、术前准备 □ 提醒患者明晨禁水
病情变异记录	□无 □有，原因： 1. 2.	□无 □有，原因： 1. 2.
护士签名		
医师签名		

时间	住院第 2~3 天 （手术日）	住院第 3~4 天 （术后第 1 天）	住院第 4~5 天 （术后第 2~3 天，出院日）
主要诊疗工作	□ 手术 □ 术者完成手术记录 □ 住院医师完成术后病程 □ 上级医师查房 □ 向患者及家属交代病情及术后注意事项	□ 上级医师查房 □ 住院医师完成常规病历书写 □ 注意病情变化 □ 注意观察生命体征 □ 注意有无并发症如眩晕、突聋等	□ 上级医师查房，进行手术及伤口评估 □ 完成出院记录、出院证明书 □ 向患者交代出院后的注意事项
重点医嘱	长期医嘱： □ 全麻后常规护理 □ 鼓膜置管术 * 术后护理常规 □ 一级护理 □ 术后 6 小时半流饮食 □ 抗菌药物 临时医嘱： □ 酌情心电监护 □ 酌情吸氧 □ 其他特殊医嘱	长期医嘱： □ 半流食或普食 □ 一级或二级护理 □ 可停用抗菌药物 临时医嘱： □ 换药 □ 其他特殊医嘱	出院医嘱： □ 出院带药 □ 门诊随诊
主要护理工作	□ 随时观察患者病情变化 □ 术后心理与生活护理	□ 观察患者病情变化	□ 指导患者办理出院手续
病情变异记录	□ 无　□ 有，原因： 1. 2.	□ 无　□ 有，原因： 1. 2.	□ 无　□ 有，原因： 1. 2.
护士签名			
医师签名			

注：* 实际操作时需明确写出具体的术式

第十三章

甲状腺肿瘤临床路径释义

一、甲状腺肿瘤编码

疾病名称及编码：甲状腺肿瘤（ICD-10：C73/D09.301/D34/D44.0）

手术操作名称及编码：甲状腺肿瘤切除术（ICD-9-CM-3：06.2-06.4）

二、临床路径检索方法

（C73/D09.301/D34/D44.0）伴（06.2-06.4）

三、甲状腺肿瘤临床路径标准住院流程

（一）适用对象

第一诊断为甲状腺肿瘤（ICD-10：C73/D09.302/D34/D44.0）。

行甲状腺肿瘤切除术（ICD-9-CM-3：06.2-06.4）。

> **释义**
>
> ■ 本临床路径适用对象是第一诊断为甲状腺肿瘤患者，包括良性甲状腺腺瘤和甲状腺癌（甲状腺乳头状腺癌、甲状腺滤泡状腺癌、甲状腺髓样癌及甲状腺未分化癌）。
>
> ■ 结节性甲状腺肿是常见良性增生性疾病，从严格意义讲不属于肿瘤，不包括在内。

（二）诊断依据

根据《临床诊疗指南·耳鼻咽喉头颈外科分册》（中华医学会编著，人民卫生出版社，2009）。

1. 症状：颈前包块、声音嘶哑等。
2. 体征：甲状腺区肿块。
3. 辅助检查：B超或CT或MRI、甲状腺功能测定、食管吞钡检查、喉镜检查、放射性核素检查。
4. 术前穿刺、术中冷冻、术后病理组织学检查明确诊断。

> **释义**
>
> ■ 应当与甲状腺其他疾病进行鉴别诊断，如甲状腺功能亢进、桥本甲状腺炎。
>
> ■ 最常见和重要诊断方法是B超和细针穿刺细胞学检查。放射性核素检查不列为常规。
>
> ■ 细胞学穿刺结果根据Bethesda系统细胞学诊断结果分为六级：无法诊断、良性、不典型细胞、滤泡样肿瘤、可疑恶性及恶性。

■目前多数患者就诊的甲状腺结节较小（<10mm），通常体检时B超发现，临床可能触诊不到甲状腺肿块。

（三）治疗方案的选择

根据《临床诊疗指南·耳鼻咽喉头颈外科分册》（中华医学会编著，人民卫生出版社，2009），《临床技术操作规范·耳鼻咽喉-头颈外科分册》（中华医学会编著，人民军医出版社，2009）。

1. 甲状腺腺瘤：根据腺瘤情况，行腺瘤切除术、患侧甲状腺大部切除或患侧甲状腺叶切除术。
2. 甲状腺癌：根据甲状腺癌类型及范围选择一侧腺叶切除或甲状腺全切除术。
3. 颈淋巴结清扫术：常规行Ⅵ区淋巴结清扫，颈侧淋巴结清扫视颈淋巴结转移情况而定。

【释义】

■根据细胞学（FNA）穿刺结果选择治疗方案：①恶性及可疑恶性病例均应行手术治疗；②良性病例建议观察随诊；③无法诊断的病例建议再次行甲状腺FNA；④滤泡样肿瘤病例占恶性肿瘤的20%~60%，应行手术治疗；⑤不典型细胞一般可随诊观察，6~12个月后再次行超声及甲状腺FNA评估。

■分化型甲状腺癌主要根据肿瘤复发的危险度选择一侧腺叶切除或甲状腺全切除术。高危患者建议做全甲状腺切除，高危因素包括：年龄>45岁，肿瘤侵及甲状腺被膜外，颈部淋巴结转移，远地转移，甲状腺癌家族史和颈部放射性照射史等。

■甲状腺髓样癌建议做全甲状腺切除术。

■单发甲状腺微小癌并且未侵犯被膜患者，可以不做Ⅵ区淋巴结清扫；其他甲状腺乳头状癌建议常规Ⅵ区清扫手术。

■术前诊断颈部淋巴结转移阴性（cN0），一般不必要做颈侧淋巴结清扫手术；但是术前诊断颈侧淋巴结转移（cN1b），应行颈部择区性颈清扫术（Ⅱ~Ⅳ区，或Ⅱ~Ⅴ区）。

（四）标准住院日为5~8天

【释义】

■建议入院前完成术前必要检查，包括B超、穿刺细胞学、CT等检查。

■有全身合并疾病如高血压，糖尿病，心脏病等，也需要完成相关术前检查和评估。排除手术禁忌后住院。

（五）进入临床路径标准

1. 第一诊断必须符合ICD-10：C73/D09.302/D34/D44.0甲状腺肿瘤疾病编码。
2. 当患者同时具有其他疾病诊断，但住院期间不需要特殊处理也不影响第一诊断的临床路

径流程实施时，可以进入临床路径。

> **释义**
>
> ■ 本临床路径适用对象是第一诊断为甲状腺肿瘤患者，包括良性甲状腺腺瘤和甲状腺癌（甲状腺乳头状腺癌、甲状腺滤泡状腺癌、甲状腺髓样癌及甲状腺未分化癌）。
>
> ■ 甲状腺良性腺瘤比较少见，病理容易将单发结节性甲状腺肿误诊为甲状腺腺瘤。
>
> ■ 结节性甲状腺肿是常见良性增生性疾病，从严格意义上讲不属于肿瘤。
>
> ■ 因此进入临床路径的绝大多数诊断应为甲状腺癌。

（六）术前准备（术前评估）≤2 天

1. 必需的检查项目
(1) 血、尿、便常规。
(2) 肝肾功能、血糖、凝血功能。
(3) 感染性疾病筛查（乙型肝炎、丙型肝炎、梅毒、艾滋病等）。
(4) X 线胸片、心电图。
(5) 甲状腺 B 超。
(6) 喉镜检查。
(7) 甲状腺功能。

2. 根据患者情况可选择的检查项目
(1) 甲状旁腺功能。
(2) CT 或 MRI。
(3) 放射性核素检查。
(4) 电解质。
(5) 其他相关检查。

> **释义**
>
> ■ 需要行全甲状腺切除的患者术前常规行甲状旁腺素（PTH）和血钙、磷检查，便于判断术后有无甲状旁腺功能低下发生。
>
> ■ 术前诊断有淋巴结转移患者建议做经胸部 CT，协助诊断纵隔淋巴结和肺转移。
>
> ■ 甲状腺髓样癌患者术前应检查肿瘤标志物降钙素（CT）和癌胚抗原（CEA）。
>
> ■ 高龄患者或有心肺功能异常患者，术前根据病情增加心脏彩超、肺功能、血气分析等检查。

（七）预防性抗菌药物选择与使用时机

按照《抗菌药物临床应用指导原则》（卫医发〔2004〕285 号）执行，合理选用抗菌药物。术前预防性用药 1 天。

释义

■甲状腺手术属Ⅰ类切口，多数患者不需要使用预防性抗生素。

■但是以下情况可以考虑术前预防性用药1天：高龄，合并糖尿病，二次手术，手术较大（预计手术时间超过4小时）。

（八）手术日为入院第3~5天

1. 麻醉方式：全麻或颈丛神经阻滞麻醉。
2. 手术内固定物：无。
3. 术中用药：麻醉常规用药。

释义

■入院后需要进行术前检查和准备，需要1~2天准备时间；但是如果患者同时有其他影响麻醉和手术的疾病，如糖尿病、高血压等，可能需要更多（超过5天）准备达到麻醉和手术安全的要求。

■如果患者在门诊已经完善全部或部分术前检查，手术日可以是入院第1~2日。

（九）术后住院恢复3~5天

1. 术后用药：按照《抗菌药物临床应用指导原则》（卫医发〔2004〕285号）执行，合理选用抗菌药物。
2. 根据患者情况确定复查的检查项目及需要的后续治疗。

释义

■手术后患者出现感染征兆，如高热伴白细胞增多，或伤口红肿、肺炎、泌尿系感染等，建议使用抗生素3~5天，再根据是否控制感染调整。

■全麻当天禁食患者给予静脉输液营养支持。

■出现低钙患者，需要静脉补充葡萄糖酸钙；口服钙剂和维生素D_3。

■后续治疗包括甲状腺癌左甲状腺素补充和TSH抑制治疗。

■^{131}I治疗适合于：高危的分化性甲状腺癌行全甲状腺切除患者；有肺转移和骨转移的分化性甲状腺癌行全甲状腺切除患者。

■二膦酸盐治疗适合于骨转移患者。

（十）出院标准

1. 伤口无感染。
2. 没有需要住院处理的并发症。

> **释义**
>
> ■ 根据患者具体情况，可以拆线后出院或出院后门诊复查时拆线。
> ■ 石蜡病理报告一般需要 5 个工作日，因此，出院诊断参考术前穿刺细胞学或术中冷冻病理结果。

（十一）变异及原因分析

1. 伴有影响手术的合并症，需进行相关诊断和治疗等。
2. 出现手术并发症，需进一步诊断和治疗。

> **释义**
>
> ■ 同时合并有糖尿病、高血压、心律失常、冠心病、肺功能不全及高龄患者，需要检测和控制血糖，血压，做超声心动图、Holter、肺功能检查。有的患者需要安装临时心脏起搏器，术后 ICU 监护等，均要增加住院时间和费用。
> ■ 常见并发症有伤口出血，需要再次手术伤口探查止血；淋巴漏或乳糜漏患者需要延长引流时间或再次手术结扎瘘管；低血钙患者补充钙剂和维生素 D_3；呼吸困难患者行气管切开；伤口感染需要切开引流换药和细菌培养。

四、甲状腺肿瘤手术预防性应用抗生素给药方案

【用药选择】

1. 甲状腺手术属于无菌Ⅰ级伤口，一般不需要使用预防性抗生素。但是以下情况可以考虑使用。

（1）手术范围大、持续时间超过该类手术的特定时间或一般手术持续时间超过 3 小时，污染机会多。

（2）有感染高危因素者，如高龄、糖尿病、恶性肿瘤、免疫功能缺陷或低下（如艾滋病患者、肿瘤放化疗患者、接受器官移植者、长期使用糖皮质激素者等）、严重营养不良等。

2. 预防用药的选择原则上应选择相对广谱、效果肯定、安全及价格相对低廉的抗菌药物。一般首选第一代头孢菌素作为预防用药，一般不需要联合用药。β-内酰胺类过敏者，可选用克林霉素、喹诺酮类。

【药学提示】

喹诺酮类大部分以原形经肾脏排泄，在体内代谢甚少，故肾功能不全者应根据肌酐清除率减

量或延长给药时间。

【注意事项】

1. 严格把握预防用药时机，应于切开皮肤前 30 分钟或麻醉诱导时开始给药，以保证在发生细菌污染之前血清及组织中的药物已达到有效浓度。

2. 预防用药应静脉滴注，溶媒体积不超过 100ml，一般应 30 分钟给药完毕，以保证有效浓度。抗菌药物的有效覆盖时间应包括整个手术过程和手术结束后 4 小时。选择半衰期短的抗菌药物时，若手术时间超过 3 小时，或失血量超过 1500ml，应术中补充一个剂量。

3. 一般应短程预防用药，手术结束后不必再用。若患者有明显感染高危因素，或应用人工植入物时，可再用一次或至术后 24 小时。

五、推荐表单

（一）医师表单

甲状腺肿瘤临床路径医师表单

适用对象：第一诊断为甲状腺肿瘤（ICD-10：C73/D09.302/D34/D44.0）
行甲状腺肿瘤切除术（ICD-9-CM-3：06.2-06.4）

患者姓名：		性别： 年龄： 门诊号：	住院号：
住院日期： 年 月 日		出院日期： 年 月 日	标准住院日：≤10 天

时间	住院第 1 天	住院第 1~3 天 （术前日）	住院第 2~3 天 （手术日）
主要诊疗工作	□ 询问病史及体格检查 □ 完成病历书写 □ 安排相关检查 □ 上级医师查房与术前评估 □ 初步确定手术方式和日期 □ 病理会诊	□ 上级医师查房 □ 完成术前准备与术前评估 □ 汇总检查结果，进行术前讨论，确定手术方案，甲状腺癌临床分期 □ 相关科室会诊，可能会超出路径要求的时间，主管医师在表单记录 □ 签署手术知情同意书、自费用品协议书等 □ 向患者及家属交代围术期注意事项 □ 完成术前讨论、手术医师查房记录等病历书写	□ 全身麻醉或局麻 □ 手术 □ 术者完成手术记录 □ 住院医师完成术后病程 □ 上级医师查房 □ 向患者及家属交代病情及术后注意事项
重点医嘱	**长期医嘱：** □ 耳鼻咽喉科护理常规 □ 三级护理 □ 普食 **临时医嘱：** □ 血常规、尿常规 □ 肝肾功能、电解质、血糖、血脂、凝血功能 □ 甲状腺和甲状旁腺功能测定 □ 感染性疾病筛查 □ X 线胸片、心电图 □ 甲状腺及颈部 B 超、喉镜检查 □ 其他特殊检查：细胞学、CT、MRI、PET-CT、甲状腺放射性核素扫描、骨显像、内镜、肺功能、动态心电图等	**长期医嘱：** □ 耳鼻咽喉科护理常规 □ 二级或三级护理 □ 普食 □ 患者既往基础用药 **临时医嘱：** □ 术前医嘱：明日全身麻醉或局部麻醉下甲状腺切除或甲状腺癌联合根治术 □ 术前禁食、禁水 □ 术前抗菌药物及皮试 □ 配血（必要时） □ 其他特殊医嘱	**长期医嘱：** □ 全麻后常规护理 □ 一级护理 □ 平卧床 □ 禁食 □ 抗菌药物 □ 患者既往基础用药 **临时医嘱：** □ 心电监护 □ 吸氧 □ 镇痛药和止吐药（必要时） □ 颈部引流记录 □ 其他特殊医嘱
病情变异记录	□ 无 □ 有，原因： 1. 2.	□ 无 □ 有，原因： 1. 2.	□ 无 □ 有，原因： 1. 2.
医师签名			

时间	住院第 3~9 天 （术后第 1~6 天）	住院第 10 天 （出院日）
主 要 诊 疗 工 作	□ 上级医师查房 □ 住院医师完成常规病历书写 □ 注意病情变化 □ 注意观察生命体征 □ 注意有无并发症如伤口血肿、感染、乳糜漏等 □ 注意引流量、颜色、性状 □ 根据引流情况明确是否拔除引流皮条	□ 上级医师查房，进行手术及伤口评估并拆线 □ 确定患者可以出院 □ 术后肿瘤病理分期，建议下一步治疗方案 □ 开具出院诊断书 □ 完成出院记录、出院证明书 □ 向患者交代出院后的注意事项及复查日期 □ 通知出院处
重 要 医 嘱	**长期医嘱：** □ 半流食或饮食 □ 一级或二级护理 □ 根据情况停用抗菌药物 □ 根据情况停卧床 **临时医嘱：** □ 血常规 □ 全甲状腺切除患者复查降钙素，血钙、磷 □ 拔引流管、换药或拆线 □ 其他特殊医嘱	**出院医嘱：** □ 通知出院 □ 出院带药 □ 拆线换药
病情 变异 记录	□ 无 □ 有，原因： 1. 2.	□ 无 □ 有，原因： 1. 2.
医师 签名		

注：* 实际操作时需明确写出具体的术式

（二）护士表单

甲状腺肿瘤临床路径护士表单

适用对象：第一诊断为甲状腺肿瘤（ICD-10：C73/D09.302/D34/D44.0）
行甲状腺肿瘤切除术（ICD-9-CM-3：06.2-06.4）

患者姓名：	性别： 年龄： 门诊号：	住院号：
住院日期： 年 月 日	出院日期： 年 月 日	标准住院日：≤10 天

时间	住院第 1~2 天	住院第 3~5 天（手术日）	住院第 5~10 天（术后出院）
健康宣教	□ 介绍主管医师、护士 □ 介绍环境及设施 □ 介绍住院注意事项 □ 术前宣教及术前准备 □ 提醒患者术晨禁食、禁水 □ 指导患者颈部后仰锻炼	□ 主管护士与患者沟通，了解并指导心理应对 □ 宣教疾病知识、用药知识及特殊检查操作的过程 □ 告知检查、操作及手术前后饮食、活动及探视等注意事项及应对方式	□ 定时复查 □ 术后随访的时间和方法 □ 出院后服药方法 □ 饮食、休息等注意事项 □ 肿瘤综合治疗的介绍
护理处置	□ 核对患者，佩戴腕带 □ 建立入院护理病历 □ 卫生处置：剪指（趾）甲、沐浴、更换病号服 □ 协助医师完成各项检查及化验 □ 术前准备，禁食、禁水	□ 随时观察患者病情变化 □ 遵医嘱正确用药	□ 办理出院手续 □ 书写出院小结 □ 负压引流管观察和记录
基础护理	□ 二级护理 □ 晨晚间护理 □ 患者安全管理	□ 一级或二级护理 □ 晨晚间护理 □ 患者安全管理	□ 二级或三级护理 □ 晨晚间护理 □ 患者安全管理
专科护理	□ 护理查体 □ 生命体征检测 □ 必要时留陪护人员 □ 心理护理	□ 遵医嘱完成相关检查 □ 心理护理 □ 遵医嘱正确给药 □ 提供患者新发征象证据	□ 病情观察 □ 评估患者生命体征 □ 心理疏导及护理
重点医嘱	□ 详见医嘱执行单	□ 详见医嘱执行单	□ 详见医嘱执行单
病情变异记录	□ 无 □ 有，原因： 1. 2.	□ 无 □ 有，原因： 1. 2.	□ 无 □ 有，原因： 1. 2.
护士签名			

（三）患者表单

甲状腺肿瘤临床路径患者表单

适用对象：第一诊断为甲状腺肿瘤（ICD-10：C73/D09.302/D34/D44.0）

行甲状腺肿瘤切除术（ICD-9-CM-3：06.2-06.4）

患者姓名：	性别：　年龄：　门诊号：	住院号：
住院日期：　　年　月　日	出院日期：　　年　月　日	标准住院日：≤10 天

时间	住院第 1 天	住院第 2 天
医患配合	□ 配合询问病史、收集，详细告知既往史、用药史和过敏史 □ 明确是否服用抗凝剂 □ 配合体格检查 □ 有任何不适告知医师	□ 配合完善各种术前检查及化验，如血、尿、便检查，心电图，X 线胸片，颈部 B 超，颈部增强 CT 等 □ 了解手术方案及围术期注意事项 □ 签署手术知情同意书、自费用品协议书、输血同意书、授权书等医疗文书 □ 了解手术可能并发症：声嘶、缺钙导致四肢麻木、伤口出血、感染、乳糜漏和呼吸困难等 □ 了解非手术治疗的其他替代方案和后果 □ 配合麻醉师术前访视
护患配合	□ 配合生命体征监测 □ 配合完成入院宣教（环境介绍、病室规定、订餐事项、贵重物品管理等） □ 配合完成入院评估（简单病史、过敏史、用药史等） □ 有任何不适告知护士	□ 配合生命体征监测 □ 接受术前宣教 □ 接受术前准备（皮试等） □ 准备好必要用物 □ 术前取下所有饰品，卸妆 □ 确认腕带信息
饮食	□ 正常普食	□ 术前 6~8 小时禁食、禁水
排泄	□ 正常排尿便	□ 正常排尿便
活动	□ 正常活动	□ 正常活动

时间	住院第3~5天 （手术日）	住院第5~10天 （术后1~5天）	住院第7~10天 （出院日）
医患配合	□ 接受手术治疗 □ 配合监护及检查治疗 □ 与医师交流了解手术情况及术后注意事项 □ 有任何不适告知医师	□ 配合术后检查、治疗和换药	□ 接受出院指导 □ 了解复查程序 □ 获得出院诊断书
护患配合	□ 术晨生命体征监测 □ 术晨剃须漱口更衣 □ 既往基础药物一口水送下 □ 取下活动义齿、饰品等，贵重物品交家属保管 □ 配合完成术前核对，带齐影像资料和自备药物，上手术车或轮椅 □ 返回病房后，协助完成核对，配合过床 □ 配合输液治疗 □ 配合术后吸氧及监测 □ 有任何不适告知护士	□ 配合生命体征监测及回答尿便情况 □ 接受各种途径药物治疗 □ 接受饮食宣教 □ 接受各种药物及治疗宣教 □ 注意活动安全，避免坠床或跌伤 □ 遵守探视及陪床规定	□ 接受出院宣教 □ 办理出院手续 □ 获得出院带药 □ 知道服药方法、作用和注意事项 □ 术后禁烟酒 □ 知晓病历复印的时间和手续
饮食	□ 术晨禁食、禁水 □ 术后4~6小时尝试经口进水 □ 术后6小时无恶心、呕吐可进半流食	□ 由半流食逐渐过渡到普食，避免辛辣刺激食物	□ 半流食、软食或普食，避免辛辣刺激食物
排泄	□ 经尿管引流尿液 □ 正常或床上排便	□ 拔除尿管后如情况允许，正常排尿便	□ 正常排尿便
活动	□ 术后4~6小时内去枕平卧，可床上翻身 □ 术后6小时可垫枕、半坐位及床上活动	□ 术后1~2天无不适可下地活动，逐渐增加活动量及范围。注意安全，防跌倒及摔伤	□ 正常适度活动，避免疲劳

注：临床路径中标准住院日为5~8天，表格标准住院日≤10天；实际住院日各医院差别较大，取决于以下因素：

(1)是否术前检查在入院前完成

(2)是否要等石蜡病理检查结果出院

(3)是否要等伤口拆线后出院

(4)患者是否有术后并发症发生等

附：原表单（2011 年版）

甲状腺肿瘤临床路径表单

适用对象：第一诊断为甲状腺肿瘤（ICD-10：C73/D09.302/D34/D44.0）

行甲状腺部分或全叶切除术（ICD-9-CM-3：06.2-06.4）

患者姓名：	性别： 年龄： 门诊号：	住院号：
住院日期： 年 月 日	出院日期： 年 月 日	标准住院日：5~8 天

时间	住院第 1 天	住院第 2 天	住院第 3~5 天 （手术日）
主要诊疗工作	□ 询问病史及体格检查 □ 上级医师查房与术前评估 □ 甲状腺肿瘤诊疗计划书 □ 初步确定手术方式、日期	□ 上级医师查房 □ 完成术前准备与术前评估 □ 根据体检、甲状腺 B 超、甲状腺功能测定结果等，进行术前讨论，确定手术方案 □ 完成必要的相关科室会诊 □ 签署手术知情同意书、自费用品协议书 □ 向患者及家属交代围术期注意事项	□ 手术 □ 术者完成手术记录 □ 上级医师查房 □ 向患者及家属交代病情及术后注意事项
重要医嘱	**长期医嘱：** □ 耳鼻喉科护理常规 □ 三级护理 □ 普食 **临时医嘱：** □ 血、尿、便常规 □ 肝肾功能、血糖、凝血功能、电解质、感染性疾病筛查 □ X 线胸片、心电图 □ 甲状腺 B 超、甲状腺功能测定 □ 手术必需的相关检查	**长期医嘱：** □ 同前 □ 患者既往基础用药 **临时医嘱：** □ 术前医嘱 □ 术前禁食、禁水 □ 抗生素 □ 其他特殊医嘱	**长期医嘱：** □ 一级护理 □ 半流质 □ 抗生素 □ 其他特殊医嘱 **临时医嘱：** □ 吸氧 □ 镇痛 □ 其他特殊医嘱
主要护理工作	□ 介绍病房环境、设施和设备 □ 入院护理评估	□ 宣教、备皮等术前准备 □ 手术前物品准备 □ 手术前心理护理	□ 随时观察患者病情变化 □ 术后心理与生活护理
病情变异记录	□ 无 □ 有，原因： 1. 2.	□ 无 □ 有，原因： 1. 2.	□ 无 □ 有，原因： 1. 2.
护士签名			
医师签名			

时间	住院第4~6天 （术后第1日）	住院第5~7天 （术后第2日）	住院第6~8天 （出院日）
主要诊疗工作	□ 上级医师查房 □ 注意病情变化 □ 注意引流量 □ 注意观察体温、血压等	□ 上级医师查房 □ 住院医师完成常规病历书写 □ 根据引流情况明确是否拔除引流管	□ 上级医师查房，进行手术及伤口评估 □ 根据引流情况明确是否拔除引流管 □ 完成出院记录、出院证明书等，向患者交代出院后的注意事项，如返院复诊的时间、地点，发生紧急情况时的处理等
重要医嘱	长期医嘱： □ 二级护理 □ 半流质 □ 抗生素 □ 其他特殊医嘱 临时医嘱： □ 其他特殊医嘱	长期医嘱： □ 二级护理 □ 半流质 □ 酌情停用抗生素 □ 其他特殊医嘱 临时医嘱： □ 其他特殊医嘱	出院医嘱： □ 二级护理 □ 半流质 □ 出院带药
主要护理工作	□ 随时观察患者情况 □ 术后心理与生活护理	□ 随时观察患者情况 □ 术后心理与生活护理	□ 指导患者办理出院手续 □ 指导术后随访时间
病情变异记录	□ 无　□ 有，原因： 1. 2.	□ 无　□ 有，原因： 1. 2.	□ 无　□ 有，原因： 1. 2.
护士签名			
医师签名			

第十四章

慢性扁桃体炎临床路径释义

一、慢性扁桃体炎编码

疾病名称及编码：慢性扁桃体炎（ICD-10：J35.0）

手术操作名称及编码：扁桃体切除术（ICD-9-CM-3：28.2）

二、临床路径检索方法

J35.0 伴 28.2

三、慢性扁桃体炎临床路径标准住院流程

（一）适用对象

第一诊断为慢性扁桃体炎（ICD-10：J35.0）。

行扁桃体切除术（ICD-9-CM-3：28.2）。

> **释义**
>
> ■ 本临床路径适用对象是第一诊断为慢性扁桃体炎的患者。根据《临床诊疗指南·耳鼻咽喉头颈外科分册》（中华医学会编著，人民卫生出版社）、《临床技术操作规范·耳鼻咽喉-头颈外科分册》（中华医学会编著，人民军医出版社）符合慢性扁桃体炎诊断的患者。
>
> ■ 本临床路径仅针对需要手术的患者。

（二）诊断依据

根据《临床诊疗指南·耳鼻咽喉头颈外科分册》（中华医学会编著，人民卫生出版社，2009），《临床技术操作规范·耳鼻咽喉-头颈外科分册》（中华医学会编著，人民军医出版社，2009）。

1. 症状：有反复发作咽痛，发热。

2. 体征：扁桃体和腭舌弓呈慢性充血，表面可凹凸不平，隐窝口可有潴留物。

> **释义**
>
> ■ 应该与扁桃体生理性肥大、扁桃体角化病及扁桃体肿瘤等疾病鉴别。
>
> ■ 急性炎症时，宜在炎症消退 2~3 周后切除扁桃体。

（三）治疗方案的选择

根据《临床诊疗指南·耳鼻咽喉头颈外科分册》（中华医学会编著，人民卫生出版社，2009），《临床技术操作规范·耳鼻咽喉-头颈外科分册》（中华医学会编著，人民军医出版

社，2009），行扁桃体切除术。

> 释义

> ■ 慢性化脓性扁桃体炎非急性期应避免感染，不需要特殊药物治疗，急性期药物治疗见急性扁桃体炎。
> ■ 根据《临床诊疗指南·耳鼻咽喉头颈外科分册》（中华医学会编著，人民卫生出版社），《临床技术操作规范·耳鼻咽喉-头颈外科分册》（中华医学会编著，人民军医出版社），对符合适应证的患者实施扁桃体切除术。
> 【适应证】
> 1. 慢性扁桃体炎反复急性发作或并发扁桃体周围脓肿。
> 2. 扁桃体过度肥大，妨碍吞咽、呼吸及发声功能。
> 3. 慢性扁桃体炎已成为引起其他脏器病变的病灶或与邻近器官的病变有关联。
> 4. 白喉带菌者，经保守治疗无效时。
> 5. 各种扁桃体良性肿瘤，可连同扁桃体一并切除。
> 【禁忌证】
> 1. 急性炎症时，宜在炎症消退2~3周后切除扁桃体。
> 2. 造血系统疾病及有凝血机制障碍者，如再生障碍性贫血、紫癜等。
> 3. 严重全身性疾病，如活动性肺结核、风湿性心脏病、关节炎、肾炎、高血压、精神病等。
> 4. 在脊髓灰质炎及流感等呼吸道传染病流行季节或流行地区，以及其他急性传染病流行时，不宜手术。
> 5. 妇女月经期前和月经期、妊娠期。

（四）标准住院日为5~7天

> 释义

> ■ 标准住院日建议不超过7天。
> ■ 慢性扁桃体炎患者入院后，术前准备1~3天，在第2~4天实施手术，术后恢复1~3天，总住院天数不超过7天，均符合本临床路径要求。
> ■ 为减少患者等候手术时间和住院费用，可在门诊完成术前检查，排除手术禁忌后住院，于住院当天或3天以内手术符合本临床路径要求。
> ■ 患者入院后术前准备发现心律失常、糖尿病、肺部阴影的阳性体征，需要进一步行超声心动、Holter、肺功能等检查，请相关科室会诊排除手术禁忌证，上述慢性疾病如果需要经治疗稳定后才能手术，术前准备过程先进入其他相应内科疾病的诊疗路径；若经会诊排除手术禁忌证，扣除排除手术禁忌证检查会诊需要时间，总住院天数不超过7天，符合本路径要求；主管医师应在临床路径表单中予以说明。

（五）进入临床路径标准

1. 第一诊断必须符合 ICD-10：J35.0 慢性扁桃体炎疾病编码。
2. 当患者同时具有其他疾病诊断，但住院期间不需要特殊处理也不影响第一诊断的临床路

径流程实施时，可以进入临床路径。

> **释义**
>
> ■慢性扁桃体炎的治疗包括保守治疗和手术治疗，本临床路径仅适用于需要手术治疗的患者，不包括慢性扁桃体炎急性发作需要药物治疗的患者，但包括慢性扁桃体炎急性发作经保守治疗控制感染后能够手术的患者。
>
> ■扁桃体过度肥大，妨碍吞咽、呼吸及发声功能；慢性扁桃体炎已成为引起其他脏器病变的病灶或与邻近器官的病变有关联；白喉带菌者，经保守治疗无效时；合并各种扁桃体良性肿瘤，可行扁桃体切除术。
>
> ■慢性扁桃体炎合并腺样体肥大或其他疾病，可同期进行手术者，不纳入本临床路径。
>
> ■患者同时伴有高血压、糖尿病、心律失常等慢性病，经内科会诊评估非手术禁忌证，适用于本临床路径。

（六）术前准备≤2天

1. 必需的检查项目
（1）血常规、尿常规。
（2）肝肾功能、电解质、血糖、凝血功能。
（3）感染性疾病筛查（乙型肝炎、丙型肝炎、梅毒、艾滋病等）。
（4）X线胸片、心电图。
（5）标本送病理学检查。

> **释义**
>
> ■必查项目是确保手术治疗安全、有效开展的基础，术前必须完成。相关人员认真分析检查结果，排除手术禁忌证，及时处理异常情况。
>
> ■为缩短患者住院等待时间，检查项目可以在患者入院前于门诊完成。
>
> ■高龄患者或有心肺功能异常患者，术前根据病情增加心脏彩超、肺功能、血气分析等检查。
>
> ■术前检查还包括耳、鼻、咽、喉部位专科检查。

2. 根据患者情况可选择的检查项目：PSG检查。

> **释义**
>
> ■扁桃体肥大引起夜间打鼾伴憋气者可行PSG检查。
>
> ■如经术前评估确诊为阻塞性睡眠呼吸暂停低通气综合征，拟行腭垂腭咽成形术或其他超出扁桃体切除术范围的手术者，不适用本临床路径。

（七）预防性抗菌药物选择与使用时机

按照《抗菌药物临床应用指导原则》（卫医发〔2004〕285号）合理选用抗菌药物。

> 释义
>
> ■扁桃体切除手术属于Ⅱ类切口，因此可按规定适当预防性和术后应用抗生素，通常选用第一代或第二代头孢，预防性使用抗生素一般采用术前半小时给药1次，无特殊情况用药时间不超过24小时。

（八）手术日为入院后2~3天内

1. 麻醉方式：全身麻醉或局部麻醉。
2. 手术方式：见治疗方案的选择。
3. 标本送病理检查。

> 释义
>
> ■建议手术日为入院后3天内。
> ■手术可采用常规切除，或低温等离子辅助切除或其他辅助设备进行操作。

（九）术后住院恢复≤3天

1. 根据患者的情况确定复查的检查项目。
2. 术后用药：按照《抗菌药物临床应用指导原则》（卫医发〔2004〕285号）合理选用抗菌药物；酌情使用止血药，可用含漱液漱口。

（十）出院标准

1. 一般情况良好，局部无感染征象。
2. 没有需要住院处理的并发症。

> 释义
>
> ■一般术后1周复查，并同时看病理报告。

（十一）变异及原因分析

1. 伴有影响手术的合并症，需要进行相关诊断和治疗等，导致住院时间延长，治疗费用增加。
2. 出现手术并发症，需要进一步诊断和治疗，导致住院时间延长，治疗费用增加。

> 释义
>
> ■伴有影响手术的合并症，常见的是术前准备发现心律失常、糖尿病、肺部阴影等阳性体征，需要进一步行超声心动、Holter、肺功能等检查，请相关科室会诊排除手术禁忌证，导致住院时间延长，治疗费用增加。
> ■扁桃体切除术可能由于采用不同的麻醉方式导致术后恢复时间不同，费用差异。

■扁桃体切除术可能由于使用等离子刀或其他辅助设备增加治疗费用。

■扁桃体切除术术后出血属于常见并发症，一旦出现可能导致住院时间延长、非计划二次手术或再次入院，增加治疗费用。

四、慢性扁桃体炎临床路径给药方案

【用药选择】

围术期可视情况使用抗生素预防感染，宜采用术前半小时给药，使用时间不超过 24 小时。用药首选第一代头孢。

【药学提示】

阿莫西林克拉维酸钾采用静脉滴注。成人一次 1.2g，一日 3~4 次，疗程 10~14 日。取本品一次用量溶于 50~100ml 氯化钠注射液中，静脉滴注 30 分钟。

【注意事项】

1. 患者每次开始使用本品前，必须先进行青霉素皮试。

2. 对头孢菌素类药物过敏者、严重肝功能障碍者、中度或严重肾功能障碍者及有哮喘、湿疹、花粉症、荨麻疹等过敏性疾病史者慎用。

3. 本品与其他青霉素类和头孢菌素类药物之间有交叉过敏性。若有变态反应产生，则应立即停用本品，并采取相应措施。

4. 本品和氨苄西林有完全交叉耐药性，与其他青霉素类和头孢菌素类有交叉耐药性。

5. 肾功能减退者应根据血浆肌酐清除率调整剂量或给药间期；血液透析可影响本品中阿莫西林的血药浓度，因此在血液透析过程中及结束时应加用本品 1 次。

6. 对怀疑为伴梅毒损害之淋病患者，在使用本品前应进行暗视野检查，并至少在 4 个月内，每个月接受血清试验 1 次。

五、推荐表单

（一）医师表单

慢性扁桃体炎临床路径医师表单

适用对象：第一诊断为慢性扁桃体炎（ICD-10：J35.0）
行扁桃体切除术（ICD-9-CM-3：28.2）

患者姓名：		性别： 年龄： 门诊号：	住院号：
住院日期： 年 月 日		出院日期： 年 月 日	标准住院日：5~7 天

时间	住院第 1 天	住院第 1~2 天 （术前日）
主要诊疗工作	□ 询问病史及体格检查 □ 完成病历书写 □ 上级医师查房及术前评估 □ 初步确定手术方式和日期	□ 上级医师查房 □ 完成术前检查与术前评估 □ 根据检查结果等，进行术前讨论，确定手术方案 □ 完成必要的相关科室会诊 □ 签署手术知情同意书，自费用品协议书等 □ 向患者及家属交代围术期注意事项
重点医嘱	**长期医嘱：** □ 耳鼻咽喉科护理常规 □ 二级或三级护理 □ 普食 **临时医嘱：** □ 血常规、尿常规、便常规 □ 肝肾功能、血糖、电解质、凝血功能 □ 感染性疾病筛查 □ X 线胸片、心电图	**长期医嘱：** □ 耳鼻咽喉科护理常规 □ 二级或三级护理 □ 普食 □ 患者既往基础用药 **临时医嘱：** □ 术前医嘱：明日全身麻醉或局部麻醉下扁桃体切除术 * □ 术前禁食、禁水 □ 术前抗菌药物 □ 术前准备 □ 其他特殊医嘱
病情变异记录	□ 无 □ 有，原因： 1. 2.	□ 无 □ 有，原因： 1. 2.
医师签名		

时间	住院第2~3天 （手术日）	住院第3~4天 （术后1~2日）	住院第5~7天 （出院日）
主要诊疗工作	□ 手术 □ 术者完成手术记录 □ 住院医师完成术后病程 □ 上级医师查房 □ 向患者及家属交代病情及术后注意事项	□ 上级医师查房 □ 住院医师完成常规病历书写 □ 注意病情变化 □ 注意观察生命体征 □ 了解患者咽部状况	□ 上级医师查房，进行手术及伤口评估 □ 完成出院记录，出院证明书 □ 向患者交代出院后的注意事项
重点医嘱	**长期医嘱：** □ 全麻或局部麻醉术后护理常规 □ 扁桃体切除术*术后护理常规 □ 一级护理 □ 冷流质饮食 □ 抗菌药物 **临时医嘱：** □ 标本送病理检查 □ 酌情心电监护 □ 酌情吸氧 □ 其他特殊医嘱 □ 漱口液	**长期医嘱：** □ 二级护理 □ 冷半流食或半流食 □ 其他特殊医嘱 **临时医嘱：** □ 其他特殊医嘱	**出院医嘱：** □ 出院带药 □ 门诊随防
病情变异记录	□ 无　□ 有，原因： 1. 2.	□ 无　□ 有，原因： 1. 2.	□ 无　□ 有，原因： 1. 2.
医师签名			

注：*实际操作时需明确写出具体的术式

（二）护士表单

慢性扁桃体炎临床路径护士表单

适用对象：第一诊断为慢性扁桃体炎（ICD-10：J35.0）

行扁桃体切除术（ICD-9-CM-3：28.2）

患者姓名：	性别： 年龄： 门诊号：		住院号：
住院日期： 年 月 日	出院日期： 年 月 日		标准住院：5~7 天

时间	住院第 1~2 天	住院第 3~4 天 （手术当日）	住院第 4~5 天 （手术后）
健康宣教	□ 介绍主管医师、护士 □ 介绍环境、设施 □ 介绍住院注意事项 □ 宣教术前准备 □ 提醒患者术晨禁食、禁水	□ 主管护士与患者沟通，了解并指导心理应对 □ 宣教疾病知识、用药知识及特殊检查操作过程 □ 告知检查及操作前后饮食、活动及探视注意事项及应对方式	□ 冷流食 □ 定时复查 □ 出院带药服用方法 □ 饮食休息等注意事项指导 □ 讲解增强体质的方法，减少感染的机会
护理处置	□ 核对患者，佩戴腕带 □ 建立入院护理病历 □ 卫生处置：剪指甲、沐浴、更换病号服 □ 协助医师完成各项检查化验 □ 术前准备，禁食、禁水	□ 全麻手术术前禁食、禁水 □ 随时观察患者病情变化 □ 遵医嘱正确使用抗生素	□ 办理出院手续 □ 书写出院小结
基础护理	□ 二级护理 □ 晨晚间护理 □ 患者安全管理	□ 二级护理或全身麻醉术后护理常规 □ 晨晚间护理 □ 患者安全管理	□ 三级护理 □ 晨晚间护理 □ 患者安全管理
专科护理	□ 护理查体 □ 呼吸频率、血氧饱和度监测 □ 需要时请家属陪伴 □ 心理护理	□ 遵医嘱完成相关检查 □ 观察各项生命体征 □ 心理护理 □ 遵医嘱正确给药 □ 冷流食 □ 提供并发症征象的依据	病情观察：评估患者生命体征 □ 心理护理 □ 注意并发症征象
重点医嘱	□ 详见医嘱执行单	□ 详见医嘱执行单	□ 详见医嘱执行单
病情变异记录	□ 无 □ 有，原因： 1. 2.	□ 无 □ 有，原因： 1. 2.	□ 无 □ 有，原因： 1. 2.
护士签名			

（三）患者表单

慢性扁桃体炎临床路径患者表单

适用对象：第一诊断为慢性扁桃体炎（ICD-10：J35.0）

行扁桃体切除术（ICD-9-CM-3：28.2）

患者姓名：		性别：　　年龄：　　门诊号：		住院号：
住院日期：　　年　月　日		出院日期：　　年　月　日		标准住院日：5~7 天

时间	入院当日	住院期间 （第 2~4 天）	住院第 5 天 （出院日）
医患配合	□ 配合病史采集、资料采集，请务必详细告知既往史、用药史、过敏史 □ 配合进行体格检查 □ 有任何不适告知医师	□ 配合完善相关检查、化验，如采血、留尿、心电图、X线胸片等 □ 医师向患者及家属介绍病情，如有异常检查结果需进一步检查 □ 配合用药及治疗 □ 配合医师调整用药 □ 有任何不适告知医师	□ 接受出院前指导 □ 知道复查程序 □ 获取出院诊断书
护患配合	□ 配合测量体温、脉搏、呼吸、血压、血氧饱和度、体重 □ 配合完成入院护理评估单（简单询问病史、过敏史、用药史） □ 接受入院宣教（环境介绍、病室规定、订餐制度、贵重物品保管等） □ 有任何不适告知护士	□ 配合测量体温、脉搏、呼吸，询问每日排便情况 □ 接受相关化验检查宣教，正确留取标本，配合检查 □ 有任何不适告知护士 □ 接受输液、服药治疗 □ 注意活动安全，避免坠床或跌倒 □ 配合执行探视及陪伴 □ 接受疾病及用药等相关知识指导	□ 接受出院宣教 □ 办理出院手续 □ 获取出院带药 □ 知道服药方法、作用、注意事项 □ 知道复印病历方法
饮食	□ 正常普食	□ 术前禁食、禁水 □ 术后冷流食	□ 冷流食
排泄	□ 正常排尿便	□ 正常排尿便	□ 正常排尿便
活动	□ 适量活动	□ 适量活动	□ 适量活动

附：原表单（2011 年版）

慢性扁桃体炎临床路径表单

适用对象：第一诊断为慢性扁桃体炎（ICD-10：J35.0）

行扁桃体切除术（ICD-9-CM-3：28.2）

患者姓名：		性别： 年龄： 门诊号：	住院号：
住院日期： 年 月 日	出院日期： 年 月 日		标准住院日：5~7 天

时间	住院第 1 天	住院第 1~2 天 （术前日）
主要诊疗工作	□ 询问病史及体格检查 □ 完成病历书写 □ 上级医师查房及术前评估 □ 初步确定手术方式和日期	□ 上级医师查房 □ 完成术前检查与术前评估 □ 根据检查结果等，进行术前讨论，确定手术方案 □ 完成必要的相关科室会诊 □ 签署手术知情同意书，自费用品协议书等 □ 向患者及家属交代围术期注意事项
重点医嘱	长期医嘱： □ 耳鼻咽喉科护理常规 □ 二级或三级护理 □ 普食 临时医嘱： □ 血常规、尿常规、便常规 □ 肝肾功能、血糖、电解质、凝血功能 □ 感染性疾病筛查 □ X 线胸片、心电图	长期医嘱： □ 耳鼻咽喉科护理常规 □ 二级或三级护理 □ 普食 □ 患者既往基础用药 临时医嘱： □ 术前医嘱：明日全身麻醉或局部麻醉下行扁桃体切除术 * □ 术前禁食、禁水 □ 术前抗菌药物 □ 术前准备 □ 其他特殊医嘱
主要护理工作	□ 介绍病房环境、设施和设备 □ 入院护理评估	□ 宣教等术前准备 □ 提醒患者明晨禁食、禁水
病情变异记录	□ 无 □ 有，原因： 1. 2.	□ 无 □ 有，原因： 1. 2.
护士签名		
医师签名		

时间	住院第 2~3 天 （手术日）	住院第 3~4 天 （术后 1~2 天）	住院第 5~7 天 （出院日）
主要诊疗工作	□ 手术 □ 术者完成手术记录 □ 住院医师完成术后病程 □ 上级医师查房 □ 向患者及家属交代病情及术后注意事项	□ 上级医师查房 □ 住院医师完成常规病历书写 □ 注意病情变化 □ 注意观察生命体征 □ 了解患者咽部状况	□ 上级医师查房，进行手术及伤口评估 □ 完成出院记录，出院证明书 □ 向患者交代出院后的注意事项
重点医嘱	长期医嘱： □ 全身麻醉或局部麻醉术后护理常规 □ 扁桃体切除术*后护理常规 □ 一级护理 □ 冷流质饮食 □ 抗菌药物 临时医嘱： □ 标本送病理检查 □ 酌情心电监护 □ 酌情吸氧 □ 其他特殊医嘱 □ 漱口液	长期医嘱： □ 二级护理 □ 冷半流食或半流食 □ 其他特殊医嘱 临时医嘱： □ 其他特殊医嘱	出院医嘱： □ 出院带药 □ 门诊随访
主要护理工作	□ 观察患者病情变化 □ 术后心理与生活护理	□ 观察患者情况 □ 术后心理与生活护理	□ 指导患者办理出院手续
病情变异记录	□ 无　□ 有，原因： 1. 2.	□ 无　□ 有，原因： 1. 2.	□ 无　□ 有，原因： 1. 2.
护士签名			
医师签名			

注：*实际操作时需明确写出具体的术式

第十五章

突发性耳聋临床路径释义

一、突发性耳聋编码

疾病名称及编码：突发性耳聋（ICD-10：H91.2）

二、临床路径检索方法

H91.2

三、突发性耳聋临床路径标准住院流程

（一）适用对象

第一诊断为突发性耳聋（ICD-10：H91.2）。

> **释义**
>
> ■ 急性特发性感音神经性听力损失，也称突发性聋、特发性突聋，为了规范名称，避免混淆，统一命名为突发性聋（简称突聋）。

（二）诊断依据

根据《临床诊疗指南·耳鼻咽喉头颈外科学分册》（中华医学会编著，人民卫生出版社，2009），《突发性聋的诊断和治疗指南》（中华耳鼻咽喉头颈外科杂志编辑委员会，中华医学会耳鼻咽喉头颈外科学分会；济南，2005）。

1. 突然发生的，可在数分钟、数小时或 3 天以内。

2. 非波动性感音神经性听力损失，可为轻、中或重度，甚至全聋。至少在相连的 2 个频率听力下降 20dB 以上。多为单侧，偶有双侧同时或先后发生。

3. 病因不明（未发现明确原因包括全身或局部因素）。

4. 可伴耳鸣、耳堵塞感。

5. 可伴眩晕、恶心、呕吐，但不反复发作。

6. 除第Ⅷ对脑神经外，无其他脑神经受损症状。

> **释义**
>
> ■ 2015 年突发性耳聋指南的诊断依据为：
>
> 1. 在 72 小时内突然发生的，至少在相邻的两个频率听力下降 ≥20 dB HL 的感音神经性听力损失，多为单侧，少数可双侧同时或先后发生。
>
> 2. 未发现明确病因（包括全身或局部因素）。
>
> 3. 可伴耳鸣、耳闷胀感、耳周皮肤感觉异常等。
>
> 4. 可伴眩晕、恶心、呕吐。

　　■ 原因不明是指还未查明原因，一旦查明原因，就不再诊断为突发性聋，此时突发性聋只是疾病的一个表现症状。与 2005 年指南最大的区别是，2015 年的指南新增加了根据听力曲线进行的分型：突发性聋根据听力损失累及的频率和程度，建议分为：高频下降型、低频下降型、平坦下降型和全聋型（含极重度聋）。

　　1. 低频下降型：1000Hz（含）以下频率听力下降，至少 250Hz、500 Hz 处听力损失≥20 dB HL。

　　2. 高频下降型：2000Hz（含）频率听力下降，至少 4000Hz、8000Hz 处听力损失≥20 dB HL。

　　3. 平坦下降型：所有频率听力均下降，250～8000Hz（250、500、1000、2000、3000、4000、8000Hz）平均听阈≤80 dB HL。

　　4. 全聋型：所有频率听力均下降，250～8000Hz（250、500、1000、2000、3000、4000、8000Hz）平均听阈≥81 dB HL。

　　注：中频下降型突发性聋（听力曲线 1000 Hz 处有切迹）我国罕见，可能为骨螺旋板局部供血障碍造成 Corti 器缺氧损伤所致，多与遗传因素相关，目前暂不单独分型（可纳入低频下降型）。

（三）治疗方案的选择

根据《临床诊疗指南·耳鼻咽喉头颈外科学分册》（中华医学会编著，人民卫生出版社，2009），《突发性聋的诊断和治疗指南》（中华耳鼻咽喉头颈外科杂志编辑委员会，中华医学会耳鼻咽喉头颈外科学分会；济南，2005）。

详细询问病史，积极寻找病因，尽早介入治疗。

1. 一般治疗：适当休息并治疗相关疾病，如高血压、糖尿病等。

2. 糖皮质激素类药物。

3. 改善内耳微循环药物。

4. 降低血液黏稠度和抗凝药物。

5. 神经营养类药物。

6. 其他治疗，如混合氧、高压氧等治疗。

> 释义

　　■ 2015 年突发性耳聋指南的基本治疗建议：

　　1. 突聋急性发作期（3 周以内）多为内耳血管病变，建议采用糖皮质激素+血液流变学治疗。激素治疗首先建议全身给药，局部给药可作为补救性治疗，包括鼓室内注射或耳后注射。对于有高血压、糖尿病等病史的患者，在征得其同意，密切监控血压、血糖变化的情况下，可以考虑全身酌情使用糖皮质激素或者局部给药。

　　2. 突发性聋可能会出现听神经继发性损伤，急性期及急性期后可给予营养神经药物和抗氧化剂。可使用长春胺缓释胶囊改善内耳循环，提高神经元的抗氧化能力，保护神经元细胞，减少细胞凋亡。

　　3. 同种类型的药物，不建议联合使用。

　　4. 高压氧的疗效国内外尚有争议，不建议作为首选治疗方案。如果常规治疗效果不佳，可考虑作为补救性措施。

5. 疗程中如果听力完全恢复可以考虑停药，对于效果不佳者可视情况延长治疗时间。对于最终治疗效果不佳者，听力稳定后，可根据听力损失程度，选用助听器或人工耳蜗等听觉辅助装置。

■ 这些治疗建议仍然只是原则性的。临床可根据具体情况进行加减。

（四）标准住院日为 15~17 天

释义

■ 如果在治疗过程中，听力完全恢复正常，即可出院。并不一定必须治疗 15~17 天。

（五）进入临床路径标准

1. 第一诊断必须符合 ICD-10：H91.2 突发性耳聋疾病编码。
2. 当患者同时具有其他疾病诊断，但在住院期间不需要特殊处理，也不影响第一诊断的临床路径流程实施时，可以进入临床路径。

释义

■ 如果在住院检查治疗过程中，发现突发性聋的明确病因，如听神经瘤。此时突聋只是症状，不能再作为疾病诊断。同时，可能需要中止突聋诊疗的临床路径，进入原发病（如听神经瘤）的诊疗路径。

（六）住院期间检查项目

1. 必需的检查项目
（1）血常规、尿常规。
（2）肝肾功能、电解质、血糖、凝血功能。
（3）感染性疾病筛查（乙型肝炎、丙型肝炎、梅毒、艾滋病等）。
（4）X 线胸片、心电图。
（5）纯音听阈测试。
2. 根据患者情况可选择的检查项目
（1）血清病毒学检测。
（2）声阻抗检查：包括鼓室压曲线和镫骨肌反射。
（3）耳蜗电图。
（4）听性脑干反应，40Hz 相关电位（或多频稳态诱发电位）。
（5）耳声发射检测（瞬态诱发耳声发射或畸变产物耳声发射）。
（6）前庭功能的相关测试。
（7）影像学检查（CT 或 MRI）。

释义

■ 必需的检查项目还包括：

1. 耳科检查：包括耳周皮肤、淋巴结、外耳道及鼓膜等。注意耳周皮肤有无疱疹、红肿，外耳道有无耵聍、疖肿、疱疹等。

2. 音叉检查：包括 Rinne 试验、Weber 试验以及 Schwabach 试验。

3. 纯音测听：包括 250、500、1000、2000、3000、4000 及 8000 Hz 的骨导和气导听阈。如有有条件，尽量进行言语识别率的检查。

4. 声导抗检查：包括鼓室图和同侧及对侧镫骨肌声反射。

5. 伴有眩晕时，应进行自发性眼震检查，并根据病史选择性地进行床旁 Dix-hallpike 试验和（或）Roll 试验。

6. 血常规、血生化（血糖、血脂、同型半胱氨酸等）、凝血功能（纤维蛋白原等）。

■ 根据患者情况可选择的检查项目有：

1. 其他听力学检查：如诱发耳声发射、听觉脑干反应（ABR）、40Hz 相关电位（或多频稳态诱发电位）、耳蜗电图、言语测听（包括言语识别阈和言语识别率）等。

2. 影像学检查：包含内听道的颅脑或内耳 MRI，应注意除外听神经瘤等桥小脑角病变；根据病情需要可酌情选择颞骨 CT 检查。

3. 实验室检查：C 反应蛋白等。

4. 病原学检查：支原体、疱疹病毒、水痘病毒等。

5. 对伴有眩晕需要进一步明确诊断和治疗的患者，应根据其具体情况选择进行前庭和平衡功能检查。

■ 对于有设备噪声或较强刺激声的检查（如 MRI、ABR 等），除因怀疑脑卒中等紧急情况而必须立即检查外，一般建议安排在突聋发病 1 周以后进行。如果患者有听觉过敏或者重振现象，进行有噪声的检查时，需要戴耳塞进行防护。

（七）治疗方案与药物选择

根据患者的纯音听阈受损程度、并发症的情况、全身状况采取个性化的综合治疗。

1. 静脉或口服药物治疗

（1）糖皮质激素作为首选治疗：注意观察皮质激素的不良反应并对症处理；防治脏器功能损伤，包括抑酸、补钙等。

给药途径：口服泼尼松，首剂 1mg/kg 体重（最大剂量 60mg/d），5~7 天后递减（可根据具体情况调整），或鼓室内激素给药。可酌情静脉途径给药。

（2）改善血液循环类药物：根据患者纯音听阈严重程度及全身状况选择用药。

1）降纤类：治疗前血浆纤维蛋白原在正常范围内，治疗过程中监控纤维蛋白原及肝功能。

2）微小血管扩张剂。

（3）可选用神经营养药物作为辅助用药。

2. 可选用高压氧治疗。

3. 对症处理。

> 释义
>
> ■ 突发性耳聋急性发作期（3 周以内）多为内耳血管病变，建议采用糖皮质激素+血液流变学治疗。糖皮质激素的使用：口服给药：泼尼松，每天 1mg/kg（最大剂量建议为 60mg），晨起顿服；连用 3 天，如有效，可再用 2 天后可以逐渐减量，也可以直接停药，如无效可以直接停药。激素也可静脉注射给药，按照泼尼松剂量类比推算，甲泼尼龙 40mg 或地塞米松 10mg，疗程同口服激素。激素治疗首先建议全身给药，局部给药可作为补救性治疗，包括鼓室内注射或耳后注射。鼓室内注射可用地塞米松 5mg 或甲强龙 20mg，隔日 1 次，连用 4~5 次。耳后注射可以使用甲强龙 20~40mg，或者地塞米松 5~10mg，隔日 1 次，连用 4~5 次。如果患者复诊困难，可以使用复方倍他米松 2mg（1ml），耳后注射 1 次即可。对于有高血压、糖尿病等病史的患者，在征得其同意，密切监控血压、血糖变化的情况下，可以考虑全身酌情使用糖皮质激素或者局部给药。糖皮质激素作为首选治疗：注意观察皮质激素的不良反应并对症处理；防治脏器功能损伤，包括监测血压、监测血糖、抑酸、补钙等。血液流变学治疗包括血液稀释、改善血液流动度以及降低黏稠度/纤维蛋白原，具体药物有银杏叶提取物、巴曲酶、纤溶酶等。
>
> ■ 结合患者情况选用改善微循环药物。如长春胺缓释胶囊，可维持或恢复微血管的生理扩张，提高神经元对血氧和葡萄糖的利用率，恢复神经元的正常代谢，以保护神经元细胞。
>
> ■ 突发性聋可能会出现听神经继发性损伤，急性期及急性期后可给予营养神经药物（如甲钴胺、神经营养因子等）和抗氧化剂（如硫辛酸、银杏叶提取物等）。

（八）出院标准

1. 主诉听力恢复病前水平且纯音听阈达到 2005 年济南会议制订的治愈标准。
2. 或综合治疗满一疗程。

> 释义
>
> ■ 主诉听力恢复病前水平且纯音听阈达到 2015 年突发性耳聋指南制订的治愈标准。如果在治疗过程中，听力完全恢复正常，则不必须完成整个疗程，可以出院。

（九）变异原因及分析

1. 治疗过程中出现药物不良反应，必须视具体情况调整用药。
2. 伴有其他全身疾病的患者必须监控相关疾病的发展，若有加重需要联合相关科室进行诊治。

> 释义
>
> ■ 如果在住院检查治疗过程中，发现突发性聋的明确病因，如听神经瘤。此时突聋只是症状，不能再作为疾病诊断。同时，可能需要终止突聋诊疗的临床路径，进入原发病（如听神经瘤）的诊疗路径，或者转入其他专科进行治疗。

四、突发性耳聋临床路径给药方案

【用药选择】

根据患者的纯音听阈曲线类型、受损程度、并发症的情况、全身状况采取个性化的综合治疗。

1. 低频下降型：①由于可能存在膜迷路积水，故需要限盐，输液量不宜过大，最好不用生理盐水。②平均听力损失<30 dB 者，自愈率较高，可口服给药，包括糖皮质激素、甲磺酸培他司汀、改善静脉回流药物（如马栗种子提取物）等，也可考虑鼓室内或耳后注射糖皮质激素（甲泼尼龙、地塞米松或复方倍他米松等）；听力损失≥30 dB 者，可采用银杏叶提取物+糖皮质激素静脉给药。③少部分患者采用上述的方案治疗无效和（或）耳闷加重，可给予降低纤维蛋白原（如巴曲酶、纤溶酶）及其他改善静脉回流的药物治疗。

2. 高频下降型：①改善微循环药物（如银杏叶提取物、长春胺缓释胶囊等）+糖皮质激素；②离子通道阻滞剂（如利多卡因）对于减轻高调耳鸣效果较好；③可考虑使用营养神经类药物（如甲钴胺等）。

3. 全频听力下降者（包括平坦下降型和全聋型）：①降低纤维蛋白原药物（如巴曲酶、纤溶酶）；②糖皮质激素；③改善内耳微循环药物（如银杏叶提取物、长春胺缓释胶囊等）。建议尽早联合用药治疗。

全聋型、高频下降型、平坦下降型的痊愈率较低，尤应尽早积极治疗。

【药学提示】

1. 糖皮质激素在应用生理剂量替代治疗时无明显不良反应，不良反应多发生在应用药理剂量时，而且与疗程、剂量、用药种类、用法及给药途径等有密切关系。结核病、急性细菌性

或病毒性感染患者应用时，必须给予适当的抗感染治疗。长期服药后，停药前应逐渐减量。糖尿病、骨质疏松症、肝硬化、肾功能不良、甲状腺功能低下症患者慎用。

2. 银杏叶提取物耐受性良好，罕有胃肠道不适、头痛、血压降低、过敏反应等现象发生，一般不需要特殊处理即可自行缓解。长期输注时，应改变注射部位以减少静脉炎的发生。

3. 巴曲酶或纤溶酶具有降低纤维蛋白原的作用，用药后可能有出血或止血延缓现象，正在使用具有抗凝作用及抑制血小板功能药物（如阿司匹林）者禁用。

【注意事项】

1. 对糖皮质激素及肾上腺皮质激素类药物有过敏史患者禁用，特殊情况下权衡利弊使用，注意病情恶化的可能；高血压、血栓症、胃与十二指肠溃疡、精神病、电解质代谢异常、心肌梗死、内脏手术、青光眼等患者一般不宜使用。

2. 银杏叶提取物金纳多不影响糖代谢，因此适用于糖尿病患者。高乳酸血症、甲醇中毒者、果糖山梨醇耐受性不佳者及1，6-二磷酸果糖酶缺乏者，给药剂量每次不超过25ml。

3. 巴曲酶或纤溶酶应低温冷藏。药物过敏史者、消化道溃疡史者、脑血管病后遗症者、70岁以上高龄患者慎用。

五、推荐表单

（一）医师表单

突发性耳聋临床路径医师表单

适用对象：第一诊断为突发性耳聋（ICD-10：H91.2）

患者姓名：	性别：　年龄：　门诊号：	住院号：
住院日期：　　年　月　日	出院日期：　　年　月　日	标准住院日：15~17 天

时间	住院第 1 天	住院第 2 天
主要诊疗工作	□ 询问病史及体格检查 □ 完成病历书写 □ 上级医师查房，初步确定诊断 □ 根据纯音测听听力曲线类型确定药物治疗方案并开始用药	□ 上级医师查房 □ 完成入院检查 □ 完成必要的相关科室会诊 □ 完成上级医师查房记录等病历书写 □ 向患者及家属交代病情及其注意事项
重点医嘱	**长期医嘱：** □ 耳鼻喉科护理常规 □ 三级护理 □ 饮食 □ 除了降纤药视血液检查结果决定用药外，其他药物治疗可在入院当天进行。激素治疗为首选，同时视患者听力曲线类型采用2~3种药物联合治疗 **临时医嘱：** □ 血常规、尿常规 □ 肝肾功能、电解质、血糖、凝血功能 □ 感染性疾病筛查 □ X 线胸片、心电图 □ 纯音听阈测试、声阻抗检查 □ 其他特殊医嘱 □ 高压氧治疗单（可选用）	**长期医嘱：** □ 患者既往基础用药 □ 其他医嘱 **临时医嘱：** □ CT 或 MRI □ 前庭功能检查（伴眩晕者） □ 耳声发射、听性脑干反应（必要时） □ 镇静、安神类药物（必要时） □ 其他医嘱
病情变异记录	□ 无　□ 有，原因： 1. 2.	□ 无　□ 有，原因： 1. 2.
医师签名		

时间	住院第 3~16 天	住院第 15~17 天 （出院日）
主要诊疗工作	□ 上级医师查房 □ 观察患者听力的恢复情况及眩晕等伴随症状的改善情况调整用药 □ 根据 CT/MRI、听力学检查结果鉴别造成突发性听力下降的其他可能原因 □ 治疗第 7~10 天复查纯音测听，若听力恢复不佳可考虑调整用药 □ 复查肝肾功能，使用降纤药的患者要查血凝，根据检查结果决定是否调整用药 □ 注意观察激素的不良反应，并对症处理 □ 完成病程记录	□ 上级医师查房，进行评估，明确是否出院 □ 完成出院记录、病案首页、出院证明书等 □ 向患者交代出院后的注意事项 □ 口服药物的服用指导
重点医嘱	长期医嘱： □ 继续入院 □ 有药物不良反应调整用药 □ 激素酌量递减 □ 其他医嘱 临时医嘱： □ 复查纯音测听 □ 复查肝肾功能、血凝（降纤药物使用者） □ 调整用药（7~10 天疗效不佳者，需要时） □ 其他医嘱	出院医嘱： □ 出院带药 □ 定期门诊随访
病情变异记录	□ 无　□ 有，原因： 1. 2.	□ 无　□ 有，原因： 1. 2.
医师签名		

（二）护士表单

突发性耳聋临床路径护士表单

适用对象：第一诊断为突发性耳聋（ICD-10：H91.2）

患者姓名：		性别：　　年龄：　　门诊号：	住院号：
住院日期：　　年　月　日		出院日期：　　年　月　日	标准住院日：15~17 天

时间	住院第 1 天	住院第 2~14 天	住院第 15~17 天 （出院日）
健康宣教	□ 介绍主管医师、护士 □ 介绍病房环境、设施和设备 □ 介绍住院注意事项	□ 主管护士与患者沟通，了解并指导心理应对 □ 宣教疾病知识、用药知识及特殊检查操作过程 □ 告知检查及操作前后饮食、活动及探视注意事项及应对方式	□ 康复和锻炼 □ 定时复查 □ 出院带药服用方法 □ 饮食休息等注意事项指导
护理处置	□ 核对患者，佩戴腕带 □ 建立入院护理病历 □ 卫生处置：剪指甲、沐浴、更换病号服 □ 协助医师完成各项检查化验	□ 随时观察患者病情变化 □ 遵医嘱正确使用药物	□ 办理出院手续 □ 书写出院小结
基础护理	□ 二级护理 □ 晨晚间护理 □ 患者安全管理	□ 二级护理 □ 晨晚间护理 □ 患者安全管理	□ 三级护理 □ 晨晚间护理 □ 患者安全管理
专科护理	□ 护理查体 □ 呼吸频率、血氧饱和度监测 □ 需要时请家属陪伴 □ 心理护理	□ 遵医嘱完成相关检查 □ 心理护理 □ 遵医嘱正确给药	□ 病情观察：评估患者生命体征 □ 心理护理
重点医嘱	□ 详见医嘱执行单	□ 详见医嘱执行单	□ 详见医嘱执行单
病情变异记录	□ 无　□ 有，原因： 1. 2.	□ 无　□ 有，原因： 1. 2.	□ 无　□ 有，原因： 1. 2.
护士签名			

（三）患者表单

突发性耳聋临床路径患者表单

适用对象：第一诊断为突发性耳聋（ICD-10：H91.2）

患者姓名：		性别：　年龄：　门诊号：		住院号：
住院日期：　　年　月　日		出院日期：　　年　月　日		标准住院日：15~17 天

时间	住院第 1 天	住院第 2~14 天	住院第 15~17 天（出院日）
医患配合	□ 配合询问病史、收集资料 □ 请务必详细告知既往史、用药史、过敏史 □ 配合进行体格检查 □ 有任何不适告知医师	□ 配合完善相关检查、化验，如采血、留尿、心电图、X线胸片等 □ 医师向患者及家属介绍病情，如有异常检查结果需进一步检查 □ 配合用药及治疗 □ 配合医师调整用药 □ 有任何不适告知医师	□ 接受出院前指导 □ 知道复查程序 □ 获取出院诊断书
护患配合	□ 配合测量体温、脉搏、呼吸、血压、血氧饱和度、体重 □ 配合完成入院护理评估单 □ 简单询问病史、过敏史、用药史 □ 接受入院宣教（环境介绍、病室规定、订餐制度、贵重物品保管等） □ 有任何不适告知护士	□ 配合测量体温、脉搏、呼吸，询问每日排便情况 □ 接受相关化验检查宣教，正确留取标本，配合检查 □ 有任何不适告知护士 □ 接受输液、服药治疗 □ 注意活动安全，避免坠床或跌倒 □ 配合执行探视及陪伴 □ 接受疾病及用药等相关知识指导	□ 接受出院宣教 □ 办理出院手续 □ 获取出院带药 □ 知道服药方法、作用、注意事项 □ 知道复印病历方法
饮食	□ 正常普食	□ 正常普食	□ 正常普食
排泄	□ 正常排尿便	□ 正常排尿便	□ 正常排尿便
活动	□ 适当活动或卧床	□ 适当活动或卧床	□ 适当活动或卧床

附：原表单（2011年版）

突发性耳聋临床路径表单

适用对象：第一诊断为突发性耳聋（ICD-10：H91.2）

患者姓名：	性别： 年龄： 门诊号：	住院号：
住院日期： 年 月 日	出院日期： 年 月 日	标准住院日：15~17天

时间	住院第1天	住院第2天
主要诊疗工作	□ 询问病史及体格检查 □ 完成病历书写 □ 上级医师查房，初步确定诊断 □ 根据纯音测听严重程度确定药物治疗方案并开始用药	□ 上级医师查房 □ 完成入院检查 □ 完成必要的相关科室会诊 □ 完成上级医师查房记录等病历书写 □ 向患者及家属交代病情及其注意事项
重点医嘱	长期医嘱： □ 耳鼻喉科护理常规 □ 三级护理 □ 饮食 □ 除了降纤药视血液检查结果决定用药外，其他药物治疗可在入院当天进行。激素治疗为首选，同时视患者听力损失的严重程度采用2~3种药物搭配治疗 临时医嘱： □ 血常规、尿常规 □ 肝肾功能、电解质、血糖、凝血功能 □ 感染性疾病筛查 □ X线胸片、心电图 □ 纯音听阈测试、声阻抗检查 □ 其他特殊医嘱 □ 高压氧治疗单（可选用）	长期医嘱： □ 患者既往基础用药 □ 其他医嘱 临时医嘱： □ CT或MRI □ 前庭功能检查（伴眩晕者） □ 耳声发射、听性脑干反应（必要时） □ 镇静、安神类药物（必要时） □ 其他医嘱
主要护理工作	□ 介绍病房环境、设施和设备 □ 入院护理评估 □ 宣教	□ 观察患者病情变化
病情变异记录	□ 无 □ 有，原因： 1. 2.	□ 无 □ 有，原因： 1. 2.
护士签名		
医师签名		

时间	住院第 3~16 天	住院第 15~17 天 （出院日）
主 要 诊 疗 工 作	□ 上级医师查房 □ 观察患者听力的恢复情况及眩晕等伴随症状的 　改善情况调整用药 □ 根据 CT/MRI、听力学检查结果鉴别造成突发性 　听力下降的其他可能原因 □ 治疗第 7~10 天复查纯音测听，若听力恢复不 　佳可考虑调整用药 □ 复查肝肾功能，使用降纤药的患者要查血凝， 　根据检查结果决定是否调整用药 □ 注意观察激素的不良反应，并对症处理 □ 完成病程记录	□ 上级医师查房，进行评估，明确是否出院 □ 完成出院记录、病案首页、出院证明书等 □ 向患者交代出院后的注意事项 □ 口服药物的服用指导
重 点 医 嘱	**长期医嘱：** □ 继续入院 □ 有药物不良反应调整用药 □ 激素酌量递减 □ 其他医嘱 **临时医嘱：** □ 复查纯音测听 □ 复查肝肾功能、血凝（降纤药物使用者） □ 调整用药（7~10 天疗效不佳者，需要时） □ 其他医嘱	**出院医嘱：** □ 出院带药 □ 定期门诊随访
主要 护理 工作	□ 观察患者病情变化	□ 指导患者办理出院手续
病情 变异 记录	□ 无　□ 有，原因： 1. 2.	□ 无　□ 有，原因： 1. 2.
护士 签名		
医师 签名		

第十六章
腺样体肥大临床路径释义

一、腺样体肥大编码

疾病名称及编码：腺样体肥大（ICD-10：J35.2）

手术操作名称及编码：腺样体切除手术（ICD-9-CM-3：28.6）

二、临床路径检索方法

J35.2 伴 28.6

三、腺样体肥大临床路径标准住院流程

（一）适用对象

第一诊断为腺样体肥大（ICD-10：J35.2）。

行腺样体切除手术（ICD-9-CM-3：28.6）。

> **释义**
>
> ■ 本临床路径适用对象是第一诊断为腺样体肥大的患者。
> ■ 本临床路径仅针对需要全身麻醉手术的腺样体肥大患者。

（二）诊断依据

根据《临床诊疗指南·耳鼻咽喉头颈外科分册》（中华医学会编著，人民卫生出版社，2009），《临床技术操作规范·耳鼻咽喉-头颈外科分册》（中华医学会编著，人民军医出版社，2009）。

1. 症状：鼻塞、张口呼吸、睡眠打鼾、耳闷、听力下降。
2. 体征：腺样体肥大，可伴有鼓室积液，严重者可出现腺样体面容。
3. 影像学或鼻内镜/纤维鼻咽镜检查：提示腺样体肥大。

> **释义**
>
> ■ 腺样体肥大，可伴有鼓室积液、鼻窦炎等。对以睡眠打鼾为主诉的患者，需要鉴别症状是由腺样体肥大还是扁桃体肥大或其他原因所致。
> ■ 鼻内镜/纤维鼻咽镜检查或影像学提示腺样体肥大。

（三）治疗方案的选择

根据《临床诊疗指南·耳鼻咽喉头颈外科分册》（中华医学会编著，人民卫生出版社，2009），《临床技术操作规范·耳鼻咽喉-头颈外科分册》（中华医学会编著，人民军医出版社，2009）。

行腺样体切除术。

> **释义**
>
> ■ 手术：①经鼻内镜腺样体切除术；②经鼻内镜吸切钻腺样体切除术；③经鼻内镜腺样体低温等离子消融术。
>
> ■ 腺样体切除术禁忌证：①腺样体或邻近器官急性炎症时；②造血系统疾病及有凝血机制障碍者，如再生障碍性贫血、血小板减少性紫癜、过敏性紫癜等；③患者亲属中免疫球蛋白缺乏或自身免疫病的发病率高，白细胞计数特别低者；④严重全身性疾病，如肺结核活动期、风湿性心脏病、精神病、先天性心脏病等。
>
> ■ 随着设备与技术的提高，腺样体切除术手术方式由传统腺样体刮除术，发展为目前临床较多采用的经鼻内镜电视监视下腺样体切除术、低温等离子消融术、吸切钻腺样体切除术等。

（四）标准住院日 ≤5 天

> **释义**
>
> ■ 标准住院日建议不超过 5 天。
>
> ■ 腺样体肥大患者入院后，术前准备 1~2 天，在第 2~3 天实施手术，术后恢复 2~3 天，总住院天数不超过 5 天，均符合本临床路径要求。
>
> ■ 为减少患者等候手术时间和住院费用，可在门诊完成部分术前检查，排除手术禁忌后住院，于住院当天或 2 天以内手术符合本临床路径要求。
>
> ■ 患者若同时合并鼻窦炎、分泌性中耳炎，住院同期治疗时，若术前排除手术禁忌证，扣除排除手术禁忌证检查会诊需要的时间，总住院天数不超过 5 天，符合本路径要求；主管医师应在临床路径表单中予以说明。

（五）进入路径标准

1. 第一诊断必须符合 ICD-10：J35.2 腺样体肥大疾病编码。
2. 当患者同时具有其他疾病诊断，但住院期间不需要特殊处理也不影响第一诊断的临床路径流程实施时，可以进入临床路径。

> **释义**
>
> ■ 腺样体肥大的治疗包括保守治疗和手术治疗，本临床路径仅适用于需要手术治疗的患者。
>
> ■ 患者同时伴有慢性鼻-鼻窦炎、分泌性中耳炎、鼾症、扁桃体肥大、慢性扁桃体炎，经术前评估非手术禁忌证，适用本临床路径。

（六）术前准备 ≤2 天

1. 必需的检查项目

（1）血常规、尿常规。

（2）肝肾功能、电解质、血糖、凝血功能。

（3）感染性疾病筛查（乙型肝炎、丙型肝炎、梅毒、艾滋病等）。

（4）X线胸片、心电图。

2. 根据患者情况可选择的检查项目

（1）内镜检查。

（2）PSG检查。

（3）听力学检查：电测听、声导抗、ASSR等。

（4）鼻咽侧位X线摄片、鼻腔鼻窦CT。

> **释义**
>
> ■内镜检查、听力学检查是目前腺样体肥大患者术前的必查项目。内镜检查对了解腺样体的大小极为重要，听力学检查对了解有无耳部并发症具有指导意义。PSG检查对了解打鼾患儿有无缺氧和呼吸暂停有指导作用。
>
> ■必查项目是确保手术治疗安全、有效开展的基础，术前必须完成。相关人员认真分析检查结果，排除手术禁忌证，及时处理异常情况。
>
> ■为缩短患者住院等待时间，部分检查项目可以在患者入院前于门诊完成。
>
> ■术前检查还包括耳、鼻、咽、喉部位专科检查。

（七）预防性抗菌药物选择与使用时机

按照《抗菌药物临床应用指导原则》（卫医发〔2004〕285号）合理选用抗菌药物。

> **释义**
>
> ■腺样体肥大手术切口属于Ⅱ类切口，因此可按抗生素应用规定适当预防性应用抗生素，通常选用第一代头孢；但多数患者常同时合并鼻-鼻窦炎、分泌性中耳炎等，则应遵照规定选用第二代头孢。

（八）手术日为入院3天内

1. 麻醉方式：全身麻醉或局部麻醉。

2. 手术方式：见治疗方案的选择。

3. 标本送病理检查。

> **释义**
>
> ■建议手术日为入院后2~3天内。
>
> ■由于全身麻醉与局部麻醉在术前准备、术后恢复、患者费用、患者心理状态等各方面均存在较大差异，难以统一管理，故本临床路径规定仅针对全身麻醉下手术的患者。
>
> ■术中用药包括静脉给予抗生素。

（九）术后住院恢复≤3天

1. 根据患者的具体情况确定复查的检查项目。
2. 术后用药：按照《抗菌药物临床应用指导原则》（卫医发〔2004〕285号）合理选用抗菌药物；酌情使用止血药，局部黏膜血管收缩剂和（或）黏液促排剂，可用含漱液漱口。

> **释义**
>
> ■ 建议术后住院治疗≤3天。术后酌情使用止血药，鼻腔局部黏膜血管收缩剂和（或）鼻喷激素。必要时可根据患者出血情况使用注射用尖吻蝮蛇血凝酶等止血药，减少术后渗血，促进创面愈合和恢复。
>
> ■ 术后患者重点观察的项目一般包括观察患者体温、睡眠情况、鼻腔和口腔分泌物性状。

（十）出院标准

1. 一般情况良好，局部无感染征象。
2. 没有需要住院处理的并发症。

> **释义**
>
> ■ 可于出院后门诊复查鼻内镜了解腺样体创面愈合情况。

（十一）变异及原因分析

1. 伴有影响手术的合并症，需要进行相关诊断和治疗等，导致住院时间延长，治疗费用增加。
2. 出现手术并发症，需要进一步诊断和治疗，导致住院时间延长，治疗费用增加。

> **释义**
>
> ■ 伴有影响手术的合并症常见的是术前准备发现下呼吸道感染、凝血功能异常等，需要进一步行检查与治疗，请相关科室会诊排除手术禁忌证，导致住院时间延长，治疗费用增加。

四、腺样体肥大临床路径给药方案

注：对有与腺样体肥大相关的临床症状者，若肥大腺样体占后鼻孔 2/3 以上者以手术治疗为主，占后鼻孔 1/2 以下者可考虑保守治疗，经保守治疗伴发疾病症状无改善者，可考虑手术治疗

【用药选择】

1. 对单纯腺样体肥大者，不主张使用抗生素治疗，亦即腺样体肥大与否不该成为抗生素应用的指征。

2. 腺样体肥大伴急性鼻窦炎、分泌性中耳炎和支气管炎者，可参考伴发疾病细菌谱选择敏感抗生素治疗，但不主张长期使用，也不应将肥大的腺样体是否缩小作为抗生素停药标准。

3. 短疗程口服糖皮质激素对腺样体肥大伴分泌性中耳炎者有一定效果。鼻用糖皮质激素对腺样体肥大及其并发症均有效。

【药学提示】

1. 大环内酯类静脉给药可引起血栓性静脉炎，故红霉素静滴时应注意浓度。

2. 青霉素和部分头孢类抗生素需要皮试。

【注意事项】

对于腺样体肥大保守治疗的患儿，应定期复查，了解腺样体大小及有无相关并发症；鼻用糖皮质激素对肥大的腺样体有一定治疗效果，但应遵照药物说明用于适应年龄儿童，避免不良反应。

五、推荐表单

(一) 医师表单

腺样体肥大临床路径医师表单

适用对象：第一诊断为腺样体肥大 (ICD-10：J35.2)
行腺样体切除手术 (ICD-9-CM-3：28.6)

患者姓名：	性别：	年龄：	门诊号：	住院号：
住院日期：　年　月　日	出院日期：　年　月　日			标准住院日：≤5 天

时间	住院第 1 天	住院第 1~2 天 （术前日）
主要诊疗工作	□ 询问病史及体格检查 □ 完成病历书写 □ 上级医师查房及术前评估 □ 初步决定手术方式和日期	□ 上级医师查房 □ 完成入院检查及术前评估 □ 根据检查结果，进行术前讨论，确定手术方式 □ 完成必要的相关科室会诊 □ 签署手术知情同意书、自费用品协议书等 □ 向患者及家属交代病情及围术期注意事项
重点医嘱	**长期医嘱：** □ 耳鼻咽喉科护理常规 □ 二级或三级护理 □ 普食 **临时医嘱：** □ 血常规、尿常规 □ 肝肾功能、电解质、血糖、凝血功能 □ 感染性疾病筛查 □ X 线胸片、心电图 □ 内镜检查、PSG、听力学检查 □ 酌情行影像学检查	**长期医嘱：** □ 耳鼻咽喉科护理常规 □ 二级或三级护理 □ 普食 □ 患者既往基础用药 **临时医嘱：** □ 术前医嘱：明日全身麻醉下行腺样体切除术 * □ 术前禁食、禁水 □ 术前抗菌药物 □ 术前准备 □ 其他特殊医嘱
病情变异记录	□ 无　□ 有，原因： 1. 2.	□ 无　□ 有，原因： 1. 2.
医师签名		

时间	住院第 2~3 天 （手术日）	住院第 3~4 天 （术后第 1 天）	住院第 4~5 天 （术后第 2~3 天，出院日）
主要诊疗工作	□ 手术 □ 术者完成手术记录 □ 住院医师完成术后病程 □ 上级医师查房 □ 向患者及家属交代病情及术后注意事项	□ 上级医师查房 □ 住院医师完成常规病历书写 □ 注意病情变化 □ 注意观察生命体征 □ 注意患者鼻腔、鼻咽部状况	□ 上级医师查房，进行手术及伤口评估 □ 完成出院记录、出院证明书 □ 向患者交代出院后的注意事项
重点医嘱	长期医嘱： □ 全麻后常规护理 □ 腺样体切除 * 术后护理常规 □ 一级护理 □ 术后 6 小时半流饮食 □ 抗菌药物 临时医嘱： □ 酌情心电监护 □ 酌情吸氧 □ 其他特殊医嘱	长期医嘱： □ 一级或二级护理 □ 半流食或普食 □ 其他特殊医嘱 临时医嘱： □ 其他特殊医嘱	出院医嘱： □ 出院带药 □ 门诊随诊
病情变异记录	□ 无　□ 有，原因： 1. 2.	□ 无　□ 有，原因： 1. 2.	□ 无　□ 有，原因： 1. 2.
医师签名			

注：* 实际操作时需明确写出具体的术式

（二）护士表单

腺样体肥大临床路径护士表单

适用对象：第一诊断为腺样体肥大（ICD-10：J35.2）

行腺样体切除手术（ICD-9-CM-3：28.6）

患者姓名：		性别： 年龄： 门诊号：	住院号：
住院日期： 年 月 日		出院日期： 年 月 日	标准住院日：≤5天

时间	住院第1~2天	住院第3~4天 （手术当日）	住院第4~5天 （手术后）
健康宣教	□ 介绍主管医师、护士 □ 介绍环境、设施 □ 介绍住院注意事项 □ 宣教术前准备 □ 提醒患者术晨禁食、禁水	□ 主管护士与患者沟通，了解并指导心理应对 □ 宣教疾病知识、用药知识及特殊检查操作过程 □ 告知检查及操作前后饮食、活动及探视注意事项及应对方式	□ 康复和锻炼 □ 定时复查 □ 出院带药服用方法 □ 饮食休息等注意事项指导 □ 讲解增强体质的方法，减少感染的机会
护理处置	□ 核对患者、佩戴腕带 □ 建立入院护理病历 □ 卫生处置：剪指甲、沐浴、更换病号服 □ 协助医师完成各项检查化验 □ 术前准备，禁食、禁水	□ 随时观察患者病情变化 □ 遵医嘱正确使用抗生素	□ 办理出院手续 □ 书写出院小结
基础护理	□ 二级护理 □ 晨晚间护理 □ 患者安全管理	□ 一级或二级护理 □ 晨晚间护理 □ 患者安全管理	□ 三级护理 □ 晨晚间护理 □ 患者安全管理
专科护理	□ 护理查体 □ 呼吸频率、血氧饱和度监测 □ 需要时请家属陪伴 □ 心理护理	□ 遵医嘱完成相关检查 □ 心理护理 □ 遵医嘱正确给药 □ 提供并发症征象的依据	□ 病情观察：评估患者生命体征 □ 心理护理
重点医嘱	□ 详见医嘱执行单	□ 详见医嘱执行单	□ 详见医嘱执行单
病情变异记录	□ 无 □ 有，原因： 1. 2.	□ 无 □ 有，原因： 1. 2.	□ 无 □ 有，原因： 1. 2.
护士签名			

（三）患者表单

腺样体肥大临床路径患者表单

适用对象：第一诊断为腺样体肥大（ICD-10：J35.2）

行腺样体切除手术（ICD-9-CM-3：28.6）

患者姓名：	性别：　年龄：　门诊号：	住院号：
住院日期：　年　月　日	出院日期：　年　月　日	标准住院日：≤5 天

时间	入院当日	住院期间 （第 2~4 天）	住院第 5 天 （出院日）
医患配合	□ 配合病史询问、资料收集，请务必详细告知既往史、用药史、过敏史 □ 配合进行体格检查 □ 有任何不适告知医师	□ 配合完善相关检查、化验，如采血、留尿、心电图、X线胸片等 □ 医师向患者及家属介绍病情，如有异常检查结果需进一步检查 □ 配合用药及治疗 □ 配合医师调整用药 □ 有任何不适告知医师	□ 接受出院前指导 □ 知道复查程序 □ 获取出院诊断书
护患配合	□ 配合测量体温、脉搏、呼吸、血压、血氧饱和度、体重 □ 配合完成入院护理评估单（简单询问病史、过敏史、用药史） □ 接受入院宣教（环境介绍、病室规定、订餐制度、贵重物品保管等） □ 有任何不适告知护士	□ 配合测量体温、脉搏、呼吸，告知每日排便情况 □ 接受相关化验检查宣教，正确留取标本，配合检查 □ 有任何不适告知护士 □ 接受输液、服药治疗 □ 注意活动安全，避免坠床或跌倒 □ 配合执行探视及陪伴 □ 接受疾病及用药等相关知识指导	□ 接受出院宣教 □ 办理出院手续 □ 获取出院带药 □ 知道服药方法、作用、注意事项 □ 知道复印病历方法
饮食	□ 正常普食	□ 正常普食	□ 正常普食
排泄	□ 正常排尿便	□ 正常排尿便	□ 正常排尿便
活动	□ 适量活动	□ 适量活动	□ 适量活动

附：原表单（2011 年版）

腺样体肥大临床路径表单

适用对象：第一诊断为腺样体肥大（ICD-10：J35.2）
行腺样体切除术（ICD-9-CM-3：28.6）

患者姓名：		性别：	年龄：	门诊号：	住院号：
住院日期： 年 月 日		出院日期： 年 月 日			标准住院日：≤5 天

时间	住院第 1 天	住院第 1~2 天 （术前日）
主要诊疗工作	□ 询问病史及体格检查 □ 完成病历书写 □ 上级医师查房及术前评估 □ 初步确定手术方式和日期	□ 上级医师查房 □ 完成术前检查与术前评估 □ 根据检查结果等，进行术前讨论，确定手术方案 □ 完成必要的相关科室会诊 □ 签署手术知情同意书，自费用品协议书等 □ 患者及家属交代围术期注意事项
重点医嘱	**长期医嘱：** □ 耳鼻咽喉科护理常规 □ 二级或三级护理 □ 普食 **临时医嘱：** □ 血常规、尿常规 □ 肝肾功能、血糖、电解质、凝血功能 □ 感染性疾病筛查 □ X 线胸片、心电图 □ 酌情行内镜检查 □ 酌情行 PSG 检查 □ 酌情行听力学检查 □ 酌情行影像学检查	**长期医嘱：** □ 耳鼻咽喉科护理常规 □ 二级或三级护理 □ 普食 □ 患者既往基础用药 **临时医嘱：** □ 术前医嘱：明日全身麻醉或局部麻醉下腺样体切除术* □ 术前禁食、禁水 □ 术前抗菌药物 □ 术前准备 □ 其他特殊医嘱
主要护理工作	□ 介绍病房环境、设施和设备 □ 入院护理评估	□ 宣教、备皮等术前准备 □ 提醒患者明晨禁水
病情变异记录	□ 无 □ 有，原因： 1. 2.	□ 无 □ 有，原因： 1. 2.
护士签名		
医师签名		

时间	住院第2~3天 （手术日）	住院第3~4天 （术后第1天）	住院第4~5天 （出院日）
主要诊疗工作	☐ 手术 ☐ 术者完成手术记录 ☐ 住院医师完成术后病程 ☐ 上级医师查房 ☐ 向患者及家属交代病情及术后注意事项	☐ 上级医师查房 ☐ 住院医师完成常规病历书写 ☐ 注意病情变化 ☐ 注意观察生命体征 ☐ 了解患者鼻腔、鼻咽部状况	☐ 上级医师查房，进行手术及伤口评估 ☐ 完成出院记录，出院证明书 ☐ 向患者交代出院后的注意事项
重点医嘱	**长期医嘱：** ☐ 全麻或局部麻醉术后护理常规 ☐ 腺样体切除术*后护理常规 ☐ 一级护理 ☐ 冷流质饮食 ☐ 抗菌药物 **临时医嘱：** ☐ 标本送病理检查 ☐ 酌情心电监护 ☐ 酌情吸氧 ☐ 其他特殊医嘱 ☐ 漱口液	**长期医嘱：** ☐ 二级护理 ☐ 半流食或普食 ☐ 其他特殊医嘱 **临时医嘱：** ☐ 其他特殊医嘱	**出院医嘱：** ☐ 出院带药 ☐ 门诊随访
主要护理工作	☐ 随时观察患者病情变化 ☐ 术后心理与生活护理	☐ 随时观察患者情况 ☐ 术后心理与生活护理	☐ 指导患者办理出院手续
病情变异记录	☐ 无 ☐ 有，原因： 1. 2.	☐ 无 ☐ 有，原因： 1. 2.	☐ 无 ☐ 有，原因： 1. 2.
护士签名			
医师签名			

注：* 实际操作时需明确写出具体的术式

第十七章

慢性化脓性中耳炎临床路径释义

一、慢性化脓性中耳炎编码

1. 卫计委原编码

疾病名称及编码：慢性化脓性中耳炎（ICD-10：H66.1-H66.3/H71）

手术操作名称及编码：手术治疗（ICD-9-CM-3：19.3-19.5/20.2/20.4）

2. 修改编码

疾病名称及编码：慢性化脓性中耳炎（ICD-10：H66.1-H66.3/H71）

手术操作名称及编码：听骨链重建术同期或二期（ICD-9-CM-3：19.3）

鼓室成形术Ⅰ型（ICD-9-CM-3：19.4）

鼓室成形术Ⅱ（ICD-9-CM-3：19.52）

鼓室成形术Ⅲ（ICD-9-CM-3：19.53）

乳突切开术（ICD-9-CM-3：20.21）

乳突切除术（ICD-9-CM-3：20.4）

二、临床路径检索方法

（H66.1/H66.2/H66.3/H71）伴（19.3/19.4/19.52/19.53/20.21/20.4）

三、慢性化脓性中耳炎临床路径标准住院流程

（一）适用对象

第一诊断为慢性化脓性中耳炎（ICD-10：H66.1-H66.3/H71）。

行手术治疗（ICD-9-CM-3：19.3-19.5/20.2/20.4）。

> **释义**
>
> ■ 本临床路径适用对象是第一诊断为慢性化脓性中耳炎的患者，包括中华医学会耳鼻咽喉科分会2012年制订的《中耳炎临床分类和手术分型指南（2012）》中的"慢性化脓性中耳炎""中耳胆脂瘤"及"中耳炎后遗疾病"的患者。本路径不包括慢性化脓性中耳炎伴严重颅内外并发症的患者。
>
> ■ 本临床路径仅针对需要手术的患者。

（二）诊断依据

根据《临床诊疗指南·耳鼻咽喉头颈外科分册》（中华医学会编著，人民卫生出版社，2009）、《临床技术操作规范·耳鼻咽喉-头颈外科分册》（中华医学会编著，人民军医出版社，2009）、《中耳炎的分类和分型》（中华医学会耳鼻咽喉科学分会，2004年）。

1. 症状：有间断性或持续性耳溢脓病史；不同程度的听力下降。

2. 体征：具备下列项目之一者。

（1）鼓膜穿孔，鼓室内可见有脓性分泌物，黏膜可见肿胀、增厚、肉芽形成。

（2）鼓膜内陷，伴中耳胆脂瘤。

3. 听力检查：传导性或混合性听力损失。

4. 颞骨 CT 扫描：提示炎性改变。

> **释义**
>
> ■ 应该与慢性肉芽性鼓膜炎、中耳癌、结核性中耳炎鉴别。
>
> ■ 慢性化脓性中耳炎单纯型，鼓膜紧张部穿孔，鼓室内可见有脓性分泌物，是慢性化脓性中耳炎的重要体征之一，此时患者并不适合手术，应先行药物治疗，待中耳乳突内无活动性炎症，或者炎症得到控制后再行手术，进入本路径，一般为干耳后至少 2 周。中耳胆脂瘤的另一体征为鼓膜松弛部穿孔或紧张部边缘性穿孔，可见胆脂瘤上皮组织。
>
> ■ 听力损失轻度到重度，可为传导性或混合性，少数为感音性听力减退，行听骨链重建的患者，要求内耳功能良好，一般骨导阈值不大于 30dBHL。
>
> ■ 由于胆脂瘤等病变组织可作为缺损听骨间的传音桥梁，有时听骨链已有破坏，听力损失也可不明显。
>
> ■ 颞骨 CT 扫描可见鼓室鼓窦及乳突内软组织密度影，胆脂瘤者有骨质破坏。病变严重者必要时行 MRI 检查。

（三）治疗方案的选择

根据《临床诊疗指南·耳鼻咽喉头颈外科分册》（中华医学会编著，人民卫生出版社，2009），《临床技术操作规范·耳鼻咽喉-头颈外科分册》（中华医学会编著，人民军医出版社，2009），《中耳炎的分类和分型》（中华医学会耳鼻咽喉科学分会，2004 年）。

手术：

1. 鼓室探查+鼓室成形术。

2. 开放式乳突根治+鼓室成形术（伴或不伴耳甲腔成形术）。

3. 完壁式乳突根治+鼓室成形术。

4. 酌情行二期听骨链重建术。

> **释义**
>
> ■ 鼓室成形术的禁忌证包括：鼓室和乳突气房系统的黏膜炎症处于活动状态、鼓室内有胆脂瘤或上皮组织尚未彻底切除、咽鼓管功能障碍无法解除、耳蜗功能丧失及全身慢性疾病不能耐受手术等。
>
> ■ 随着人工听觉技术的发展，振动声桥、BAHA 等新技术的应用，使以前属于听力重建禁忌证的患者有了新的治疗方法，各单位应根据自身条件和患者的具体情况选择相应的治疗手段，开展安全有效的治疗，为患者谋取最大治疗效果，这些新的治疗方法另立临床路径，本临床路径仅适用于通过鼓室成形术提高听力的患者。
>
> ■ 根据《中耳炎临床分类和手术分型指南（2012）》（中华医学会耳鼻咽喉科学分会，2012 年），手术分类：
>
> 1. 鼓室成形术
>
> Ⅰ型：单纯鼓膜成形，不需要重建听骨链。
>
> Ⅱ型：底板活动，镫骨上结构存在。

Ⅲ型：底板活动，镫骨上结构缺如。

2. 中耳病变切除术

(1) 乳突切开术。

(2) 乳突根治术。

(3) 改良乳突根治术 (Bondy 手术)。

3. 中耳病变切除+鼓室成形术

(1) 完壁式乳突切开+鼓室成形术。

(2) 开放式乳突切开+鼓室成形术。

(3) 完桥式乳突切开+鼓室成形术。

(4) 上鼓室切开+鼓室成形术。

4. 其他中耳炎相关手术

(1) 鼓室探查术。

(2) 耳甲腔成形术。

(3) 外耳道成形术。

(4) 外耳道后壁重建术。

(5) 乳突缩窄术。

(6) 中耳封闭术。

（四）标准住院日为≤12 天

释义

■ 标准住院日建议不超过 10 天。

■ 慢性中耳炎患者入院后，术前准备 1~3 天，在第 2~4 天实施手术，术后恢复 7 天，总住院天数不超过 10 天，均符合本临床路径要求。

■ 为减少患者等候手术时间和住院费用，可在门诊完成术前检查，排除手术禁忌后住院，于住院当天或 3 天以内手术符合本临床路径要求。

■ 患者入院后术前准备发现心律失常、糖尿病、肺部阴影的阳性体征，需要进一步行超声心动图、Holter、肺功能等检查，请相关科室会诊排除手术禁忌证，上述慢性疾病如果需要治疗，病情稳定后才能手术，术前准备过程应先进入相应内科疾病的诊疗路径；若经会诊排除了手术禁忌证，应扣除在排除手术禁忌证时所花去的检查会诊时间，总住院天数仍不超过 10 天者，亦符合本路径要求；主管医师应在临床路径表单中予以说明。

（五）进入临床路径标准

1. 第一诊断必须符合 ICD-10：H66.1-H66.3/H71 慢性化脓性中耳炎疾病编码。

2. 当患者同时具有其他疾病诊断，但在住院期间不需要特殊处理也不影响第一诊断的临床路径流程实施时，可以进入临床路径。

释义

■ 慢性化脓性中耳炎的治疗包括保守治疗和手术治疗，本临床路径仅适用于需要手术治疗的患者，不包括慢性中耳炎急性发作需要药物治疗的患者，但包括慢性中耳炎急性发作经保守治疗控制感染后能够手术的患者。

■ 需要分期行听力重建手术的患者，每次入院均可适用本临床路径。

■ 患者同时伴有高血压、糖尿病、心律失常等慢性病，经内科会诊评估为非手术禁忌证，适用本临床路径。

（六）术前准备≤3天

1. 必需的检查项目

（1）血常规、尿常规。

（2）肝肾功能、电解质、血糖、凝血功能。

（3）感染性疾病筛查（乙型肝炎、丙型肝炎、梅毒、艾滋病等）。

（4）X线胸片、心电图。

（5）临床听力学检查（酌情行咽鼓管功能检查）。

（6）颞骨CT。

2. 视情况而定：中耳脓液细菌培养+药敏，面神经功能测定等。

释义

■ 咽鼓管功能检查是鼓室成形术患者的必查项目。

■ 必查项目是手术治疗安全有效的前提，术前必须完成。相关人员应认真分析检查结果，排除手术禁忌证、及时处理异常情况。

■ 为缩短患者住院等待时间，检查项目可以在患者入院前于门诊完成。

■ 高龄患者或有心肺功能异常患者，术前根据病情增加心脏彩超、肺功能、血气分析等检查。

■ 耳鼻喉科专科检查，耳是重点检查部位，尤其应仔细观察鼓膜穿孔情况，有无胆脂瘤上皮及肉芽组织，并准确记录。还应包括音叉检查，咽鼓管功能检测，观察有无自发性眼震以及瘘管实验等。术前检查还包括鼻、咽、喉部位检查。

■ 颞骨CT检查根据需要行相应部位的重建。

（七）预防性抗菌药物选择与使用时机

抗菌药物：按照《抗菌药物临床应用指导原则》（卫医发〔2004〕285号）合理选用抗菌药物。

释义

■ 慢性中耳炎手术入路手术属于Ⅱ类或Ⅲ类（如耳后骨膜下脓肿）切口，因此可按规定适当预防性和术后应用抗菌药物，视药敏结果选择合适的抗菌药物；当骨质破坏严重，存在发生颅内并发症危险时，应选择易透过血-脑脊液屏障的抗菌药物。

（八）手术日为入院后4天内

1. 麻醉方式：全身麻醉。
2. 术中植入耗材：听骨植入。
3. 术中用药：必要时糖皮质激素、非耳毒性抗菌药物冲洗术腔。
4. 术中酌情行面神经监测。
5. 术腔填塞。
6. 标本送病理检查。

> **释义**
>
> ■ 建议手术日为入院后3天内。
> ■ 由于全身麻醉与局部麻醉在术前准备、术后恢复、患者费用、患者心理状态等各方面均存在较大差异，难以统一管理，故本临床路径规定仅针对全身麻醉下手术的患者。
> ■ 术中用药包括静脉给予抗生素。

（九）术后住院治疗≤10天

1. 必须复查的检查项目：根据患者情况而定。
2. 术后用药：按照《抗菌药物临床应用指导原则》（卫医发〔2004〕285号）合理选用抗菌药物。
3. 伤口换药。

> **释义**
>
> ■ 建议术后住院治疗≤7天。
> ■ 术后患者重点观察的项目除全麻手术后应该观察的项目以外，还包括闭目、鼓腮等面神经功能的相关检查（观察有无面瘫），是否有眩晕、耳鸣以及伤口情况等，并对症处理；若有疼痛加剧、体温升高、喷射性呕吐等感染症状需要行血常规、降钙素原等相关检查；人工听骨植入患者需要术后酌情卧床。

（十）出院标准

1. 一般情况良好，无伤口感染。
2. 没有需要住院处理的并发症。

> **释义**
>
> ■ 根据患者具体情况，可以拆线后出院或出院后门诊复查时拆线。

（十一）变异及原因分析

1. 伴有影响手术的合并症，需要进行相关诊断和治疗等，导致住院时间延长，治疗费用增加。

2. 出现手术并发症，需要进一步诊断和治疗，导致住院时间延长，治疗费用增加。

释义

■伴有影响手术的合并症，常见的是术前准备发现心律失常、糖尿病、肺部阴影的阳性体征等，需要进一步行超声心动图、Holter、肺功能等检查，请相关科室会诊排除手术禁忌证，导致住院时间延长，治疗费用增加。

■慢性化脓性中耳炎手术可能存在的风险包括：术中、术后出血；术中损伤面神经，出现术后面瘫，舌前2/3味觉异常；脑脊液耳漏，甚至颅内感染；术后耳鸣，眩晕；术后听力无改善或下降；术后中耳炎复发、不干耳；术后需要二期手术治疗；鼓膜穿孔修补未成功，或术后再次穿孔；术后耳道狭窄或闭锁等。

■慢性中耳炎包括种类很多，手术方式多样，出现变异的原因很多，除了包括路径中所描述的各种术后并发症，还包括医疗、护理、患者、环境等多方面的变异原因，为便于总结和在工作中不断完善和修订路径，应将变异原因归纳、总结，以便重新修订路径时作为参考。

四、慢性化脓性中耳炎临床路径给药方案

【用药选择】

1. 如果常规的抗生素治疗无效可做细菌培养，根据药敏结果选择抗生素。
2. 中耳炎可能会并发真菌感染，如耳道内出现白色或黑色的菌丝样组织，可进行真菌培养确定诊断，要彻底清理保持耳道干燥，并局部应用抗真菌药治疗。

【药学提示】

1. 喹诺酮类静脉给药可引起静脉炎，故静脉滴注时应控制药物浓度和流速。

2. 儿童对头孢类过敏选用大环内酯类抗生素，大环内酯类抗生素有恶心、呕吐等胃肠道反应。

【注意事项】

慢性化脓性中耳炎长期流脓，突然出现流脓较少、高热、头痛等要注意有无中耳炎的颅内并发症出现。

五、推荐表单

（一）医师表单

慢性化脓性中耳炎临床路径医师表单

适用对象：第一诊断为慢性化脓性中耳炎（ICD-10：H66.1-H66.3/H71）

行手术治疗（ICD-9-CM-3：19.3-19.5/20.2/20.4）

患者姓名：	性别： 年龄： 门诊号：	住院号：
住院日期： 年 月 日	出院日期： 年 月 日	标准住院日：≤12天

时间	住院第1天	住院第1~3天 （术前日）	住院第2~3天 （手术日）
主要诊疗工作	□ 询问病史及体格检查 □ 完成病历书写 □ 安排相关检查 □ 上级医师查房与术前评估 □ 初步确定手术方式和日期	□ 上级医师查房 □ 完成术前准备与术前评估 □ 汇总检查结果，进行术前讨论，确定手术方案 □ 相关科室会诊，可能会超出路径要求的时间，主管医师在表单记录 □ 签署手术知情同意书、自费用品协议书等 □ 向患者及家属交代围术期注意事项 □ 完成术前讨论、手术医师查房记录等病历书写	□ 全身麻醉 □ 手术 □ 术者完成手术记录 □ 住院医师完成术后病程 □ 上级医师查房 □ 向患者及家属交代病情及术后注意事项
重点医嘱	**长期医嘱：** □ 耳鼻咽喉科护理常规 □ 二级或三级护理 □ 饮食 □ 患者既往基础用药 **临时医嘱：** □ 血常规、尿常规 □ 肝肾功能、电解质、血糖、血脂、凝血功能 □ 感染性疾病筛查 □ X线胸片、心电图 □ 临床听力学检查（酌情行咽鼓管功能检查） □ 颞骨CT □ 耳鼻咽喉科专科检查 □ 视情况而定：中耳脓液细菌培养+药敏，面神经功能测定	**长期医嘱：** □ 耳鼻咽喉科护理常规 □ 二级或三级护理 □ 饮食 □ 患者既往基础用药 **临时医嘱：** □ 术前医嘱：明日全身麻醉或局麻下行鼓室成形术* □ 术前禁食、禁水 □ 术前抗菌药物 □ 术前准备（如术侧耳备皮） □ 其他特殊医嘱	**长期医嘱：** □ 全身麻醉后常规护理 □ 鼓室成形术*术后护理常规 □ 一级护理 □ 卧床（人工听骨植入患者） □ 饮食 □ 抗菌药物 □ 患者既往基础用药 **临时医嘱：** □ 酌情心电监护 □ 酌情吸氧 □ 其他特殊医嘱（如针对眩晕耳鸣的对症处理）
病情变异记录	□ 无 □ 有，原因： 1. 2.	□ 无 □ 有，原因： 1. 2.	□ 无 □ 有，原因： 1. 2.
医师签名			

时间	住院第 3~9 天 （术后第 1~6 日）	住院第 10 天 （出院日）
主要 诊疗 工作	□ 上级医师查房 □ 住院医师完成常规病历书写 □ 注意病情变化 □ 注意观察生命体征 □ 注意有无并发症如面瘫、眩晕、突聋等 □ 完壁式手术注意引流量 □ 根据引流情况明确是否拔除引流皮条	□ 上级医师查房，进行手术及伤口评估并拆线 □ 确定患者可以出院 □ 开具出院诊断书 □ 完成出院记录、出院证明书 □ 向患者交代出院后的注意事项及复查日期 □ 通知出院处
重 要 医 嘱	长期医嘱： □ 半流食或普食 □ 一级或二级护理 □ 根据情况停用抗菌药物 □ 根据情况停卧床 临时医嘱： □ 换药 □ 其他特殊医嘱	出院医嘱： □ 通知出院 □ 出院带药 □ 拆线换药
病情 变异 记录	□ 无　□ 有，原因： 1. 2.	□ 无　□ 有，原因： 1. 2.
医师 签名		

注：* 实际操作时需明确写出具体的术式

（二）护士表单

慢性化脓性中耳炎临床路径护士表单

适用对象：第一诊断为慢性化脓性中耳炎（ICD-10：H66.1-H66.3/H71）

行手术治疗（ICD-9-CM-3：19.3-19.5/20.2/20.4）

患者姓名：		性别：　年龄：　门诊号：	住院号：
住院日期：　　年　月　日		出院日期：　　年　月　日	标准住院日：≤12 天

时间	住院第 1 天	住院第 1~3 天 （术前日）	住院第 2~3 天 （手术日）
健康宣教	□ 入院宣教（介绍病房环境、探视制度） □ 入院护理评估（生命体征、营养、心理等） □ 询问病史，相应查体 □ 联系相关检查	□ 宣教疾病知识、用药知识及特殊检查操作过程 □ 宣教术前准备 □ 预防血栓踝泵练习 □ 预防跌倒 3 个 30 秒健康宣教 □ 预防跌倒措施 □ 主管护士与患者沟通，了解并指导心理应对 □ 提醒患者术晨禁食、禁水	□ 预防跌倒 3 个 30 秒健康宣教 □ 预防血栓踝泵练习 □ 主管护士与患者沟通，了解并指导心理应对 □ 宣教用药知识 □ 术后饮食指导
护理处置	□ 核对患者，佩戴腕带 □ 建立入院护理病历 □ 卫生处置：剪指甲、洗澡、更换病号服 □ 协助医师完成各项检查化验	□ 术侧颈部过伸位练习 □ 指导患者踝泵练习 □ 术前准备，禁食、禁水 □ 遵医嘱正确给药	□ 密切观察患者生命体征 T、P、R、Bp、血氧饱和度 □ 跌倒评分 □ 必要时挂预防跌倒标识 □ 患者自理程度 ADL 评分 □ 遵医嘱正确使用抗生素
基础护理	□ 三级护理 □ 晨晚间护理 □ 患者安全管理	□ 三级护理 □ 晨晚间护理 □ 患者安全管理	□ 一级护理 □ 晨晚间护理 □ 患者安全管理
专科护理	□ 护理查体 □ 生命体征监测 □ 需要时请家属陪伴 □ 心理评估 □ 书写入院评估单，护理评估单，患者自理程度 ADL 评分	□ 生命体征监测 □ 需要时请家属陪伴 □ 心理护理	□ 生命体征监测 □ 密切观察伤口渗血情况，有渗血及时用无菌纱布覆盖 □ 密切观察患者神志，有无恶心、呕吐。必要时通知医师 □ 书写护理记录 □ 需要时请家属陪伴 □ 心理护理
重点医嘱	□ 详见医嘱执行单	□ 详见医嘱执行单	□ 详见医嘱执行单
病情变异记录	□ 无　□ 有，原因： 1. 2.	□ 无　□ 有，原因： 1. 2.	□ 无　□ 有，原因： 1. 2.
护士签名			

时间	住院第 3~9 天 （术后第 1~6 日）	住院第 10 天 （出院日）
健康宣教	□ 预防跌倒 3 个 30 秒健康宣教 □ 鼓励进食 □ 饮食指导	□ 出院健康宣教 □ 教会患者五步换药法 □ 定期复查 □ 出院带药服用方法
护理处置	□ 跌倒评估 □ ADL 评分 □ 随时观察患者病情变化 □ 遵医嘱正确给药	□ ADL 评分 □ 通知住院处 □ 打印体温单及护理记录
基础护理	□ 二级护理 □ 晨晚间护理 □ 患者安全管理 □ 需要时请家属陪伴	□ 三级护理 □ 晨晚间护理 □ 患者安全管理
专科护理	□ 评估生命体征 □ 按 PIO 书写护理记录 □ 密切观察伤口渗血情况，有渗血及时用无菌纱布覆盖 □ 密切观察患者神志，有无恶心，呕吐等 □ 提供并发症征象的依据 □ 心理护理	□ 评估生命体征 □ 书写护理记录
重要医嘱	□ 详见医嘱执行单	□ 详见医嘱执行单
病情变异记录	□ 无　□ 有，原因： 1. 2.	□ 无　□ 有，原因： 1. 2.
护士签名		

（三）患者表单

慢性化脓性中耳炎临床路径患者表单

适用对象：第一诊断为慢性化脓性中耳炎（ICD-10：H66.1-H66.3/H71）

行手术治疗（ICD-9-CM-3：19.3-19.5/20.2/20.4）

患者姓名：	性别： 年龄： 门诊号：	住院号：
住院日期： 年 月 日	出院日期： 年 月 日	标准住院日：≤12 天

时间	住院第 1 天	住院第 1~3 天 （术前日）	住院第 2~3 天 （手术日）
医患配合	□ 接受入院宣教 □ 接受入院护理评估 □ 接受病史询问 □ 进行体格检查 □ 交代既往用药情况 □ 进行相关检查	□ 患者及家属与医师交流病情 □ 了解手术方案及围术期注意事项 □ 签署手术知情同意书、自费用品协议书等知情同意书 □ 接受术前宣教 □ 完成有关检查 □ 术前取下所有饰品、卸妆	□ 接受手术治疗 □ 患者及家属与医师交流了解手术情况及术后注意事项 □ 接受术后监护治疗
护患配合	□ 配合测量体温、脉搏、呼吸、血压、血氧饱和度、体重 □ 配合完成入院护理评估单（简单询问病史、过敏史、用药史） □ 接受入院宣教（环境介绍、病室规定、订餐制度、贵重物品保管等） □ 有任何不适告知护士 □ 配合执行医院制度	□ 配合术前准备 □ 配合术晨禁食、禁水 □ 配合踝泵练习 □ 配合 3 个 30 秒预防跌倒健康宣教 □ 配合术侧颈部过伸位练习 □ 配合术前准备，禁食、禁水 □ 配合用药 □ 有任何不适告知护士	□ 配合测量体温、脉搏、呼吸，询问每日排便情况 □ 按时接受输液、服药治疗 □ 注意活动安全，避免坠床或跌倒 □ 配合执行探视及陪伴制度 □ 接受疾病及用药等相关知识指导 □ 有任何不适告知护士
饮食	□ 半流食	□ 半流食	□ 半流食
排泄	□ 正常排尿便	□ 正常排尿便	□ 正常排尿便
活动	□ 适量活动 □ 适应角色转换	□ 适量活动 □ 心理调整	□ 适量床上活动

时间	住院第3~9天 （术后第1~6日）	住院第10天 （出院日）
医患配合	□ 接受术后康复指导 □ 适当下床活动 □ 接受相关检查和复查 □ 配合换药 □ 术后抗生素治疗	□ 接受出院前指导 □ 了解复查程序 □ 获取出院诊断书
护患配合	□ 配合测量体温、脉搏、呼吸 □ 询问每日排便情况 □ 有任何不适告知护士 □ 接受输液、服药治疗 □ 注意活动安全，避免坠床或跌倒 □ 配合执行探视及陪伴制度 □ 接受疾病及用药等相关知识指导 □ 有任何不适告知护士	□ 接受出院前康复宣教 □ 学习出院注意事项 □ 获取出院带药 □ 知道服药方法、作用、注意事项 □ 掌握五步换药法 □ 办理出院手续 □ 知道复印病历方法 □ 知道术后首次复查时间
饮食	□ 半流食	□ 正常普食
排泄	□ 正常排尿便	□ 正常排尿便
活动	□ 适量活动 □ 心理调整	□ 适量活动

附：原表单（2009 年版）

慢性化脓性中耳炎临床路径表单

适用对象：第一诊断为慢性化脓性中耳炎（ICD-10：H66.1-H66.3/H71）

行手术治疗（ICD-9-CM-3：19.3-19.5/20.2/20.4）

患者姓名：	性别：　　年龄：　　门诊号：	住院号：
住院日期：　　年　月　日	出院日期：　　年　月　日	标准住院日：≤12 天

时间	住院第 1 天	住院第 1~3 天 （术前日）	住院第 2~4 天 （手术日）
主要诊疗工作	□ 询问病史及体格检查 □ 完成病历书写 □ 上级医师查房与术前评估 □ 初步确定手术方式和日期	□ 上级医师查房 □ 完成术前准备与术前评估 □ 根据检查结果等，行术前讨论，确定手术方案 □ 完成必要的相关科室会诊 □ 签署手术知情同意书、自费用品协议书等 □ 向患者及家属交代围术期注意事项	□ 手术 □ 术者完成手术记录 □ 住院医师完成术后病程 □ 上级医师查房 □ 向患者及家属交代病情及术后注意事项
重点医嘱	**长期医嘱：** □ 耳鼻咽喉科护理常规 □ 二级或三级护理 □ 普食 **临时医嘱：** □ 血常规、尿常规 □ 肝肾功能、电解质、血糖、凝血功能 □ 感染性疾病筛查 □ X 线胸片、心电图 □ 临床听力学检查（酌情行咽鼓管功能检查） □ 颞骨 CT □ 视情况而定：中耳脓液细菌培养+药敏，面神经功能测定	**长期医嘱：** □ 耳鼻咽喉科护理常规 □ 二级或三级护理 □ 普食 □ 患者既往基础用药 **临时医嘱：** □ 术前医嘱：明日全身麻醉或局麻下行鼓室成形术* □ 术前禁食、禁水 □ 术前抗菌药物 □ 术前准备 □ 其他特殊医嘱	**长期医嘱：** □ 全麻后常规护理 □ 鼓室成形术*术后护理常规 □ 一级护理 □ 术后 6 小时半流饮食 □ 抗菌药物 **临时医嘱：** □ 标本送病理检查 □ 酌情心电监护 □ 酌情吸氧 □ 其他特殊医嘱
主要护理工作	□ 介绍病房环境、设施和设备 □ 入院护理评估	□ 宣教、备皮等术前准备 □ 提醒患者明晨禁水	□ 观察患者病情变化 □ 术后心理与生活护理
病情变异记录	□ 无　□ 有，原因： 1. 2.	□ 无　□ 有，原因： 1. 2.	□ 无　□ 有，原因： 1. 2.
护士签名			
医师签名			

时间	住院第 3~11 天 （术后第 1~9 日）	住院第 11~12 天 （出院日）
主要诊疗工作	□ 上级医师查房 □ 住院医师完成常规病历书写 □ 注意病情变化 □ 注意观察生命体征 □ 注意有无并发症如面瘫、眩晕、突聋等 □ 完壁式手术注意引流量 □ 根据引流情况明确是否拔除引流皮条	□ 上级医师查房，进行手术及伤口评估 □ 完成出院记录、出院证明书 □ 向患者交代出院后的注意事项
重要医嘱	**长期医嘱：** □ 半流食或普食 □ 一级或二级护理 □ 可停用抗菌药物 **临时医嘱：** □ 换药 □ 其他特殊医嘱	**出院医嘱：** □ 出院带药 □ 门诊随诊
主要护理工作	□ 观察患者情况 □ 术后心理与生活护理	□ 指导患者办理出院手续
病情变异记录	□ 无　□ 有，原因： 1. 2.	□ 无　□ 有，原因： 1. 2.
护士签名		
医师签名		

注：* 实际操作时需明确写出具体的术式

第十八章

慢性鼻-鼻窦炎临床路径释义

一、慢性鼻-鼻窦炎编码

疾病名称及编码：慢性鼻-鼻窦炎（ICD-10：J32）

手术操作名称及编码：鼻内镜手术（ICD-9-CM-3：21.31/22.2-22.6）

二、临床路径检索方法

J32 伴（21.31/22.2-22.6）

三、慢性鼻-鼻窦炎临床路径标准住院流程

（一）适用对象

第一诊断为慢性鼻-鼻窦炎（ICD-10：J32）。

行鼻内镜手术（ICD-9-CM-3：21.31/22.2-22.6）。

> 释义
>
> ■ 适用对象编码参见第一部分。
>
> ■ 本路径适用对象为慢性鼻-鼻窦炎，伴或不伴鼻息肉。
>
> ■ 慢性鼻-鼻窦炎的临床定义为鼻窦与鼻腔黏膜的慢性炎症，病程超过12周。临床上可以分为两型：①慢性鼻-鼻窦炎不伴鼻息肉（chronic rhinosinusitis without nasal poplys，CRSsNP）；②慢性鼻窦炎伴有鼻息肉（chronic rhinosinustis with nasal polyps，CRSwNP）。
>
> ■ 慢性鼻-鼻窦炎治疗方法大体分为保守治疗和手术治疗，本路径针对鼻内镜手术，慢性鼻窦炎的其他治疗见另外的路径指南。

（二）诊断依据

根据《慢性鼻-鼻窦炎诊断和治疗指南（2008年，南昌）》［中华耳鼻咽喉头颈外科杂志，2009，44（1）：6-7］。

1. 症状：鼻塞，黏性或脓性鼻涕；可伴有头痛、面部胀痛等。

2. 体征：鼻腔、中鼻道黏液或脓性分泌物，鼻腔、中鼻道黏膜充血、肿胀或伴有鼻息肉。

3. 影像学检查：鼻窦 CT，提示鼻腔、鼻窦黏膜慢性炎性改变。

> 释义
>
> ■ 慢性鼻-鼻窦炎症状分为主要症状和次要症状，主要症状包括鼻塞，黏性、脓性鼻涕，次要症状包括头面部胀痛，嗅觉减退或丧失。诊断时以上述两种或两种以上相关症状为依据，其中主要症状中的鼻塞，黏性、脓性鼻涕必具其一。

■ 鼻内镜检查为临床诊断提供了可靠的检查方法，可选用不同角度的内镜观察脓性分泌物的来源、息肉的部位大小、窦口的黏膜形态等。典型表现为来源于中鼻道、嗅裂的黏性或脓性分泌物，鼻黏膜充血、水肿或有息肉。

■ CT 是诊断鼻窦炎最准确和直接的方法。CT 扫描典型表现为窦口鼻道复合体和（或）鼻窦黏膜炎性病变。诊断儿童慢性鼻-鼻窦炎时应严格掌握 CT 扫描的指征。

（三）治疗方案的选择

1. 根据《慢性鼻-鼻窦炎诊断和治疗指南（2008 年，南昌）》[中华耳鼻咽喉头颈外科杂志，2009，44（1）：6-7]。

2. 鼻内镜手术

（1）鼻中隔矫正术。

（2）中鼻甲、下鼻甲骨折移位固定术。

（3）前或后筛窦开放术。

（4）上颌窦开放术。

（5）额窦开放术。

（6）蝶窦开放术。

（7）眶尖部手术。

（8）鼻息肉切除术。

释义

■ 慢性鼻-鼻窦炎鼻内镜手术的主要原则是纠正鼻腔、鼻窦解剖结构异常，清除影响鼻腔和鼻窦通气与引流的新生物，修正炎性组织增生，开放鼻窦。在此原则下，将上述术式根据患者具体情况组合。

■ 慢性鼻-鼻窦炎有以下情况之一者可手术治疗：影响窦口鼻道复合体或各鼻窦引流的明显解剖学异常；影响窦口鼻道复合体或各鼻窦引流的鼻息肉；经药物治疗，症状改善不满意；出现颅、眶等的并发症。对于儿童慢性鼻-鼻窦炎手术适应证应严格限制，12 岁以下原则上不宜手术。

（四）标准住院日≤10 天

释义

■ 标准住院日建议不超过 7 天。

■ 慢性鼻-鼻窦炎鼻患者入院后，术前准备 1~3 天，在第 2~4 天实施手术，术后恢复 2~3 天，总住院天数不超过 7 天，均符合本临床路径要求。

■ 由于休息日不能进行手术，导致周四以后入院的手术患者进入临床路径管理后术前等待时间及住院时间可能延长。

(五) 进入临床路径标准

1. 第一诊断必须符合 ICD-10：J32 慢性鼻-鼻窦炎疾病编码。

2. 当患者同时具有其他疾病诊断，但在住院期间不需要特殊处理也不影响第一诊断的临床路径流程实施时，可以进入临床路径。

> 释义
>
> ■ 本临床路径适用对象是第一诊断为慢性鼻-鼻窦炎，可伴或不伴鼻息肉。
>
> ■ 患者如果合并高血压、糖尿病、冠心病等其他慢性疾病，需要术前对症治疗时，如果不影响麻醉和手术，不影响术前准备的时间，可进入本路径。上述慢性疾病如果需要经治疗稳定后才能手术，术前准备过程是先进入其他相应内科疾病的诊疗路径。
>
> ■ 入院诊断为"鼻息肉"，出院后病理结果回报为其他肿瘤的患者，第一次入院手术适用本临床路径。

(六) 术前准备≤3天

1. 必需的检查项目

(1) 血常规、尿常规。

(2) 肝肾功能、电解质、血糖、凝血功能。

(3) 感染性疾病筛查（乙型肝炎、丙型肝炎、梅毒、艾滋病等）。

(4) X 线胸片、心电图。

(5) 鼻腔鼻窦 CT。

2. 根据患者病情，可选择检查项目

(1) 过敏原及相关免疫学检测。

(2) 鼻功能测试。

> 释义
>
> ■ 必查项目是确保手术治疗安全、有效开展的基础，术前必须完成。相关人员认真分析检查结果，排除手术禁忌证，及时处理异常情况。
>
> ■ 为缩短患者住院等待时间，检查项目可以在患者入院前于门诊完成。
>
> ■ 高龄患者或有心肺功能异常患者，术前根据病情增加心脏彩超、肺功能、血气分析、下肢深静脉和颈动脉超声等检查。
>
> ■ 术前检查还包括耳、鼻、咽、喉部位专科检查；肺功能+支气管激发试验。

(七) 预防性抗菌药物选择与使用时机

1. 抗菌药物：按照《抗菌药物临床应用指导原则》（卫医发〔2004〕285号）合理选用抗菌药物。

2. 糖皮质激素：鼻内局部喷雾，酌情口服或静脉使用。

> **释义**
>
> ■ 鼻腔鼻窦手术为Ⅱ类切口，按照《抗菌药物临床应用指导原则》（卫医发〔2004〕285 号）应该给予抗菌药物预防感染，根据《慢性鼻-鼻窦炎诊断和治疗指南》（中华耳鼻咽喉头颈外科杂志，2012 年），可选用青霉素类、头孢菌素类、磺胺类、大环内酯类、氟喹诺酮类敏感药物，用于慢性鼻-鼻窦炎急性发作，条件允许时可以根据细菌培养和药物敏感试验结果选择，常规剂量，疗程不超过 2 周。不推荐鼻腔鼻窦局部使用抗菌药物。大环内酯类（十四元环）药物：具有抗炎和免疫调节作用，主要用于 CRSsNP 常规药物治疗效果不佳、EOS 不高（血清 EOS<5%）、IgE 检测正常、过敏原检测（-）的病例。推荐小剂量（常规抗菌剂量的 1/2）长期口服，疗程不少于 12 周。长疗程使用过程中应当注意使用胃黏膜保护剂和护肝药物，定期检测肝功能和尿便常规检查。
>
> ■ 糖皮质激素：①鼻内局部糖皮质激素：具有抗炎、抗水肿作用，疗程不少于 12 周；②全身糖皮质激素：主要用于 CRSwNP，对于严重、复发性鼻息肉（或伴哮喘的鼻窦炎/鼻息肉；伴过敏性鼻炎的鼻窦炎/鼻息肉），使用方法：a. 短疗程：泼尼松 5mg/（kg·d）或甲泼尼龙等效剂量为 4mg/（kg·d），连续 7~10 天，晨起空腹顿服，不需要减量停药；b. 序贯使用：短疗程结束后每周减 10mg，减至 5~10mg 后维持 1~6 个月。需要注意全身使用糖皮质激素的禁忌证，密切观察用药过程中可能发生的不良反应。安全性考虑：签署知情同意书；检测血压、眼压及血糖等；血清皮质醇检测；适当应用补钙剂和胃黏膜保护剂。不推荐全身或鼻内注射糖皮质激素。

（八）手术日为入院后 4 天内

1. 麻醉方式：全身麻醉或局部麻醉。
2. 术中用药：全身止血药物，局部减充血剂。
3. 手术：见治疗方案的选择。
4. 鼻腔填塞止血，保持引流通气。
5. 标本送病理检查。

> **释义**
>
> ■ 本路径规定的鼻内镜手术在全身麻醉下实施，对于某些特殊病例（如存在全麻禁忌、病情比较轻微时）可以酌情考虑局部麻醉手术。
>
> ■ 术中可应用止血药物，如注射用尖吻蝮蛇血凝酶，用于减少流血或预防出血。局部减充血剂、鼻腔供血血管肾上腺素盐水阻滞。
>
> ■ 相当一部分患者合并哮喘或阿司匹林不耐受，全身麻醉机械通气可诱发哮喘发作甚至大发作，危及生命，需要提高警惕。
>
> ■ 如果出现检查结果异常，可能影响手术治疗，是否需要继续住院处理，由主管医师具体决定。

（九）术后住院治疗≤8 天

1. 根据病情可选择复查部分检查项目。

2. 术后用药：按照《抗菌药物临床应用指导原则》（卫医发〔2004〕285 号）合理选用抗菌药物；糖皮质激素鼻内局部喷雾，酌情口服或静脉使用；酌情使用黏液促排剂。

3. 鼻腔冲洗。

4. 清理术腔。

> **释义**
>
> ■ 术后住院治疗≤3 天。
>
> ■ 术后注意观察患者有无鼻部、眼部、颅内及全身并发症，并根据病情选择合适的检查。
>
> ■ 术后定期进行术腔清理，1~2 周后根据术腔恢复情况确定随访处理间隔时间，持续 3~6 个月。
>
> ■ 手术后药物治疗与慢性鼻-鼻窦炎药物治疗的原则相同，抗炎性反应用药不少于 12 周。可选择的药物主要包括抗菌药物、局部及全身糖皮质激素类药物、黏液促排剂、抗过敏药物（如抗组胺药物和白三烯受体拮抗剂）、鼻腔冲洗剂，以及中医中药和减充血剂。

（十）出院标准

1. 一般情况良好。

2. 没有需要住院处理的并发症。

> **释义**
>
> ■ 患者出院前应复查鼻腔，若有异常，主管医师应仔细分析并做出相应处理。
>
> ■ ESS 围术期的概念以手术为中心，原则上应当包括术前 1~2 周至术后 3~6 个月的一系列用药策略和处理原则。
>
> ■ 术后不宜频繁进行鼻内镜检查和对术腔进行外科干预。首次处理一般在术后 1~2 周，以清除积血和分泌物为主；间隔复查时间根据术后恢复情况和病变特点个性化决定，每次间隔一般不少于 2 周，持续 3~6 个月。

（十一）变异及原因分析

1. 伴有影响手术的合并症，需进行相关诊断和治疗等，导致住院时间延长，治疗费用增加。

2. 出现手术并发症，需进一步诊断和治疗，导致住院时间延长，治疗费用增加。

> **释义**
>
> ■ 在临床路径实施过程中，如果伴有影响手术合并症的第二诊断，已经严重影响第一诊断临床路径的实施，或第二诊断已经上升为第一诊断，就要做出退出该种疾病临床路径的处理，并进行相关诊断和治疗。
>
> ■ 伴有影响手术的合并症。常见的是术前准备时发现心律失常、糖尿病、肺部阴影的阳性体征等，需要进一步行超声心动图、Holter、肺功能等检查，请相关科室会诊排除手术禁忌证，导致住院时间延长，治疗费用增加。

■ 慢性鼻-鼻窦炎手术可能存在的风险包括：肺栓塞；吸入性肺炎；术中、术后出血；术后鼻腔感染、粘连；术后并发脑脊液鼻漏、颅内感染；术中损伤视神经，造成视野变化、视力下降甚或失明；术中损伤纸样板，造成眶血肿，复视等；术后眼球活动障碍；术后溢泪；术后复发；术后嗅觉下降加重等。

■ 微小变异：因为医院检验项目的及时性，不能按照要求完成检查；检查结果异常，需要进一步复查和处理；因为节假日不能按照要求完成检查；患者不愿配合完成相应检查，短期不愿按照要求出院随诊。

■ 重大变异：因基础疾病需要进一步诊断和治疗，如哮喘或冠心病急性发作，病患需要积极治疗基础疾病；因各种原因需要其他治疗措施；医院与患者或家属发生医疗纠纷，患者要求离院或转院；不愿按照要求出院随诊而导致入院时间明显延长等。

■ 出现变异的原因很多，除了包括路径中所描述的各种术后并发症，还包括医疗、护理、患者、环境等多方面的变异原因，主管医师都应如实记录。

四、慢性鼻-鼻窦炎临床路径给药方案

【用药选择】

1. 大环内酯类药物：十四元环大环内酯类药物具有抗炎和免疫调节作用，主要用于CRSsNP、常规药物治疗效果不佳、无嗜酸性粒细胞增多、IgE水平正常、变应原检测阴性的非变应性慢性鼻-鼻窦炎患者。鼻内镜术后不常规使用大环内酯类药物，如果术后4周以上鼻黏膜仍持续充血肿胀并伴有脓性分泌物，也可以考虑使用。常用药物为克拉霉素片，推荐小剂量（常规剂量的1/2）长期口服，疗程不小于12周。

2. 抗菌药物：慢性鼻-鼻窦炎伴有急性感染时，可以根据细菌培养和药物敏感试验结果选择敏感的抗菌药物进行治疗，常规剂量，疗程一般不超过2周。

3. 黏液溶解促排剂：可以稀化鼻腔和鼻窦分泌物并改善鼻黏膜纤毛活性，有促进黏液排出和有助于鼻腔鼻窦生理功能恢复的作用，推荐使用。

4. 抗过敏药物：对伴有变应性鼻炎和（或）哮喘的患者可以应用抗过敏药物，包括口服或鼻用抗组胺药，如氯雷他定片、盐酸氮䓬斯汀鼻喷雾剂等；口服白三烯受体拮抗剂，如孟鲁司特钠片等，疗程不少于4周。对于伴有哮喘的患者，首选口服白三烯受体拮抗剂。

5. 中医中药：中医诊疗在临床实践中积累了很多有价值的经验，中药制剂作为治疗慢性鼻-鼻窦炎的辅助方法，可视病情根据辨证施治原则酌情使用。

6. 减充血剂：原则上不推荐使用。持续性严重鼻塞患者可以考虑短期使用，疗程<7天。常用药物为1%（成人）或0.5%（儿童）麻黄碱滴鼻剂。

7. 鼻腔冲洗：是治疗慢性鼻-鼻窦炎的有效手段，也是鼻内镜术后常用的辅助治疗方法。

【药学提示】

1. 鼻内糖皮质激素：在临床研究中报道了与本品有关的局部不良反应（成人及青少年患者），包括头痛（8%），鼻出血如明显出血、带血黏液和血斑（8%），咽炎（4%），鼻灼热感（2%），鼻部刺激感（2%）以及鼻溃疡（1%），这些不良反应常见于使用皮质激素类鼻喷雾剂时。鼻出血一般具有自限性，同时程度较轻，与安慰剂（5%）相比发生率较高，但与阳性对照的皮质激素（15%）相比发生率接近或较低，其他反应均与安慰剂相当。鼻腔吸入糠酸莫米松一水合物很少发生即刻过敏反应，极少有过敏和血管性水肿的报道。对本品中任何成分（活性成分：糠酸莫米松一水合物；非活性成分：纤维素、甘油、枸橼酸钠二水合物、枸橼酸水化物、聚山梨酯80、苯扎氯铵、纯水）过敏者禁用。

2. 大环内酯类药物（以克拉霉素为例）主要不良反应包括：①口腔异味（3%），腹痛、腹泻、恶心、呕吐等胃肠道反应（2%~3%），头痛（2%），血清氨基转移酶短暂升高；②可能发生变态反应，轻者为药疹、荨麻疹，重者为过敏及Stevens-Johnson症；③偶见肝毒性、艰难梭菌引起的假膜性肠炎；④曾有发生短暂性中枢神经系统不良反应的报道，包括焦虑、头晕、失眠、幻觉、噩梦或意识模糊，然而其原因和药物的关系仍不清楚。另外，对于严重肝功能损害者、水及电解质紊乱患者、服用特非那丁治疗者禁用。某些心脏病（包括心律失常、心动过缓、Q-T间期延长、缺血性心脏病、充血性心力衰竭等）患者禁用。

3. 黏液溶解促排剂：本品即使在使用大剂量时亦极少发生不良反应。极个别有胃肠道不适及原有的肾结石和胆结石的移动。偶有变态反应，如皮疹、面部水肿、呼吸困难和循环障碍。对本品有变态反应者不宜使用。

4. 抗过敏药物：①氯雷他定：在每天10mg的推荐剂量下，本品未见明显的镇静作用。其发生率与安慰剂相似。常见不良反应有乏力、头痛、嗜睡、口干，胃肠道不适如恶心、胃炎，以及皮疹等。罕见不良反应有脱发、变态反应、肝功能异常、心动过速及心悸等。同时服用酮康唑、大环内酯类抗生素、西咪替丁、茶碱等药物，会提高氯雷他定在血浆中的浓度，应慎用。其他已知能抑制肝脏代谢的药物，在未明确与氯雷他定相互作用前应谨慎合用。②孟

鲁司特钠：以哮喘控制指标来评价治疗效果，本品的疗效在用药一天内即出现。本品可与食物同服或另服。应建议患者无论在哮喘控制还是恶化阶段都坚持服用。老年患者、肾功能不全患者、轻至中度肝损害的患者及不同性别的患者不需要调整剂量。本品一般耐受性良好，不良反应轻微，通常不需要终止治疗。本品总的不良反应发生率与安慰剂相似。

5. 中医中药：以鼻渊舒口服液为例，用于鼻炎、鼻窦炎属肺经风热及胆腑郁热症者。也可选用香菊胶囊，用于鼻窦炎以发病急，鼻塞或流涕量少，涕黄或白黏为主要临床表现者。

6. 减充血剂（麻黄碱滴鼻剂为例）：本品为无色的澄明液体。用于缓解鼻黏膜充血肿胀引起的鼻塞。偶见一过性轻微烧灼感、干燥感、头痛、头晕、心率加快，长期使用可致心悸、焦虑、失眠等。鼻腔干燥、萎缩性鼻炎禁用。

7. 鼻腔冲洗：适用于慢性鼻炎、鼻窦炎患者；鼻部手术患者；过敏性鼻炎患者的鼻腔清洗。脑脊液鼻漏患者、鼻颅底开放手术后患者、血液病患者禁用；严重心脑血管病、哮喘发作期、重度中耳感染患者慎用。

【注意事项】

1. 糠酸莫米松鼻喷雾剂：对于涉及鼻黏膜的未经治疗的局部感染，不应使用本品。由于皮质激素具有抑制伤口愈合的作用，因而对于新近接受鼻部手术或受外伤的患者，在伤口愈合前不应使用鼻腔用皮质激素。本品在 2~25℃ 保存。

2. 克拉霉素的主要注意事项包括：①肝功能损害、中度至严重肾功能损害者慎用。②肾功能严重损害（肌酐清除率<30ml/min）者，必须作剂量调整。常用量为 1 次 0.25g，一日 1 次；重症感染者首剂 0.5g，以后 1 次 0.25g，一日 2 次。③本品与红霉素及其他大环内酯类药物之间有交叉过敏和交叉耐药性。④与别的抗生素一样，可能会出现真菌或耐药细菌导致的严重感染，此时需要中止使用本品，同时采用适当的治疗。⑤本品可空腹口服，也可与食物或牛奶同服，与食物同服不影响其吸收。⑥血液或腹膜透析不能降低本品的血药浓度。⑦本品需要遮光，密封，在阴凉干燥处保存。

3. 抗过敏药物：①氯雷他定：在作皮试前约 48 小时左右应中止使用本品，因抗组胺药能阻止或降低皮试的阳性反应发生。当与酒精同时服用时，根据精神运动试验研究表明氯雷他定无药效协同作用。本品需遮光，密闭保存。②孟鲁司特钠：口服本品治疗急性哮喘发作的疗效尚未确定。因此，不应用于治疗急性哮喘发作。虽然在医师的指导下可逐渐减少合并使用的吸入糖皮质激素剂量，但不应用本品突然替代吸入或口服糖皮质激素。本品需要 15~30℃室温保存，防潮和避光。

4. 鼻渊舒口服液久存若有少量沉淀，请摇匀后服用。本品需要密封储存。

5. 麻黄碱滴鼻剂：儿童、孕妇慎用。滴鼻时应采取立式或坐式。本品仅供滴鼻，切忌口服。连续使用不得超过 3 日，否则，可产生"反跳"现象，出现更为严重的鼻塞。不能与单胺氧化酶抑制剂、三环类抗抑郁药同用。本品需要遮光，密闭保存。

五、推荐表单

（一）医师表单

慢性鼻-鼻窦炎临床路径医师表单

适用对象：第一诊断为慢性鼻-鼻窦炎（ICD-10：J32）

行鼻内镜手术（ICD-9-CM-3：21.31/22.2-22.6）

患者姓名：		性别：　　年龄：　　门诊号：	住院号：
住院日期：　　年　月　日		出院日期：　　年　月　日	标准住院日：≤7天

时间	住院第1天	住院第1~3天 （术前日）	住院第2~4天 （手术日）
主要诊疗工作	□ 询问病史及体格检查 □ 完成病历书写 □ 安排相关检查 □ 上级医师查房与术前评估 □ 初步确定手术方式和日期	□ 上级医师查房 □ 完成术前准备与术前评估 □ 汇总检查结果，进行术前讨论，确定手术方案 □ 相关科室会诊，可能会超出路径要求的时间，主管医师在表单记录 □ 签署手术知情同意书、自费用品协议书等 □ 向患者及家属交代围术期注意事项 □ 完成术前讨论、手术医师查房记录等病历书写	□ 全身麻醉 □ 手术 □ 术者完成手术记录 □ 住院医师完成术后病程 □ 上级医师查房 □ 向患者及家属交代病情及术后注意事项
重点医嘱	长期医嘱： □ 耳鼻咽喉科护理常规 □ 二级或三级护理 □ 饮食 □ 患者既往基础用药 临时医嘱： □ 血常规、尿常规 □ 肝肾功能、血糖、血脂、电解质、凝血功能、感染性疾病筛查（乙型肝炎、丙型肝炎、梅毒、艾滋病等）、血型＋Rh因子 □ X线胸片、心电图 □ 鼻窦CT □ 耳鼻咽喉科专科检查 □ 酌情行鼻功能测试 □ 酌情行过敏原及相关免疫学检测	长期医嘱： □ 耳鼻咽喉科护理常规 □ 二级或三级护理 □ 饮食 □ 术前围术期用药 □ 患者既往基础用药 临时医嘱： □ 术前医嘱：明日全身麻醉或局部麻醉下行鼻内镜手术* □ 术前禁食、禁水 □ 术前抗菌药物 □ 术前准备（备皮等） □ 其他特殊医嘱	长期医嘱： □ 全身麻醉后常规护理 □ 鼻内镜手术*术后护理常规 □ 一级护理 □ 饮食 □ 抗菌药物 □ 术后围术期用药 □ 患者既往基础用药 临时医嘱： □ 酌情心电监护 □ 酌情吸氧 □ 其他特殊医嘱

续　表

时间	住院第 1 天	住院第 1~3 天 （术前日）	住院第 2~4 天 （手术日）
病情 变异 记录	□无　□有，原因： 1. 2.	□无　□有，原因： 1. 2.	□无　□有，原因： 1. 2.
医师 签名			

时间	住院第 3~6 天 （术后第 1~2 日）	住院第 5~7 天 （术后第 3~4 日，出院日）
主要诊疗工作	□ 上级医师查房 □ 住院医师完成常规病历书写 □ 注意病情变化 □ 注意观察生命体征 □ 取出鼻腔填塞物	□ 上级医师查房，进行手术及伤口评估 □ 确定患者可以出院 □ 开出出院诊断书 □ 完成出院记录、出院证明书 □ 向患者交代出院后的注意事项及复查日期 □ 通知出院处
重点医嘱	长期医嘱： □ 二级护理 □ 分级饮食 □ 术后围术期用药 □ 其他特殊医嘱 □ 可将抗菌药物改为口服 临时医嘱： □ 鼻腔清理其他特殊医嘱	出院医嘱： □ 通知出院 □ 出院带药 □ 拆线换药
病情变异记录	□ 无　□ 有，原因： 1. 2.	□ 无　□ 有，原因： 1. 2.
医师签名		

注：*实际操作时需明确写出具体的术式

（二）护士表单

慢性鼻-鼻窦炎临床路径护士表单

适用对象：第一诊断为慢性鼻-鼻窦炎（ICD-10：J32）

行鼻内镜手术（ICD-9-CM-3：21.31/21.5/22.2-22.6）

患者姓名：	性别：	年龄：	门诊号：	住院号：

住院日期：　　年　月　日	出院日期：　　年　月　日	标准住院日：≤7 天

时间	住院第 1~3 天	住院第 2~4 天 （手术当日）	住院第 3~7 天 （手术后）
健康宣教	□ 介绍主管医师、护士 □ 介绍环境、设施 □ 介绍住院注意事项 □ 宣教术前准备 □ 提醒患者术晨禁食、禁水	□ 主管护士与患者沟通，了解并指导心理应对 □ 宣教疾病知识、用药知识及特殊检查操作过程 □ 告知检查及操作前后饮食、活动及探视注意事项及应对方式	□ 康复和锻炼 □ 定时复查 □ 出院带药服用方法 □ 饮食休息等注意事项指导 □ 讲解增强体质的方法，减少感染的机会
护理处置	□ 核对患者、佩戴腕带 □ 建立入院护理病历 □ 卫生处置：剪指甲、洗澡、更换病号服 □ 协助医师完成各项检查化验 □ 遵嘱正确使用术前围术期用药 □ 术前准备，禁食、禁水	□ 随时观察患者病情变化 □ 遵医嘱正确使用抗菌药物 □ 遵嘱正确使用术后围术期用药	□ 办理出院手续 □ 书写出院小结 □ 遵嘱正确使用术后围术期用药
基础护理	□ 二级护理 □ 晨晚间护理 □ 患者安全管理	□ 一级或二级护理 □ 晨晚间护理 □ 患者安全管理	□ 三级护理 □ 晨晚间护理 □ 患者安全管理
专科护理	□ 护理查体 □ 鼻腔清洁、鼻腔冲洗 □ 需要时请家属陪伴 □ 心理护理	□ 遵医嘱完成相关检查 □ 心理护理 □ 遵医嘱正确给药 □ 鼻腔清洁、鼻腔湿化 □ 提供并发症征象的依据	□ 病情观察：评估患者生命体征 □ 心理护理 □ 鼻腔清洁、鼻腔湿化 □ 提供并发症征象的依据
重点医嘱	□ 详见医嘱执行单	□ 详见医嘱执行单	□ 详见医嘱执行单
病情变异记录	□ 无　□ 有，原因： 1. 2.	□ 无　□ 有，原因： 1. 2.	□ 无　□ 有，原因： 1. 2.
护士签名			

（三）患者表单

慢性鼻-鼻窦炎临床路径患者表单

适用对象：第一诊断为慢性鼻-鼻窦炎（ICD-10：J32）

行鼻内镜手术（ICD-9-CM-3：21.31/21.5/22.2~22.6）

| 患者姓名： | | 性别： 年龄： 门诊号： | | 住院号： |

| 住院日期： 年 月 日 | | 出院日期： 年 月 日 | | 标准住院日：≤7天 |

时间	入院当日	住院期间（第2~6天）	住院第7天（出院日）
医患配合	□ 配合询问病史、收集资料，请务必详细告知既往史、用药史、过敏史 □ 配合进行体格检查 □ 有任何不适告知医师	□ 配合完善相关检查、化验，如采血、留尿、心电图、X线胸片等 □ 医师向患者及家属介绍病情，如有异常检查结果需进一步检查 □ 配合用药及治疗 □ 配合医师调整用药 □ 配合医师清理鼻腔 □ 有任何不适告知医师	□ 接受出院前指导 □ 知道复查程序 □ 获取出院诊断书
护患配合	□ 配合测量体温、脉搏、呼吸、血压、体重 □ 配合完成入院护理评估单（简单询问病史、过敏史、用药史） □ 接受入院宣教（环境介绍、病室规定、订餐制度、贵重物品保管等） □ 有任何不适告知护士	□ 配合测量体温、脉搏、呼吸，血压，询问每日排便情况 □ 接受相关化验检查宣教，正确留取标本，配合检查 □ 有任何不适告知护士 □ 接受输液、服药治疗 □ 配合护士进行鼻腔清洁，鼻腔冲洗 □ 注意活动安全，避免坠床或跌倒 □ 配合执行探视及陪伴 □ 接受疾病及用药等相关知识指导	□ 接受出院宣教 □ 办理出院手续 □ 获取出院带药 □ 知道服药方法、作用、注意事项 □ 知道复印病历方法
饮食	□ 正常普食	□ 正常普食	□ 正常普食
排泄	□ 正常排尿便	□ 正常排尿便	□ 正常排尿便
活动	□ 适量活动	□ 适量活动	□ 适量活动

附：原表单（2009 年版）

慢性鼻-鼻窦炎临床路径表单

适用对象：第一诊断为慢性鼻-鼻窦炎（ICD-10：J32）

行鼻内镜手术（ICD-9-CM-3：21.31/22.2~22.6）

患者姓名：		性别：	年龄：	门诊号：	住院号：
住院日期： 年 月 日		出院日期： 年 月 日			标准住院日：≤10 天

时间	住院第 1 天	住院第 1~3 天 （术前日）	住院第 2~4 天 （手术日）
主要诊疗工作	□ 询问病史及体格检查 □ 完成病历书写 □ 上级医师查房与术前评估 □ 初步确定手术方式和日期	□ 上级医师查房 □ 完成术前准备与术前评估 □ 根据检查结果等，进行术前讨论，确定手术方案 □ 完成必要的相关科室会诊 □ 签署手术知情同意书、自费用品协议书	□ 手术 □ 术者完成手术记录 □ 住院医师完成术后病程 □ 上级医师查房 □ 向患者及家属交代病情及术后注意事项
重点医嘱	长期医嘱： □ 耳鼻咽喉科护理常规 □ 二级或三级护理 □ 普食 临时医嘱： □ 血常规、尿常规 □ 肝肾功能、血糖、电解质、凝血功能、感染性疾病筛查（乙型肝炎、丙型肝炎、梅毒、艾滋病等） □ X 线胸片、心电图 □ 鼻窦 CT □ 酌情行过敏原及相关免疫学检测 □ 酌情行鼻功能测试	长期医嘱： □ 患者既往基础用药 临时医嘱： □ 术前医嘱：明日全身麻醉或局麻下行鼻内镜手术* □ 术前禁食、禁水 □ 术前抗菌药物 □ 术前准备 □ 其他特殊医嘱	长期医嘱： □ 全麻后常规护理 □ 鼻内镜手术*术后护理常规 □ 一级护理 □ 半流饮食 □ 抗菌药物 临时医嘱： □ 标本送病理检查 □ 酌情心电监护 □ 酌情吸氧 □ 其他特殊医嘱
主要护理工作	□ 介绍病房环境、设施和设备 □ 入院护理评估	□ 宣教、备皮等术前准备 □ 提醒患者明晨禁食、禁水	□ 观察患者病情变化 □ 术后心理与生活护理
病情变异记录	□ 无 □ 有，原因： 1. 2.	□ 无 □ 有，原因： 1. 2.	□ 无 □ 有，原因： 1. 2.
护士签名			
医师签名			

时间	住院第 3~9 天 （术后第 1~7 日）	住院第 4~10 天 （术后第 2~8 日，出院日）
主要 诊疗 工作	□ 上级医师查房 □ 住院医师完成常规病历书写 □ 注意病情变化 □ 注意观察生命体征 □ 取出鼻腔填塞物	□ 上级医师查房，进行手术及伤口评估 □ 完成出院记录、出院证明书 □ 向患者交代出院后的注意事项
重 点 医 嘱	**长期医嘱：** □ 二级护理 □ 半流食或普食 □ 其他特殊医嘱 □ 可停用抗菌药物 **临时医嘱：** □ 换药 □ 其他特殊医嘱	**出院医嘱：** □ 出院带药 □ 门诊随诊
主要 护理 工作	□ 观察患者情况 □ 术后心理与生活护理	□ 指导患者办理出院手续
病情 变异 记录	□ 无 □ 有，原因： 1. 2.	□ 无 □ 有，原因： 1. 2.
护士 签名		
医师 签名		

注：* 实际操作时需明确写出具体的术式

第十九章
阻塞性睡眠呼吸暂停低通气综合征临床路径释义

一、阻塞性睡眠呼吸暂停低通气综合征编码

1. 卫计委原编码

疾病名称及编码：阻塞性睡眠呼吸低通气暂停综合征（ICD-10：G47.302）

2. 修改编码

疾病名称及编码：阻塞性睡眠呼吸暂停综合征（ICD-10：G47.301）

二、临床路径检索方法

G47.301

三、阻塞性睡眠呼吸暂停低通气综合征临床路径标准住院流程

（一）适用对象

第一诊断为阻塞性睡眠呼吸低通气暂停综合征（非危重）（ICD-10：G47.302）。

> 释义
>
> ■ 本临床路径适用对象是第一诊断为阻塞性睡眠呼吸暂停低通气综合征的患者，对象为符合中华医学会呼吸病学分会睡眠呼吸障碍学组《阻塞性睡眠呼吸暂停低通气综合征诊治指南（2011年修订版）》规定标准的患者；中华医学会耳鼻咽喉科分会2009年制订的《阻塞性睡眠呼吸暂停低通气综合征诊断和疗效评定依据暨外科治疗原则》《阻塞性睡眠呼吸暂停低通气综合征诊治指南（基层版）》（2015年标准）有助于判断手术指证及在医疗条件受限时快速筛查和诊断。
>
> ■ 本临床路径仅针对因病情需要，需住院进行检查和治疗的成人患者（≥18岁）。
>
> ■ 不能进入路径的情况包括：单纯打鼾、其他睡眠障碍疾病、需要进行有创手术治疗、继发于严重颅面结构畸形或继发于甲状腺/垂体功能异常等内分泌疾病的睡眠呼吸障碍、重叠综合征、肥胖低通气、中枢性睡眠呼吸暂停综合征、伴有周期性腿动、发作性睡病等睡眠疾病的患者。

（二）诊断依据

根据《阻塞性睡眠呼吸暂停低通气综合征诊治指南（2011年修订版）》（中华医学会呼吸病学分会，睡眠呼吸障碍学组）。

1. 症状：睡眠时打鼾、反复呼吸暂停及觉醒，或自觉憋气，夜尿增多，晨起头痛，口干，醒后疲惫，可伴有白天嗜睡、注意力不集中、记忆力下降、反应迟钝、阳痿、性欲减退、夜间心绞痛等。严重者可出现心理、智力、行为异常。

2. 体征：肥胖（BMI≥28），颈粗短、小颌畸形、下颌后缩，鼻甲肥大和鼻息肉、鼻中隔偏曲，口咽部阻塞、悬雍垂肥大、扁桃体和腺样体肥大、舌体肥大等。

3. 多导睡眠监测（PSG）：满足以下任一项 OSAHS 诊断即成立：①临床有典型的夜间睡眠打鼾伴呼吸暂停，ESS 评分 ≥9 分等症状，查体可见上气道任何部位狭窄及阻塞，AHI ≥5 次/小时；②日间嗜睡不明显，ESS 评分 <9 分，AHI ≥10 次/小时；③ESS 评分 <9 分，AHI ≥5 次/小时，存在认知功能障碍、高血压、冠心病、脑血管疾病、2 型糖尿病、和失眠等 1 项或 1 项以上 OSAHS 并发症。

释义

■ 睡眠呼吸暂停低通气指数（apnea-hypopnea index，AHI）是指平均每小时睡眠中呼吸暂停和低通气的次数（单位：次/小时）。呼吸暂停事件的标准是：睡眠过程中口鼻呼吸气流消失或明显减弱（较基线幅度下降 ≥90%），持续时间 ≥10s。呼吸暂停分为阻塞性、混合性和中枢性三种类型。

■ 睡眠呼吸紊乱指数（respiratory disturbance index，RDI）是指平均每小时睡眠中呼吸暂停、低通气和呼吸努力相关微觉醒的次数（单位：次/小时），有条件时可以 RDI 为准。

■ 呼吸暂停和低通气事件应以阻塞性为主。依据 AHI（或 RDI）来作为病情严重度的诊断依据（表 19-1）。

表 19-1　OSAHS 病情程度判断依据

程度	AHI（次/小时）
轻度	5~15
中度	15~30
重度	>30

■ 便携式（可穿戴）的睡眠呼吸监测的结果可以作为诊断和病情严重度评估的依据；建议睡眠监测至少不低于 III 级监测标准，即应包括呼吸气流、血氧饱和度、呼吸努力度监测、体位、鼾声等导联。

■ 睡眠呼吸监测的分析中，目前电脑分图技术对睡眠图分析有很大辅助作用，但人工审核仍然是必要的。

■ 诊断应注意客观检查与主观症状或并发症结合。体征、上气道影像学检查及纤维内镜检查等为诊断提供辅助依据，但不是临床诊断必须。体征及形态学检查将为手术适应证的确定提供重要依据。

（三）治疗方案的选择依据

《阻塞性睡眠呼吸暂停低通气综合征诊治指南（2011 年修订版）》（中华医学会呼吸病学分会，睡眠呼吸障碍学组）。

1. 内科治疗

（1）无创持续正压通气治疗（CPAP）：单水平持续正压（CPAP），自动调压（AutoCPAP），双水平正压（BiPAP）呼吸机。符合下列一个或几个条件的 OSAHS 患者可考虑 CPAP 治疗。

1）年龄超过 50 岁者。

2）AHI ≥20 者。

3）AHI ≤20，但自觉症状明显（尤其白天嗜睡症状明显者），问卷评分高者。

4）OSAHS 患者经手术治疗，症状改善不明显，或术后复查 AHI 仍较高，低氧血症严重。

5）重叠综合征患者。

6）肥胖，BMI≥28，颈围≥40cm 的患者。

7）睡眠呼吸暂停综合征合并心、脑、肺血管疾病者及 2 型糖尿病者。

8）鼾症或睡眠呼吸暂停综合征不愿或不能接受手术治疗者。

（2）口腔矫正器治疗

1）适合单纯打鼾和轻-中度 OSAHS 患者，特别有下颌后缩者。

2）禁忌：重度颞下颌关节炎或功能障碍，严重牙周病，严重牙列缺失者。

（3）一般治疗

1）肥胖者减肥，属于体位性 OSA 患者可采用侧卧位睡眠体位。

2）戒烟戒酒。

3）慎用镇静安眠药。

（4）病因治疗：如应用甲状腺素治疗甲状腺功能减低等。

2. 手术治疗：仅适合于手术确实可解除上气道阻塞的患者，应严格掌握手术适应证。

释义

■ 治疗选择方面，倡导 OSAHS 多学科综合治疗模式，包括：长期行为干预，正压通气（positive airway pressure，PAP），口腔矫治器和外科治疗等，可以联合或贯续使用。

■ 正压通气是目前睡眠呼吸障碍治疗的主要非手术方法，其安全、效果良好、无严重并发症等诸多优点。PAP 治疗有效减少睡眠呼吸暂停及低通气事件的发生，纠正缺氧及呼吸努力相关的微觉醒，改善日间嗜睡，提高认知能力、记忆力及注意力，提高患者生活质量。治疗选择时应注意评估 PAP 的禁忌证。

■ PAP 治疗存在耐受性和顺应性等的问题：口腔矫治器（oral appliance，OA）因为简便、经济有效已成为睡眠呼吸紊乱的另一种主要的非手术方法。适应证：①成年人轻、中度 OSAHS 和鼾症等患者。②无颞颌关节功能紊乱症。③无张口受限或鼻塞。④无牙周疾病或缺牙过多等。

■ 手术适应证可参照中华医学会耳鼻咽喉科分会 2009 年制定的《阻塞性睡眠呼吸暂停低通气综合征诊断和疗效评定依据暨外科治疗原则》，必要时可请口腔颌面外科评估是否有正颌外科手术适应证。术前积极内科治疗，减少围术期并发症。手术前后可酌情应用 PAP 治疗。上气道评估有助于判定阻塞部位和结构，利于手术方案的制订。有条件时可对患者的非解剖致病因素如上气道扩张肌代偿功能，呼吸调控功能等进行评估，有助于提高疗效预测的准确性。

（四）标准住院日为 5~7 天

释义

■ 标准住院日建议不超过 7 天。

■ 睡眠呼吸暂停低通气综合征患者入院后，检查和诊断 1~3 天，在第 2~4 天开始实施治疗如压力滴定、口腔矫治器、并发症治疗、特殊检查如诱导睡眠下的纤维喉镜检查等，观察及调整疗效 4~7 天，总住院天数不超过 7 天，均符合本临床路径要求。

■ 在门诊完成睡眠呼吸监测检查并确诊的患者，可于住院当天或4天以内实施检查或特殊治疗符合本临床路径要求。如入院时需要重新评估睡眠呼吸监测结果，总住院天数不超过7天，符合本路径要求；主管医师应在临床路径表单中予以说明。

■ 如患者病情较重或较复杂，需联合应用持续正压通气（PAP）治疗、口腔矫治器或其他治疗，需要多个学科会诊治疗；或OSAHS严重度和病理生理在住院治疗期间有所变化，需要多次反复治疗的（如需要数次压力滴定的）；或睡眠呼吸监测检查疑似患有其他疾病，影响患者全身状态，需要进一步检查确诊的。扣除治疗/检查需要的时间，总住院天数不超过7天，符合本路径要求；主管医师应在临床路径表单中予以说明。

■ 患者往往伴有多种慢性心脑血管或（和）代谢障碍等疾病，患者入院后检查发现心律不齐、心功能异常、糖尿病、肺部阴影的阳性体征，如果需要经检查和治疗，病情稳定后才能检查、治疗的，先进入其他相应内科疾病的诊疗路径；若经治疗和检查排除治疗禁忌证，扣除稳定病情、排除禁忌所需要时间，总住院天数不超过7天，符合本路径要求；主管医师应在临床路径表单中予以说明。

（五）进入路径标准

1. 第一诊断必须符合阻塞性睡眠呼吸暂停低通气综合征疾病编码（ICD-10：G47.302）。

2. 当患者同时具有其他疾病诊断，但在住院期间不需要紧急处理，不会对患者健康安全造成危害的，可以进入路径。

释义

■ 本临床路径适用对象是第一诊断为阻塞性睡眠呼吸暂停低通气综合征的患者，对象为符合中华医学会呼吸病学分会睡眠呼吸障碍学组《阻塞性睡眠呼吸暂停低通气综合征诊治指南（2011年修订版）》规定标准的成人患者（≥18岁）。

■ 本临床路径仅针对因病情需要，需住院进行检查和治疗的患者。

■ 睡眠呼吸障碍的治疗包括PAP治疗、口腔矫治器治疗和手术治疗以及其他综合治疗，本临床路径仅适用于不需要外科手术治疗的成人患者（非危重）。

■ 患者同时伴有高血压、糖尿病、心律不齐、甲状腺功能减低等慢性病，经评估和治疗病情稳定，不影响OSAHS的诊疗，可适用于本临床路径。

■ 不能进入路径的情况包括：

1. 单纯打鼾。

2. 伴有其他睡眠障碍疾病：如肥胖低通气、重叠综合征、中枢性睡眠呼吸暂停综合征、周期性腿动、发作性睡病、快动眼睡眠期行为异常等。

3. 因病情需要需进行有创手术治疗，如气管切开、上气道成形手术或减重代谢手术等；转入其他路径。

4. 患者选择在门诊治疗（非住院治疗）。

5. 继发于严重颅面结构畸形或继发于甲状腺/垂体功能异常等内分泌疾病的睡眠呼吸障碍，病因未控制或不稳定。

6. 伴有心脑血管、呼吸和代谢疾病，内科治疗病情控制不佳，全身状态不稳定的患者，如需要有创通气、血流动力学不稳定、休克、心力衰竭，呼吸衰竭、肺栓塞、极度肥胖、感染等。

（六）住院期间的检查项目

1. 必需的检查项目：多导睡眠监测。

2. 根据患者情况可选择：动脉血气分析、血常规、甲状腺功能、空腹血糖、糖化血红蛋白、OGTT、血脂、肝肾功能、电解质、常规肺功能、胸部 CT、心电图、动态心电图、心肌损伤标志物、动态血压、超声心动图、鼻咽部 CT、头颅 CT 或 MRI、多次小睡睡眠潜伏时间试验（MSLT）以及可能发生的合并症的相应检查等。

> **释义**
>
> ■ 必查项目是确保正确诊断的基础，除在入院前已经完成多导睡眠监测的情况外，必须完成。相关人员认真分析检查结果，及时处理异常情况。手术患者加做凝血功能、感染性疾病筛查（乙型肝炎、丙型肝炎、梅毒、艾滋病等）。
>
> ■ 可根据病情增加颈动脉超声、垂体激素水平、心理评估、嗜睡状态问卷、胃食管反流等检查。排除其他可能诱发或加重 OSAHS 的因素和合并症情况。
>
> ■ 必要时鼻、咽、喉、口腔部位专科检查。有条件者可进行上气道影像学检查（X 线头影测量、CT、MRI）、鼻阻力、上气道压力检查，诱导睡眠电子喉镜检查以评估上气道解剖，阻塞部位、病理生理功能，排除 PAP 治疗禁忌证。

（七）治疗原则

1. 一般治疗：减肥，侧卧位睡眠，抬高床头，戒烟酒，慎用镇静催眠药物，白天避免过度劳累。

2. 病因治疗：如应用甲状腺素治疗甲状腺功能减低等。

3. 无创正压通气治疗，根据病情选择呼吸机类型。

4. 口腔矫治器治疗。

5. 必要时手术治疗

6. 药物治疗：目前尚无疗效确切的药物。

7. 合并症的治疗：对于并发症及合并症应转到相应科室进行常规治疗。

> **释义**
>
> ■ 一般治疗中，以患者教育为主。在特殊职业如高空作业、机械操作、司机等，应充分考虑患者白天嗜睡程度对职业的影响，给予指导教育。注意生产、生活安全。倡导长期随访。
>
> ■ PAP 治疗是 OSAHS 的一线治疗方法。注意 PAP 的禁忌证：肺大疱；气胸或纵隔气肿；血流动力学指标不稳定者；脑脊液漏，颅脑外伤或颅内积气；急性中耳炎、鼻炎、鼻窦炎感染未控制者；青光眼等。

■ PAP 包括普通及智能型 CPAP（AutoCPAP）通气和双水平气道正压（BiPAP）通气，以 CPAP 最为常用，CO_2 潴留明显者建议使用 BiPAP。

■ CPAP 压力的调定：设定合适的 CPAP 压力水平是保证疗效的关键。理想的压力水平是指能够消除在各睡眠期及各种体位睡眠时出现的呼吸暂停及打鼾所需的最低压力水平，并保持整夜睡眠中的 SaO_2 在正常水平（>90%），并能为患者所接受。如用 AutoCPAP 进行压力调定，选择 90%~95% 可信限的压力水平。可根据具体情况采取自动或手工压力滴定。

■ 口腔矫治器对于不能耐受 CPAP、不能手术或手术效果不佳者可以试用，也可作为 CPAP 治疗的补充治疗。总体上可以分为三类：①软腭保持器；②舌保持器；③下颌前移矫治器。需专科医师对患者的颌面结构进行评估后进行治疗。对①成年人轻、中度 OSAHS 和鼾症等患者；②无颞颌关节功能紊乱症；③无张口受限或鼻塞；④无牙周疾病或缺牙过多的患者有较好的适应证，与手术或正压通气联用可治疗重度 OSAHS。但颞下颌关节功能紊乱患者，严重牙周炎或缺牙多患者，鼻塞患者则不适用。

■ 外科治疗可用于 PAP 治疗失败或禁忌的患者。外科手术适应证可参照耳鼻咽喉头颈外科、口腔颌面外科及减重代谢外科相关指南及会诊意见。危重 OSAHS 患者可采取气管切开术治疗。上气道重建手术比较常用的手术方式包括保留悬雍垂腭咽成形术（uvulopalatopharyngoplasty，UPPP）或 Han UPPP 手术等、下颌骨前徙颏前徙术及颌面部前徙加舌骨肌切断悬吊术等，术后必须定期随访，如手术失败，可使用 PAP 治疗。

（八）出院标准

1. 无创正压通气治疗适应良好，压力滴定提示治疗效果良好（AHI<10 次/小时），相关症状明显改善。
2. 没有需要住院治疗的合并症和（或）并发症。
3. 病情较轻，仅需一般治疗或口腔矫正器治疗。

释义

■ 患者重点观察的项目一般包括症状生命体征、嗜睡程度、睡眠时打鼾、呼吸暂停及血氧饱和度情况。

■ 治疗效果良好的体现：①睡眠期鼾声、憋气消退，无间歇性缺氧，SaO_2 正常。②白天嗜睡明显改善或消失，其他伴随症状如忧郁症显著好转或消失。③部分患者相关并发症，如高血压、冠心病、心律失常、糖尿病和脑卒中等得到改善。

■ 随访及宣教：PAP 压力调定后，患者带机回家进行长期家庭治疗，对家庭治疗的早期应密切随访，了解患者应用的依从性及不良反应，协助其解决使用中出现的各种问题，必要时应行 PAP 压力的再调定，以保证患者长期治疗的依从性。其后应坚持定期随访。口腔矫治器及外科手术：治疗后 3 个月、6 个月应复查 PSG，以了解其疗效。

（九）变异及原因分析

1. 存在合并症和（或）并发症，需要进行相关的诊断和治疗，延长住院时间。
2. 具有手术指征，转口腔、咽喉头颈外科进一步手术治疗者，归入其他路径。
3. 有明确病因需对因治疗：垂体瘤、甲状腺功能低下等，转入其他路径。
4. 病情危重，需有创通气患者，归入其他路径。

释义

■ 如患者病情较重或较复杂，需联合应用持续正压通气（PAP）治疗、口腔矫治器或其他治疗，需要多个学科会诊治疗；或 OSAHS 严重度和病理生理在住院治疗期间有所变化，需要多次反复治疗的（如需要数次压力滴定的）；或睡眠呼吸监测检查疑似患有其他疾病，影响患者全身状态，需要进一步检查确诊的。需要延长治疗或检查需要的时间；主管医师应在临床路径表单中予以说明。

■ 患者往往伴有多种慢性心脑血管或（和）代谢障碍等疾病，患者入院后检查发现心律不齐、心功能异常、糖尿病、肺部阴影的阳性体征，如果需要经检查和治疗，病情稳定后才能检查、治疗的，先进入其他相应内科疾病的诊疗路径；若经治疗和检查排除治疗禁忌证，可稳定病情、排除禁忌并继续 OSAHS 诊治的，可纳入路径；主管医师应在临床路径表单中予以说明。

■ 心脑血管、呼吸和代谢疾病，内科治疗病情控制不佳，全身状态不稳定的患者，如需要有创通气、血液动力学不稳定、休克、心力衰竭、呼吸衰竭、肺栓塞、极度肥胖、感染等危重情况，不进入本路径。

■ 睡眠呼吸障碍的治疗包括 PAP 治疗、口腔矫治器治疗和手术治疗以及其他综合治疗。因病情需要进行有创手术治疗，如气管切开、上气道成形手术或减重代谢手术等；转入其他路径。

■ 伴有其他睡眠障碍疾病；如肥胖低通气、重叠综合征、中枢性睡眠呼吸暂停综合征、周期性腿动、发作性睡病、快动眼睡眠期行为异常等；继发于严重颅面结构畸形或继发于甲状腺/垂体功能异常等内分泌疾病的睡眠呼吸障碍，病因未控制时不归入本路径。

■ OSAHS 的表型诸多，治疗方式多样，出现变异的原因很多，除了包括路径中所描述情况，还包括医疗、护理、患者、环境等多方面的变异原因，为便于总结和在工作中不断完善和修订路径，应将变异原因归纳、总结，以便重新修订路径时作为参考。

四、阻塞性睡眠呼吸暂停低通气综合征临床路径给药方案

【用药选择】

药物治疗：目前尚无普适的对OSAHS疗效确切的药物。

【药学提示】

1. 药物治疗在文献中报道仅对某些特定表型的OSA患者有效：如觉醒阈值较低的患者应用佐匹克隆或曲唑酮等镇静药物；呼吸调控不稳定的患者应用乙酰唑胺；有潜在增强肌张力作用的地昔帕明等。因此，不作为指南推荐应用于未经表型评估的常规临床治疗。

2. 在特定病因的患者，如应用甲状腺素治疗甲状腺功能减低等，参见相应疾病的临床路径。

【注意事项】

关于镇静剂的使用，对于合并失眠或因其他疾病需长期应用镇静药物的 OSAHS 患者，住院期间应妥善监护，尤其是重度患者或夜间血氧饱和度低的患者。如必须长期应用，患者获得妥善的 OSAHS 治疗（如佩戴 PAP）将提高应用的安全性。

五、推荐表单

（一）医师表单

阻塞性睡眠呼吸暂停低通气综合征临床路径医师表单

适用对象：第一诊断为阻塞性睡眠呼吸暂停低通气综合征（ICD-10：G47.300/G47.302）

患者姓名：		性别：	年龄：	门诊号：	住院号：
住院日期： 年 月 日		出院日期： 年 月 日			标准住院日：≤7 天

时间	住院第 1~2 天	住院后第 3~7 天
主要诊疗工作	□ 询问病史及体格检查 □ 进行病情初步评估，病情严重程度分级 □ 上级医师查房 □ 明确诊断，决定诊治方案 □ 相关并发症及合并症筛查 □ 完成病历书写	□ 上级医师查房 □ 评估辅助检查的结果 □ 病情评估，根据患者病情调整治疗方 处理可能发生的并发症 □ 观察治疗反应 □ 住院医师书写病程记录
重点医嘱	**长期医嘱：** □ 呼吸睡眠科护理常规 □ 一级~三级护理常规（根据病情） □ 普食、糖尿病饮食、低盐低脂饮食、糖尿病低盐低脂饮食、鼻饲饮食（根据病情） □ 控制性氧疗（必要时） □ 心电、血氧饱和度监测（必要时） □ 测血压 bid □ 测三餐前、餐后 2 小时、睡前血糖（必要时） □ 无创辅助通气治疗、持续呼吸功能监测、灭菌注射用水 □ 根据相关并发症及合并症请求相关科室会诊指导治疗用药 **临时医嘱：** □ 睡眠呼吸监测 □ 血糖、血脂、肝肾功能、电解质（必要时） □ 糖化血红蛋白、OGTT（必要时） □ 血常规（必要时） □ 甲状腺功能（必要时） □ 鼻咽部 CT 或 MRI（必要时） □ 心电图、超声心动图（必要时） □ 多功能鼻咽纤维喉镜 □ 动态心电图 □ 动态血压 □ 心肌损伤标志物 □ 头颅 CT □ 食管测压（必要时） □ 血气分析常规、肺功能、胸部 CT（必要时） □ 可能发生的合并症的相应检查（必要时）	**长期医嘱：** □ 呼吸睡眠科护理常规 □ 一级~三级护理常规（根据病情） □ 普食、糖尿病饮食、低盐低脂饮食、糖尿病低盐低脂饮食、鼻饲饮食（根据病情） □ 控制性氧疗（必要时） □ 心电、血氧饱和度监测（必要时） □ 测血压 bid（必要时） □ 测三餐前、餐后 2 小时、睡前血糖（必要时） □ 无创辅助通气治疗、持续呼吸功能监测、灭菌注射用水 □ 根据相关并发症及合并症请求相关科室会诊指导治疗用药 **临时医嘱：** □ 对症治疗 □ 复查动脉血气分析（必要时） □ 复查睡眠呼吸监测（必要时） □ 异常指标复查 □ 无创通气手动压力滴定、分段睡眠监测手工压力滴定 □ MSLT（必要时） □ 相关并发症专业科室会诊及相应诊治（必要时） □ 必要时请口腔科、耳鼻喉科评估口腔矫治器、上气道手术适应证
病情变异记录	□ 无 □ 有，原因： 1. 2.	□ 无 □ 有，原因： 1. 2.
医师签名		

（二）护士表单

阻塞性睡眠呼吸暂停低通气综合征临床路径护士表单

适用对象：第一诊断为阻塞性睡眠呼吸暂停低通气综合征（ICD-10：G47.300/G47.302）

患者姓名：		性别： 年龄： 门诊号：	住院号：
住院日期： 年 月 日		出院日期： 年 月 日	标准住院日：≤7天

时间	住院第1~3天	住院第3~7天	出院前1~3天
健康宣教	□ 介绍主管医师、护士 □ 介绍环境、设施 □ 介绍住院注意事项 □ 宣教疾病知识、用药知识及特殊检查操作过程 □ 告知检查及操作前后饮食、活动及探视注意事项及应对方式	□ 主管护士与患者沟通，了解并指导心理应对 □ 观察治疗反应 □ 讲解体重控制和管理、生活方式的指导及相关知识普及	□ 康复和锻炼 □ 随诊注意事项 □ 出院带药服用方法，呼吸机或其他治疗仪器的使用方法 □ 饮食休息等注意事项指导
护理处置	□ 核对患者、佩戴腕带 □ 建立入院护理病历 □ 卫生处置：剪指甲、洗澡、更换病号服 □ 协助医师完成各项检查化验	□ 随时观察患者病情变化 □ 遵医嘱正确使用药物 □ 了解治疗反应、呼吸机使用等情况	□ 办理出院手续 □ 书写出院小结
基础护理	□ 二级护理 □ 晨晚间护理 □ 患者安全管理	□ 二级护理 □ 晨晚间护理 □ 患者安全管理	□ 二级护理 □ 晨晚间护理 □ 患者安全管理
专科护理	□ 护理查体 □ 呼吸频率、血氧饱和度监测 □ 需要时请家属陪伴 □ 心理护理	□ 指导患者预防面部压疮等 □ 病情观察：评估患者生命体征，夜间睡眠打鼾及呼吸暂停情况 □ 指导氧疗治疗（必要时） □ 无创呼吸机或口腔矫治器应用日常护理 □ 遵医嘱完成相关检查 □ 心理护理 □ 遵医嘱正确给药 □ 提供并发症征象的依据	□ 病情观察：评估患者生命体征，睡眠情况 □ 心理护理
重点医嘱	□ 详见医嘱执行单	□ 详见医嘱执行单	□ 详见医嘱执行单
病情变异记录	□ 无 □ 有，原因： 1. 2.	□ 无 □ 有，原因： 1. 2.	□ 无 □ 有，原因： 1. 2.
护士签名			

（三）患者表单

阻塞性睡眠呼吸暂停低通气综合征临床路径患者表单

适用对象：第一诊断为阻塞性睡眠呼吸暂停低通气综合征（ICD-10：G47.300/G47.302）

患者姓名：		性别：	年龄：	门诊号：	住院号：
住院日期： 年 月 日		出院日期： 年 月 日			标准住院日：≤7 天

时间	住院第1~3天	住院第3~7天	出院前1~3天	出院
医患配合	□ 配合询问病史、收集资料，请务必详细告知既往史、用药史、过敏史 □ 配合进行体格检查 □ 有任何不适告知医师 □ 配合完善相关检查、化验，如采血、留尿、心电图、X线胸片等	□ 配合完善相关检查、化验，如采血、留尿、心电图、X线胸片等 □ 医师向患者及家属介绍病情，如有异常检查结果需进一步检查 □ 配合用药及治疗 □ 配合医师调整用药 □ 有任何不适告知医师	□ 接受出院前指导 □ 获取关于呼吸机或其他治疗设备使用的指导（如适用）	□ 知道生活方式调整的目标和方法 □ 知道复查程序 □ 获取出院诊断书

附：原表单（2016 年版）

阻塞性睡眠呼吸暂停低通气综合征临床路径表单

适用对象：第一诊断为阻塞性睡眠呼吸暂停低通气综合征（ICD-10：G47.300/G47.302）

患者姓名：	性别：	年龄：	门诊号：	住院号：
住院日期：　年　月　日	出院日期：　年　月　日		标准住院日：≤7 日	

时间	住院第 1~2 天	住院后第 3~7 天
主要诊疗工作	□ 询问病史及体格检查 □ 进行病情初步评估，病情严重程度分级 □ 上级医师查房 □ 明确诊断，决定诊治方案 □ 相关并发症及合并症筛查 □ 完成病历书写	□ 上级医师查房 □ 评估辅助检查的结果 □ 病情评估，根据患者病情调整治疗方处理可能发生的并发症 □ 观察治疗反应 □ 住院医师书写病程记录
重点医嘱	**长期医嘱：** □ 呼吸睡眠科护理常规 □ 一级~三级护理常规（根据病情） □ 普食、糖尿病饮食、低盐低脂饮食、糖尿病低盐低脂饮食、鼻饲饮食（根据病情） □ 控制性氧疗（必要时） □ 心电、血氧饱和度监测（必要时） □ 测血压 bid □ 测三餐前、餐后 2 小时、睡前血糖（必要时） □ 无创辅助通气治疗、持续呼吸功能监测、灭菌注射用水 □ 根据相关并发症及合并症请求相关科室会诊指导治疗用药 **临时医嘱：** □ 多导睡眠监测 □ 血糖、血脂、肝肾功能、电解质（必要时） □ 糖化血红蛋白 □ OGTT（必要时） □ 血常规（必要时） □ 甲状腺功能（必要时） □ 鼻咽部 CT 或 MRI、心电图、超声心动图 □ MSLT □ 动态心电图 □ 动态血压 □ 心肌损伤标志物 □ 头颅 CT □ 食管测压（必要时） □ 血气分析 □ 常规肺功能 □ 胸部 CT（必要时） □ 可能发生的合并症的相应检查（必要时）	**长期医嘱：** □ 呼吸睡眠科护理常规 □ 一级~三级护理常规（根据病情） □ 普食、糖尿病饮食、低盐低脂饮食、糖尿病低盐低脂饮食、鼻饲饮食（根据病情） □ 控制性氧疗（必要时） □ 心电、血氧饱和度监测（必要时） □ 测血压 bid（必要时） □ 测三餐前、餐后 2 小时、睡前血糖（必要时） □ 无创辅助通气治疗、持续呼吸功能监测、灭菌注射用水 □ 根据相关并发症及合并症请求相关科室会诊指导治疗用药 **临时医嘱：** □ 对症治疗 □ 复查动脉血气分析（必要时） □ 异常指标复查 □ 无创通气手动压力滴定、分段睡眠监测手工压力滴定 □ 相关并发症专业科室会诊及相应诊治（必要时）

续 表

时间	住院第 1~2 天	住院后第 3~7 天
病情 变异 记录	□无 □有，原因： 1. 2.	□无 □有，原因： 1. 2.
护士 签名		
医师 签名		

时间	出院前 1~3 天	出院前 3~7 天
主要 诊疗 工作	□ 无创辅助通气治疗、持续呼吸功能监测、灭菌 　注射用水 □ 无创通气手动压力滴定、分段睡眠监测手工压 　力滴定	
主要 护理 工作	□ 介绍病房环境、设施和设备 □ 入院护理评估，护理计划 □ 观察患者情况 □ 指导氧疗治疗（必要时） □ 静脉取血，用药指导 □ 无创呼吸机应用日常护理 □ 进行戒烟酒、减肥建议和健康宣教 □ 协助患者完成实验室检查及辅助检查	□ 观察患者一般情况及病情变化 □ 观察治疗反应 □ 指导患者预防面部压疮等 □ 疾病相关健康教育
病情 变异 记录	□ 无　□ 有，原因： 1. 2.	□ 无　□ 有，原因： 1. 2.
护士 签名		
医师 签名		

第二十章

鼻咽癌临床路径释义

一、鼻咽癌编码

疾病名称及编码：鼻咽癌（ICD-10：C11）

二、临床路径检索方法

C11

三、鼻咽癌临床路径标准住院流程

（一）适用对象

第一诊断为鼻咽癌（ICD-10：C11）。

> **释义**
>
> ■ 适用对象编码参见第一部分。
>
> ■ 本路径适用对象为临床新诊断为非转移性鼻咽癌（M0）的患者，如晚期患者姑息对症支持治疗，常规采用非放化疗、非手术的治疗手段，不适用于本路径。

（二）诊断依据

根据《临床诊疗指南·耳鼻咽喉头颈外科分册》（中华医学会编著，人民卫生出版社，2009年）。

1. 症状：涕血、鼻出血、鼻塞、耳鸣、听力减退、头痛、颈部淋巴结肿大、脑神经损害或远端转移症状。
2. 体征：鼻咽部新生物、颈部肿大淋巴结。
3. 辅助检查：间接鼻咽镜、纤维或电子鼻咽镜、鼻咽部增强 CT 和 MRI、血清 VCA-IgA，EBV-DNA 全身骨扫描或 PET 检查。
4. 病理学［鼻咽部和（或）颈部转移灶］明确诊断。

> **释义**
>
> ■ 本路径的制订主要参考国内权威诊疗指南。
>
> ■ 病史和典型的临床症状是诊断鼻咽癌的初步依据，鼻咽肿物侵犯鼻咽周围组织会导致涕血、鼻出血、鼻塞、耳鸣、听力减退、头痛以及面部麻木、复视等脑神经损害症状，鼻咽癌容易出现颈部淋巴结转移。体格检查和鼻咽镜检查可见鼻咽占位和（或）颈部淋巴结肿大，合并有脑神经损害时有相应的临床体征。鼻咽活检病理和（或）颈部淋巴结穿刺细胞学可明确诊断，需尽可能获取鼻咽原发灶病理诊断。

骨扫描等分期检查是确保患者后续接受正规治疗的必需检查。其他分期相关检查还需要增加胸部 CT（推荐）或 X 线胸片，腹部超声或 CT（推荐）除外远端转移。

　　■ 还需要增加血常规、血生化检查，以便判断是否能够接受同期放化疗以及营养状态好坏。

　　■ 治疗前需要检查甲状腺功能，垂体功能等以了解基线水平。

（三）治疗方案的选择

根据《临床诊疗指南·耳鼻咽喉头颈外科分册》（中华医学会编著，人民卫生出版社，2009年）、《头颈肿瘤综合治疗专家共识》（中国抗癌协会头颈肿瘤专业委员会，中国抗癌协会放射肿瘤专业委员会，中华耳鼻咽喉头颈外科杂志，2010年）、《中国鼻咽癌诊疗指南》（中国抗癌协会鼻咽癌专业委员会，2007年）、《2010鼻咽癌调强放疗靶区及剂量设计指引专家共识》（中国鼻咽癌临床分期工作委员会，中华放射肿瘤学杂志，2011年）、《2012ESMO 临床实践指南：鼻咽癌的诊断、治疗与随访》（欧洲肿瘤内科学会）。

鼻咽癌分期对预后意义重大，也是影响治疗方案选择的主要因素。目前主要采用 2008 中国鼻咽癌分期和 2010 第七版世界抗癌联盟/美国癌症联合委员会标准，以 MRI 检查作为分期依据。根据分期选择不同治疗方案，其原则是：放射治疗为主，辅以化学治疗和手术治疗。

1. 早期：对应鼻咽癌 I 期，单用放射治疗。

2. 中期：对应鼻咽癌 II 期，无淋巴结转移者可考虑单纯放疗；伴淋巴结转移者同步放化疗。

3. 晚期：对应鼻咽癌 III、IVA、IVB 期。多采用同步放化疗，联合辅助化疗；放疗效果欠佳者可新辅助诱导化疗+同步放化疗。

4. 出现远端转移者，采用化疗为主，辅以放疗。

5. 放疗后残留或复发局限者可考虑手术切除。

6. 复发者再次放疗或放化疗。

7. 放疗技术包括：调强放疗、适形放疗、近距离放疗及立体定向放疗；外照射放射源采用直线加速器或^{60}Co；近距离采用^{192}Ir。每周 5 天，1 次/天，1.8~2Gy/次，总剂量 60~75Gy。

8. 化疗药物：同步放化疗化疗药物多选择顺铂（P）；辅助及新辅助化疗方案为顺铂+5-FU（PF）、顺铂+紫杉醇（TP）、顺铂+紫杉醇+5-FU（TPF）或吉西他滨+顺铂（GP），每 21 天重复 1 次，4~6 个疗程。

> 释义
>
> 　　■ 本病确诊后，应根据临床分期和治疗原则，给予合适的治疗，鼻咽癌首选放射治疗，以根治性放疗或以放疗为主的综合性治疗为主要治疗选择，早期一般采用单纯放射治疗；晚期采用同步放化疗±辅助化疗；远端转移高危患者（N3 或 T4N2）等可以考虑诱导化疗+同期放化疗；治疗后残存或早期复发病例可行手术挽救治疗。
>
> 　　■ 放疗一般推荐采用适形或调强放疗技术，以最大程度保护正常组织，保证患者远期生活质量。腔内近距离放疗及立体定向放疗多用于外照射后残存灶的补量照射。鼻咽癌靶区中大体肿瘤区（GTV）包括鼻咽原发肿瘤（GTVnx）及咽旁/颈部转移淋巴结（GTVnd）；临床靶区（CTV）根据受累的危险程度分为：CTV1（高危区）

和 CTV2（低危区，预防照射区）；计划靶区（PTV）应根据系统误差和摆位误差实测和计算获得，调强放疗技术建议在 GTV/CTV 基础上外放 3~5mm 形成 PTV。同期放化疗条件下，建议采用常规分割模式。调强放疗技术建议采用同期补量技术（SIB-IMRT）。系统评价显示，联合使用放疗增敏剂注射用甘氨双唑钠可有效改善患者的近期疗效和生存率，且不增加药物不良反应的发生率。

■ 鼻咽癌计划性的化疗、放疗综合治疗包括新辅助化疗、同步放化疗和辅助化疗。临床研究数据表明同步放化疗时以铂类单药获得好的疗效同时不良反应可以耐受。新辅助化疗可以降低局部和区域的肿瘤负荷和消除微小转移灶，从而提高局部控制率、降低远端转移率，常用的新辅助化疗放为 TPF 或 PF。同步放化疗不仅可以提高局部控制，还可以降低远端转移的发生。单纯的辅助化疗未能提高鼻咽癌的疗效。同步放化疗±辅助化疗可以作为局部晚期鼻咽癌的治疗手段之一，常用的辅助化疗方案为 TPF/PF/GP。抗肿瘤植物化学药榄香烯乳单药应用有较好的抑制肿瘤生长增殖作用，能够提高机体免疫力，与常规放化疗联合可协同增敏增效，减轻不良反应。

■ 挽救性手术对于放疗后鼻咽部或颈部未控或复发的早期病例有效，患者全身状况较好，鼻咽肿物无咽旁或颅底骨质侵犯，颈部淋巴结未固定并未累及颈部血管鞘。挽救手术后是否需要再行放化疗，应视手术术式和病理结果而定。

（四）标准住院日

1. 单纯放疗和同步放化疗者≤42 天。
2. 非首次化疗者≤7 天。
3. 原发部位或颈部残留或复发采用手术切除者≤21 天。

> **释义**
>
> ■ 鼻咽癌行放射治疗/化疗/挽救手术入院前完成临床所需各项检查及治疗前准备，治疗定位和治疗计划设计需要 1~2 周时间。放射治疗时间为 6.5~7.5 周（根据肿瘤分期不同而异），治疗结束需要约 1 周时间完成疗效评价相关检查，总住院时间为 8.5~10.5 周。
>
> ■ 如患者先行诱导化疗，根据化疗方案，每化疗周期住院天数可以≤7 天。
>
> ■ 如果患者为原发部位或颈部残存淋巴结，或者早期复发病例，选择手术治疗时，包括术前准备、手术后恢复时间，需要观察手术恢复及术后并发症，总住院时间为 21 天符合本路径要求。

（五）进入路径标准

1. 第一诊断必须符合鼻咽癌疾病编码（ICD-10：C11）。
2. 当患者同时具有其他疾病诊断，但在住院期间不需要特殊处理也不影响第一诊断的临床路径流程实施时，可以进入路径。

| 释义 |

　　■ 进入本路径的患者第一诊断为非转移性鼻咽癌，需除外鼻咽大出血、严重感染和恶病质等肿瘤相关并发症。

　　■ 入院后常规检查发现有基础疾病，如高血压、冠状动脉粥样硬化性心脏病、糖尿病、肝肾功能不全等，经系统评估后对肿瘤诊断治疗无特殊影响者，可进入路径。但可能增加医疗费用，延长住院时间。

（六）住院期间检查项目

1. 必需的检查项目

（1）血、尿常规。

（2）肝功能、肾功能、电解质、血糖、凝血功能。

（3）感染性疾病筛查（乙型肝炎、丙型肝炎、梅毒、艾滋病等）。

（4）胸部 X 线片、心电图、腹部超声。

（5）间接鼻咽镜、纤维或电子鼻咽镜、鼻咽部增强 MRI 和（或）CT。

（6）标本送病理学检查。

2. 根据患者病情，可选择检查项目：颅脑、胸部、腹部 CT 或 MRI，血清 VCA-IgA，EB-DNA，肺功能，输血准备，全身骨扫描或 PET 检查等。

| 释义 |

　　■ 血常规、尿常规、便常规是最基本的三大常规检查，感染性疾病筛查、肝肾功能、电解质、血糖、凝血功能、心电图、X 线胸片或者胸部 CT 可评估有无基础疾病及肺部转移灶，是否影响住院时间、费用及其治疗预后；鼻咽镜可明确鼻咽肿物腔内及黏膜下浸润范围，通过鼻咽镜或直视下活检可获得病理确诊，并可通过免疫组化协助判断患者预后及指导下一步生物靶向治疗的实施。鼻咽 CT 或 MRI 可协助判断鼻咽及邻近结构受侵情况，明确分期及判断预后，胸腹影像、骨扫描等检查可排除是否存在远端转移，胸腹影像学、骨扫描等分期检查应该在入院前完成，以便明确诊断和制订治疗方案。

　　■ 本病需与其他引起鼻咽肿块和颈部淋巴结肿大的疾病相鉴别，如恶性淋巴瘤、纤维血管瘤、脊索瘤、鼻咽结核或慢性炎症增殖性疾病以及腺样体肥大等，鼻咽镜活检病理组织学检查是最为直接的鉴别手段。

（七）预防性抗菌药物选择与使用时机

按照《抗菌药物临床应用管理办法》（卫生部令〔2012〕84 号）和《抗菌药物临床应用指导原则（2015 年版）》（国卫办医发〔2015〕43 号）合理选用抗菌药物。

> **释义**
>
> ■应严格按照国内相关原则把握预防性抗菌药物使用，选用的抗菌药物必须是疗效肯定、安全、使用方便及价格相对较低的品种，总的用药时间不超过24小时，个别情况可延长至48小时。对于手术前已形成感染者，抗菌药物使用时间应按照治疗性应用而定。

（八）需要采取手术者手术日为入院后5天内

1. 麻醉方式：全身麻醉。
2. 手术：见"（三）治疗方案的选择"。
3. 术中用药：止血药、抗菌药物。
4. 输血：视术中情况而定。
5. 标本送病理检查。

> **释义**
>
> ■应依据手术术式及拟切除范围决定抗菌药物、止血药物以及是否需要进行输血。
>
> ■手术标本必须送病理检查，证实是否有癌，残存患者同时可以了解肿瘤对治疗的反应。

（九）术后住院治疗7~16天

1. 抗菌药物：按照《抗菌药物临床应用管理办法》（卫生部令〔2012〕84号）和《抗菌药物临床应用指导原则（2015年版）》（国卫办医发〔2015〕43号）合理选用抗菌药物。
2. 鼻腔冲洗。
3. 伤口换药。

> **释义**
>
> ■应严格按照国家标准合理应用抗菌药物。鼻腔冲洗对于促进黏膜早日恢复，有利于防止分泌物和坏死物局部附着引发感染，如无禁忌，应鼓励患者长期保持，并应对其进行相应指导。

（十）出院标准

1. 一般情况良好。
2. 没有需要住院处理的并发症。

> **释义**
>
> ■患者出院前应完成所有治疗后评估，一般情况良好，无明确的药物相关或治疗相关不良反应，如存在可门诊处理的并发症可予以口服药物对症处理。

（十一）变异及原因分析

1. 治疗过程中出现并发症，需要特殊诊断治疗措施，延长住院时间。

2. 伴有影响本病治疗效果的合并症，需要采取进一步检查和诊断，延长住院时间。

> **释义**
>
> ■ 按标准治疗方案出现需要住院特殊处理的并发症，则需要延长总的治疗时间，观察直至临床医师评估可安全出院，治疗中出现病情变化，如新出现远端转移等，则需要终止目前路径，转入相应路径继续治疗。
>
> ■ 认可的变异原因主要是指患者入选路径后，在检查及治疗过程中发现患者合并存在事前未预知的、对本路径治疗可能产生影响的情况，需要终止执行路径或延长治疗时间、增加治疗费用。医师需在表单中明确说明。
>
> ■ 因患者方面的主观原因导致执行路径出现变异，需医师在表单中予以说明。

四、鼻咽癌常用化疗方案

【用药选择】

根据近期指南推荐，常用的鼻咽癌化疗方案如下。

1. 顺铂+5-FU（PF）：5-FU 1000mg/m^2 civ 96小时，第1~4天；顺铂100mg/m^2 ivgtt，第1天（正规水化利尿3天），21天为1周期。

2. 顺铂+紫杉醇（TP）：紫杉醇135mg/m^2 ivgtt，第1天；顺铂75mg/m^2 ivgtt，第1天（正规水化利尿），21天为1周期。

3. 顺铂+紫杉醇+5-FU（TPF）：紫杉醇135mg/m^2 ivgtt，第1天；顺铂20mg/m^2 ivgtt，第1~4天，5-FU 500mg/m^2 civ 120小时，第1~5天。

【药学提示】

1. 顺铂不良反应包括：①消化道反应：严重的恶心、呕吐为主要的限制性毒性。②肾毒性：累积性及剂量相关性肾功不良是顺铂的主要限制性毒性，一般剂量每日超过90mg/m^{2}即为肾毒性的危险因素。主要为肾小管损伤。急性损害一般见于用药后10~15天，血尿素氮（BUN）及肌酐（Cr）增高，肌酐清除率降低，多为可逆性，反复高剂量治疗可致持久性轻至中度肾损害。目前除水化外尚无有效预防本品所致的肾毒性的手段。③神经毒性：神经损害如听神经损害所致耳鸣、听力下降较常见。末梢神经毒性与累积剂量增加有关，表现为不同程度的手、脚套样感觉减弱或丧失，有时出现肢端麻痹、躯干肌力下降等，一般难以恢复。癫痫及视神经乳头水肿或球后视神经炎则较少见。④骨髓抑制：骨髓抑制［白细胞和（或）血小板下降］一般较轻，发生概率与每疗程剂量有关，若≤100mg/m^2，发生概率约10%~20%，若剂量≥120mg/m^2，则约40%，但亦与联合化疗中其他抗癌药骨髓毒性的重叠有关。⑤过敏反应：可出现脸肿、气喘、心动过速、低血压、非特异斑丘疹类皮疹。⑥其他：心脏功能异常、肝功能改变少见。

2. 紫杉醇不良反应：①可有白细胞、血小板减少、贫血（血红蛋白减少）、感染、黏膜炎、出血、过敏反应、低血压、心动过缓、心电图异常、关节痛、肌肉痛、转氨酶和胆红素升高、脱发、恶心及呕吐。②对紫杉醇有过敏者及骨髓抑制患者忌用。

3. 5-FU不良反应：①骨髓抑制：主要为白细胞减少、血小板下降。②食欲不振、恶心、呕吐、口腔炎、胃炎、腹痛及腹泻等胃肠道反应。③注射局部有疼痛、静脉炎或动脉内膜炎。④其他：常有脱发、红斑性皮炎、皮肤色素沉着手足综合征及暂时性小脑运动失调，偶有影响心脏功能。

【注意事项】

1. 顺铂用药时，为了减轻毒性反应，用药期间应多饮水或输液，强迫利尿；药前先给甲氧氯普胺和氯丙嗪等减轻消化道反应。

2. 紫杉醇使用前先用地塞米松、苯海拉明及 H_2 受体拮抗剂。

> 释义
>
> ■ 鼻咽癌的化疗分为诱导化疗、辅助化疗和同步放化疗，目前常用的诱导和辅助化疗方案为 TPF 或 TP/GP；同步放化疗推荐方案为单药顺铂 $100mg/m^2$，21 天/周期，共 2~3 周期。

五、推荐表单

（一）医师表单

鼻咽癌手术临床路径医师表单

适用对象：第一诊断为鼻咽癌（ICD-10：C11）；拟行原发灶或颈部残留或复发灶切除术

患者姓名：	性别：　　年龄：　　门诊号：	住院号：
住院日期：　　年　月　日	出院日期：　　年　月　日	标准住院日：≤21 天

时间	住院第 1 天	住院第 1~3 天 （手术准备日）	住院第 2~5 天 （手术日）
主要诊疗工作	□ 询问病史及体格检查 □ 完成病历书写 □ 上级医师查房与治疗前评估 □ 初步确定治疗方式和日期 □ 完善检查	□ 上级医师查房 □ 完成术前准备与术前评估 □ 进行术前讨论，确定手术方案 □ 完成必要的相关科室会诊 □ 签署手术知情同意书、自费用品协议书、输血同意书 □ 向患者及家属交代围术期注意事项 □ 麻醉前评估，签署麻醉同意书	□ 手术 □ 术者完成手术记录 □ 住院医师完成术后病程 □ 上级医师查房 □ 向患者及家属交代病情及术后注意事项
重点医嘱	**长期医嘱：** □ 耳鼻咽喉科护理常规 □ 二级护理 □ 饮食：根据患者情况 □ 患者既往病基础用药 **临时医嘱：** □ 血常规、尿常规 □ 肝功能、肾功能、血糖、电解质、凝血功能、感染性疾病筛查（乙型肝炎、丙型肝炎、梅毒、艾滋病等） □ 胸片、心电图、腹部超声 □ 电子鼻咽镜检查 □ 病理学检查 □ 酌情增强 CT 和（或）MRI 或超声，肺功能和输血准备	**长期医嘱：** □ 耳鼻咽喉科护理常规 □ 二级护理 □ 普通饮食 □ 患者既往基础用药 **临时医嘱：** □ 术前医嘱：明日全身麻醉下行鼻咽部肿物切除和（或）颈部淋巴结清扫术 * □ 术前禁食、禁水 □ 术前抗菌药物 □ 术前准备 □ 留置鼻饲管（术前或术中，激光手术除外） □ 其他特殊医嘱	**长期医嘱：** □ 全身麻醉术后常规护理 □ 鼻咽部肿物切除和（或）颈部淋巴结清扫术 * 术后常规护理 □ 气管切开术后常规护理 □ 一级护理 □ 鼻饲饮食 □ 抗菌药物 □ 其他特殊医嘱 **临时医嘱：** □ 标本送病理检查 □ 酌情心电监护 □ 酌情吸氧 □ 其他特殊医嘱
病情变异记录	□ 无　□ 有，原因： 1. 2.	□ 无　□ 有，原因： 1. 2.	□ 无　□ 有，原因： 1. 2.
医师签名			

注：* 实际操作时需明确写出具体的术式

时间	住院第 3~19 天 （术后 1~18 天）	住院第 7~21 天 （术后 5~19 天，出院日）
主要诊疗工作	□ 上级医师查房 □ 住院医师完成常规病历书写 □ 注意病情变化 □ 注意观察生命体征 □ 注意引流量，根据引流情况明确是否拔除引流管	□ 上级医师查房，进行手术及伤口评估 □ 完成出院记录、出院证明书 □ 向患者交代出院后的注意事项
重点医嘱	**长期医嘱：** □ 一级或二级护理 □ 酌情停用鼻饲饮食 □ 酌情停用抗菌药物 □ 其他特殊医嘱 **临时医嘱：** □ 换药 □ 其他特殊医嘱	**出院医嘱：** □ 出院带药 □ 酌情肿瘤综合治疗 □ 门诊随诊
病情变异记录	□ 无　□ 有，原因： 1. 2.	□ 无　□ 有，原因： 1. 2.
医师签名		

（二）护士表单

鼻咽癌手术临床路径护士表单

适用对象：第一诊断为鼻咽癌（ICD-10：C11）；拟行原发灶或颈部残留或复发灶切除术

患者姓名：	性别： 年龄： 门诊号：	住院号：
住院日期： 年 月 日	出院日期： 年 月 日	标准住院日：≤21 天

时间	住院第 1 天	住院第 1~3 天 （手术准备日）	住院第 2~5 天 （手术日）
主要护理工作	□ 入院宣教 □ 介绍主管医师、护士 □ 介绍病室环境、设施 □ 介绍常规制度及注意事项 □ 介绍疾病相关注意事项 □ 核对患者，佩戴腕带 □ 建立住院病历 □ 评估患者并书写护理评估单 □ 卫生处置：剪指（趾）甲、 　沐浴，更换病号服 □ 一级/二级/三级护理 □ 晨晚间护理 □ 患者安全管理 □ 遵医嘱通知实验室检查	□ 宣教、备皮等术前准备 □ 手术前物品准备 □ 手术前心理护理	□ 一级护理 □ 酌情心电监护 □ 酌情吸氧生命体征记录 □ 24 小时出入量记录 □ 全身麻醉术后常规护理 □ 鼻咽部肿物切除和（或） 　颈部淋巴结清扫术* 术后 　常规护理 □ 气管切开术后常规护理 □ 鼻饲管护理 □ 术后心理与生活护理
重点医嘱	□ 详见医嘱单	□ 详见医嘱单	□ 详见医嘱单
病情变异记录	□ 无 □ 有，原因： 1. 2.	□ 无 □ 有，原因： 1. 2.	□ 无 □ 有，原因： 1. 2.
护士签名			

注：* 实际操作时需明确写出具体的术式

时间	住院第 3~19 天 （术后 1~18 天）	住院第 7~21 天 （术后 5~19 天，出院日）
主要护理工作	□ 观察日常护理 □ 术后常规护理 □ 气管切口护理 □ 鼻饲管护理 □ 饮食指导 □ 执行医嘱 □ 术后心理与生活护理	□ 指导患者办理出院手续 □ 指导术后随访时间
重点医嘱	□ 详见医嘱	□ 详见医嘱
病情变异记录	□ 无　□ 有，原因： 1. 2.	□ 无　□ 有，原因： 1. 2.
护士签名		

（三）患者表单

鼻咽癌手术临床路径患者表单

适用对象：第一诊断为鼻咽癌（ICD-10：C11.901）

患者姓名：	性别：　　年龄：　　门诊号：	住院号：
住院日期：　　年　月　日	出院日期：　　年　月　日	标准住院日：≤21 天

时间	住院第 1 天	住院第 1~3 天 （手术准备日）	住院第 2~5 天 （手术日）
医患配合	□ 配合询问病史 □ 请务必详细告知既往史、用药史、过敏史 □ 配合测量生命体征，进行体格检查 □ 接受入院宣教 □ 遵守医院的相关规定和家属探视制度 □ 有不适症状及时告知医师和护士	□ 配合医师完成术前评估 □ 签署手术知情同意书、自费用品协议书、输血同意书 □ 向患者及家属交代围术期注意事项 □ 麻醉前评估，签署麻醉同意书	□ 手术 □ 术者完成手术记录 □ 住院医师完成术后病程 □ 上级医师查房 □ 向患者及家属交代病情及术后注意事项
重点诊疗及检查	□ 准备好既往相关医学资料 □ 熟悉病房情况 □ 熟悉消防应急通道 □ 熟悉医院相关规定 □ 知晓管床医师和主治医师 □ 配合医师完成病史采集、体格检查和专科检查 □ 了解治疗大致方案	□ 配合医师完成术前准备 □ 详细了解手术方案 □ 了解自费项目 □ 了解手术风险，麻醉风险 □ 确定手术日 □ 术前备皮 □ 了解手术前夜准备 □ 了解手术当天准备 □ 签署手术知情同意书、自费用品协议书、输血同意书 □ 麻醉前评估，签署麻醉同意书	□ 手术 □ 手术后的护理 □ 知晓饮食要求和方法 □ 支持治疗 □ 了解伤口自我护理
完成情况	□完成　□未完成 原因： 1. 2.	□完成　□未完成 原因： 1. 2.	□完成　□未完成 原因： 1. 2.
患者签名			

时间	住院第 3~19 天 （术后 1~18 天）	住院第 7~21 天 （术后 5~19 天，出院日）
医患配合	□ 等待伤口愈合 □ 等待鼻饲管拔除 □ 营养支持治疗 □ 了解手术病理情况	□ 配合进行手术及伤口评估 □ 确定能否出院 □ 了解出院后相关事宜 □ 了解随访要求
重点诊疗及检查	□ 检查伤口 □ 定期伤口换药 □ 监测体温，生命体征 □ 保证足够营养支持 □ 知晓手术病理结果 □ 鼻饲管是否能拔除 □ 气管套管能否拔除	□ 了解出院后随访要求 □ 办理出院相关手续 □ 了解出院后饮食要求 □ 如带鼻饲管出院，了解鼻饲管拔除条件 □ 如带气管套管出院，了解拔除气管套管条件
完成情况记录	□完成　□未完成 原因： 1. 2.	□完成　□未完成 原因： 1. 2.
患者签名		

（四）医师表单

鼻咽癌放疗/放化疗临床路径医师表单

适用对象：第一诊断为鼻咽癌（ICD-10：C11.901）

患者姓名：	性别：　年龄：　门诊号：	住院号：
住院日期：　　年　月　日	出院日期：　　年　月　日	标准住院日：≤54 天

时间	住院第 1 天	住院第 2~3 天	住院第 4~10 天
主要诊疗工作	□ 询问病史及体格检查 □ 完成病历书写 □ 补充疗前检查 □ 上级医师查房	□ 上级医师查房，完善疗前检查 □ 根据体检、检查等确定临床分期、初步确定治疗方案 □ 完成放疗前口腔处理 □ 完成颅神经检查 □ 完成间接鼻咽镜及纤维鼻咽镜检查 □ 制作体位固定装置及预约模拟定位 CT 扫描 □ 签署放疗知情同意书、自费用品协议书（酌情）、向患者及家属交代放疗注意事项	□ 完成模拟定位 CT（增强）扫描 □ 完成相关靶区及危及器官的勾画 □ 上级医师确认及修改靶区、提交 IMRT 计划 □ 物理师完成计划制订 □ 评估、确认计划 □ 完成靶区、计划必要病程记录 □ 向患者及家属交代病情及放疗注意事项
重点医嘱	**长期医嘱：** □ 鼻咽癌护理常规 □ 一级/二级/三级护理 □ 饮食：普通饮食/糖尿病饮食/其他 **临时医嘱：** □ 血常规、尿常规、大便常规 □ 肝肾功能、电解质、血糖、血型、凝血功能、垂体、甲状腺功能、EBV □ 颈部、腹部彩超、心电图 □ 鼻咽和颈部 MRI 或 CT，胸部 CT（N3 病变者），肺功能，超声心动图等（必要时）	**长期医嘱：** □ 同前 **临时医嘱：** □ 鼻咽活检、或会诊病理（包括免疫组化）、生物标记物检测、或必要时颈部淋巴结超声引导下针吸细胞学检查 □ 骨扫描或 PET-CT 检查 □ 其他特殊医嘱	**长期医嘱：** □ 同前 **临时医嘱：** □ 其他特殊医嘱
病情变异记录	□ 无　□ 有，原因： 1. 2.	□ 无　□ 有，原因： 1. 2.	□ 无　□ 有，原因： 1. 2.
医师签名			

时间	住院第 11~52 天 （放疗过程）	住院第 53~54 天 （出院日）
主要诊疗工作	□ 放疗开始（同步化疗、靶向、增敏等治疗） □ 定期观察病情、并发症变化 □ 上级医师查房，相关病历书写 □ 记录放疗开始后不良反应的评估和准确记录 □ 完成疗中疗效复查，评估肿瘤消退情况，决定是否修改治疗计划 □ 修改靶区（必要时） □ 提交第二计划（必要时） □ 上级医师确认第二计划 □ 执行第二计划	□ 上级医师查房 □ 根据疗终检查结果、肿瘤消退情况决定是否加量 □ 如需加量可提请科查房讨论（必要时） □ 根据患者肿瘤情况和不良反应的程度，制订出院后处理意见及下一步治疗计划疗效评估及不良反应的处理 □ 完成出院记录、病案首页、出院证明书等 □ 向患者及家属告知出院后的注意事项
重点医嘱	**长期医嘱：** □ 输液治疗（包括化疗、靶向、增敏）、或放疗中出现 2 度以上黏膜反应、2 度以上骨髓不良反应时改为二级护理 **临时医嘱：** □ 鼻饲（必要时） □ 支持疗法（必要时） □ 雾化（必要时） □ 抗菌药物（必要时） □ 每周复查 1 次血常规、1 个月复查 1 次肝肾功能（合并化疗、靶向、增敏治疗者） □ 疗中复查鼻咽、颈部 MRI 或 CT、颈部 B 超、纤维鼻咽镜检等 □ 疗终复查肝肾功能、EBV □ 疗终复查鼻咽、颈部 MRI 或 CT、颈部、腹部 B 超、胸部正侧位 X 线片、纤维鼻咽镜检	**长期医嘱：** □ 同前 **临时医嘱：** □ 同前 **出院医嘱：** □ 出院带药 □ 门诊随诊或下一步处理
病情变异记录	□ 无　□ 有，原因： 1. 2.	□ 无　□ 有，原因： 1. 2.
医师签名		

（五）护士表单

鼻咽癌放疗/放化疗临床路径护士表单

适用对象：第一诊断为鼻咽癌（ICD-10：C11.901）

患者姓名：	性别：　　年龄：　　门诊号：	住院号：
住院日期：　　年　月　日	出院日期：　　年　月　日	标准住院日：≤54 天

时间	住院第 1 天	住院第 2~3 天	住院第 4~10 天
主要诊疗工作	□ 入院宣教 □ 介绍主管医师、护士 □ 介绍病室环境、设施 □ 介绍常规制度及注意事项 □ 介绍疾病相关注意事项 □ 核对患者，佩戴腕带 □ 建立住院病历 □ 评估患者并书写护理评估单 □ 卫生处置：剪指（趾）甲、沐浴，更换病号服 □ 一级/二级/三级护理 □ 晨晚间护理 □ 患者安全管理 □ 遵医嘱通知实验室检查	□ 放疗前宣教 □ 宣教疾病知识、放疗前准备及放疗过程 □ 告知准备物品 □ 告知放疗过程中饮食、活动及探视注意事项 □ 告知放疗后可能出现的不良反应及应对方式、正常组织保护等 □ 告知家属探视须知 □ 一级/二级/三级护理 □ 晨晚间护理 □ 患者安全管理 □ 遵医嘱完成相关检查 □ 给予患者及家属心理支持	□ 观察患者病情变化情况 □ 定时巡视病房 □ 再次明确探视陪伴须知 □ 一级/二级/三级护理 □ 晨晚间护理 □ 患者安全管理 □ 给予患者及家属心理支持
重点医嘱	□ 详见医嘱执行单	□ 详见医嘱执行单	□ 详见医嘱执行单
病情变异记录	□ 无　□ 有，原因： 1. 2.	□ 无　□ 有，原因： 1. 2.	□ 无　□ 有，原因： 1. 2.
护士签名			

时间	住院第 11~52 天 （放疗过程）	住院第 53~54 天 （出院日）
主要 诊疗 工作	□ 观察患者病情变化 □ 定期巡视病房 □ 患者放疗期间宣教：观察放疗后可能出现的不 　良反应及应对方式、正常组织保护等 □ 按照医师要求行同步治疗及相关并发症处理	□ 指导患者放疗结束后注意事项 □ 出院指导 □ 协助办理出院手续
重点 医嘱	□ 详见医嘱执行单	□ 详见医嘱执行单
病情 变异 记录	□ 无　□ 有，原因： 1. 2.	□ 无　□ 有，原因： 1. 2.
护士 签名		

(六) 患者表单

鼻咽癌放疗/放化疗临床路径患者表单

适用对象：第一诊断为鼻咽癌 (ICD-10：C11.901)

患者姓名：		性别： 年龄： 门诊号：		住院号：
住院日期： 年 月 日		出院日期： 年 月 日		标准住院日：≤54 天

时间	住院第 1 天	住院第 2~3 天	住院第 4~10 天
医患配合	□ 配合询问病史，收集资料，务必详细告知既往史、用药史、过敏史 □ 配合测量生命体征，进行体格检查 □ 接受入院宣教 □ 遵守医院的相关规定和家属探视制度 □ 有不适症状及时告知医师和护士	□ 配合完善放疗前相关实验室检查，如采血、留尿、心电图、鼻咽镜、MRI 和活检等 □ 医师向患者及家属介绍病情及治疗计划，告知放疗方案及风险，并签字 □ 有不适症状及时告知医师和护士	□ 晨起配合测量生命体征 □ 遵医嘱配合定位及面罩制作 □ 有不适症状及时告知医师和护士
重点诊疗及检查	**诊疗重点：** □ 协助医师记录病史 □ 和医师探讨病情初步确定鼻咽癌治疗方案 □ 告知医师既往的基础疾病并继续治疗 **重要检查：** □ 测量生命体征、身高、体重 □ 进行全身体格检查	**诊疗重点：** □ 按照预约时间完成必要的实验室检查 □ 了解病情和可选择的治疗方案 □ 根据病情和医师建议选择适合自己的治疗方案 **重要检查：** □ 完成血尿常规、血型、血凝常规、生化全项、EBV、垂体、甲状腺功能等实验室检查 □ 完成口腔处理、MRI、CT、超声等检查 □ 根据专科情况完成必要的检查，如 ECT /PET-CT 等	**诊疗重点：** □ 配合医师和护士完成定位 □ 等待放疗计划的完成

时间	住院第 11~52 天 （放疗过程）	住院第 53~54 天 （出院日）
主要诊疗工作	□ 配合定时测量生命体征等 □ 配合标记划线 □ 出现不适症状及时告知医师和护士，如口干、咽痛、鼻堵、进食疼痛、皮肤破溃等，并配合进行相应实验室检查 □ 张口及颈部功能锻炼，鼻腔冲洗 □ 注意活动安全，避免坠床或跌倒 □ 配合执行探视及陪伴制度	□ 接受出院前指导 □ 获取出院诊断书 □ 获取出院带药 □ 知晓服药方法、作用、注意事项 □ 遵医嘱进行适度张口、颈部功能锻炼，注意动作禁忌 □ 知晓复查的时间及程序 □ 知晓在院外出现不适症状时应及时就诊 □ 接受出院宣教 □ 办理出院手续
重点诊疗及检查	□ 配合医师完成疗中、疗末复查 □ 配合医师完成二程计划的更改 □ 如出现新发症状及并发症等需及时告知医师及护士并接受相应诊疗措施 □ 按照医师要求进行功能锻炼、鼻腔冲洗等	

附：原表单（2016 年版）

鼻咽癌临床路径表单 1（单纯手术）

适用对象：第一诊断为鼻咽癌（ICD-10：C11）；拟行原发灶或颈部残留或复发灶切除术

患者姓名：	性别： 年龄： 门诊号：	住院号：
住院日期： 年 月 日	出院日期： 年 月 日	标准住院日：≤21 天

时间	住院第 1 天	住院第 1~3 天 （手术准备日）	住院第 2~5 天 （手术日）
主要诊疗工作	□ 询问病史及体格检查 □ 完成病历书写 □ 上级医师查房与治疗前评估 □ 初步确定治疗方式和日期 □ 完善检查	□ 上级医师查房 □ 完成术前准备与术前评估 □ 进行术前讨论，确定手术方案 □ 完成必要的相关科室会诊 □ 签署手术知情同意书、自费用品协议书、输血同意书 □ 向患者及家属交代围术期注意事项 □ 麻醉前评估，签署麻醉同意书	□ 手术 □ 术者完成手术记录 □ 住院医师完成术后病程 □ 上级医师查房 □ 向患者及家属交代病情及术后注意事项
重点医嘱	**长期医嘱：** □ 耳鼻咽喉科护理常规 □ 二级护理 □ 饮食：根据患者情况 □ 患者既往病基础用药 **临时医嘱：** □ 血常规、尿常规 □ 肝功能、肾功能、血糖、电解质、凝血功能、感染性疾病筛查（乙型肝炎、丙型肝炎、梅毒、艾滋病等） □ X 线胸片、心电图、腹部超声 □ 电子鼻咽镜检查 □ 病理学检查 □ 酌情增强 CT 和（或）MRI 或超声，肺功能和输血准备	**长期医嘱：** □ 耳鼻咽喉科护理常规 □ 二级护理 □ 普通饮食 □ 患者既往基础用药 **临时医嘱：** □ 术前医嘱：明日全身麻醉下行鼻咽部肿物切除和（或）颈部淋巴结清扫术 * □ 术前禁食、禁水 □ 术前抗菌药物 □ 术前准备 □ 留置鼻饲管（术前或术中，激光手术除外） □ 其他特殊医嘱	**长期医嘱：** □ 全身麻醉术后常规护理 □ 鼻咽部肿物切除和（或）颈部淋巴结清扫术 * 术后常规护理 □ 气管切开术后常规护理 □ 一级护理 □ 鼻饲饮食 □ 抗菌药物 □ 其他特殊医嘱 **临时医嘱：** □ 标本送病理检查 □ 酌情心电监护 □ 酌情吸氧 □ 其他特殊医嘱
主要护理工作	□ 介绍病房环境、设施和设备 □ 入院护理评估	□ 宣教、备皮等术前准备 □ 手术前物品准备 □ 手术前心理护理	□ 观察患者病情变化 □ 术后心理与生活护理
病情变异记录	□ 无 □ 有，原因： 1. 2.	□ 无 □ 有，原因： 1. 2.	□ 无 □ 有，原因： 1. 2.
护士签名			
医师签名			

注：* 实际操作时需明确写出具体的术式

鼻咽癌临床路径表单2（非手术）

适用对象：第一诊断为鼻咽癌（ICD-10：C11）

| 患者姓名： | 性别： 年龄： 门诊号： | 住院号： |
| 住院日期： 年 月 日 | 出院日期： 年 月 日 | 标准住院日：≤42天 |

时间	住院第1天	住院第2天
主要诊疗工作	□ 询问病史及体格检查 □ 完成病历书写 □ 开实验室检查单 □ 病情告知，必要时向患者家属告病重或病危通知，并签署病重或病危通知书 □ 患者家属签署输血同意书、骨髓穿刺同意书、腰椎穿刺同意书、静脉插管同意书	□ 上级医师查房 □ 完成入院检查 □ 淋巴组织活检 □ 完成必要的相关科室会诊 □ 完成上级医师查房记录等病历书写 □ 确定放疗或放化疗方案和日期
重点医嘱	**长期医嘱：** □ 耳鼻咽喉科护理常规 □ 二级护理 □ 饮食：根据患者情况 □ 患者既往疾病基础用药 **临时医嘱：** □ 血常规、尿常规 □ 病毒学检测：EB病毒抗体 □ 肝功能、肾功能、血糖、电解质、凝血功能、感染性疾病筛查（乙型肝炎、丙型肝炎、梅毒、艾滋病等）、VCA-IgA □ 影像学检查：酌情增强CT和（或）MRI或超声，肺功能检查、输血准备（根据临床表现增加其他部位）、全身PET检查 □ 胸部X线片、心电图、腹部超声 □ 电子鼻咽镜检查 □ 病理学检查 □ 静脉插管术 □ 输血医嘱 □ 其他医嘱	**长期医嘱：** □ 患者既往基础用药 □ 二级护理 □ 抗菌药物（必要时） **临时医嘱：** □ 骨髓穿刺 □ 骨髓形态学、骨髓活检、免疫分型、染色体检测 □ 淋巴组织活检 □ 淋巴组织常规病理、免疫病理 □ 输血医嘱（必要时） □ 其他医嘱
主要护理工作	□ 介绍病房环境、设施和设备 □ 入院护理评估	□ 宣教（鼻咽癌知识）
病情变异记录	□ 无 □ 有，原因： 1. 2.	□ 无 □ 有，原因： 1. 2.
护士签名		
医师签名		

时间	住院第 3~41 天
主要诊疗工作	□ 患者家属签署放疗或放化疗知情同意书 □ 上级医师查房，制订化疗方案 □ 住院医师完成病程记录 □ 放疗±化疗 □ 重要脏器功能保护 □ 止吐
重点医嘱	**长期医嘱：** □ 放疗医嘱（总剂量 60~76Gy，时间 7 周左右） □ 放疗 CT 定位 □ 常规分割：1.9~2.0Gy/次，每天 1 次，每周 5 天照射。总剂量：鼻咽原发灶：66~76Gy/6~7.5 周；颈淋巴结转移灶：60~70Gy/6~7 周；颈淋巴结阴性及预防照射区域：50~56Gy/5~5.5 周。 □ 化疗医嘱（每 21 天 1 个疗程，耐受性好的患者可每 14 天 1 个疗程；通常用6~8 个疗程） 　□ P 方案 　□ PF 方案 　□ TP 方案 　□ TPF 方案 　□ GP 方案 　□ 补液治疗 　□ 止吐、保肝、抗感染等医嘱 　□ 其他医嘱 **临时医嘱：** □ 输血医嘱（必要时） □ 心电监护（必要时） □ 血常规 □ 血培养（高热时） □ 静脉插管维护、换药 □ 鼻腔冲洗 □ 其他医嘱
主要护理工作	□ 观察患者病情变化 □ 心理与生活护理 □ 化疗期间嘱患者多饮水
病情变异记录	□ 无　□ 有，原因： 1. 2.
护士签名	
医师签名	

时间	住院第 11~41 天	住院第 42 天 （出院日）
主要诊疗工作	□ 上级医师查房，注意病情变化 □ 住院医师完成常规病历书写 □ 复查血常规 □ 注意观察体温、血压、体重等 □ 成分输血、抗感染等支持治疗（必要时） □ 造血生长因子（必要时）	□ 上级医师查房，确定有无并发症情况，明确 　是否出院 □ 完成出院记录、病案首页、出院证明书等 □ 向患者交代出院后的注意事项
重点医嘱	长期医嘱： □ 洁净饮食 □ 抗感染等支持治疗 □ 其他医嘱 临时医嘱： □ 血常规、尿常规、便常规 □ 肝功能、肾功能、电解质 □ 输血医嘱（必要时） □ 影像学检查（必要时） □ 血培养（高热时） □ 病原微生物培养（必要时） □ 静脉插管维护、换药 □ 其他医嘱	出院医嘱： □ 出院带药 □ 定期门诊随访 □ 监测血常规、肝功能、肾功能、电解质
主要护理工作	□ 观察患者情况 □ 心理与生活护理 □ 化疗期间嘱患者多饮水	□ 指导患者办理出院手续
病情变异记录	□ 无　□ 有，原因： 1. 2.	□ 无　□ 有，原因： 1. 2.
护士签名		
医师签名		

第二十一章

喉癌临床路径释义

一、喉癌编码

1. 卫计委原编码

疾病名称及编码：喉癌（ICD-10：C32，D02.0）

手术操作名称及编码：喉部分或全喉切除术（ICD-9-CM-3：30.1-30.4）

2. 修改编码

疾病名称及编码：喉癌（ICD-10：C32）

手术操作名称及编码：喉部分切除术（ICD-9-CM-3：30.1-30.2）

全喉切除术（ICD-9-CM-3：30.3-30.4）

二、临床路径检索方法

C32 伴（30.1-30.4）

三、喉癌临床路径标准住院流程

（一）适用对象

第一诊断为喉癌（ICD-10：C32，D02.0）。

行喉部分或全喉切除术（ICD-9-CM-3：30.1-30.4）。

> **释义**
>
> ■ 适用对象编码参见第一部分。
>
> ■ 本临床路径适用对象为喉癌需要行喉部分或全喉切除术的患者，包括需要行单侧或双侧颈淋巴结清扫的患者。
>
> ■ 本路径不适用于不首选手术治疗的喉癌类型（如部分喉小细胞癌或淋巴瘤等患者）以及晚期喉癌需姑息治疗的患者。

（二）诊断依据

根据《临床诊疗指南·耳鼻喉科头颈外分册》（中华医学会编著，人民卫生出版社，2009年）。

1. 症状：声嘶、呼吸不畅或其他喉部不适。

2. 体征：喉部有新生物。

3. 辅助检查：喉镜、CT 和（或）MRI 或 B 超等提示病变。

4. 病理学明确诊断。

> **释义**
>
> ■ 声门型喉癌早期症状通常为声音嘶哑；声门上型喉癌早期症状通常表现为咽部不适或咽部异物感等咽炎症状，相继可出现放射性耳痛；声门下型喉癌早期症状不明显。
>
> ■ 原发于会厌或喉室的肿瘤，由于位置隐蔽，间接喉镜检查常不易发现，纤维喉镜仔细检查可早期发现病变，喉镜检查时应特别注意会厌喉面、前联合、喉室及声门下区等比较隐蔽的部位。
>
> ■ 检查还应包括声带运动是否受限或固定，会厌前间隙是否饱满，声门旁间隙是否受侵，舌根是否侵犯，颈部有无肿大淋巴结，喉体是否增大，颈前软组织和甲状腺有无肿块等。

（三）治疗方案的选择

根据《临床治疗指南·耳鼻咽喉头颈外科分册》（中华医学会编著，人民卫生出版社，2009年）、《临床技术操作规范·耳鼻咽喉-头颈外科分册》（中华医学会编著，人民军医出版社，2009年）、《头颈肿瘤综合治疗专家共识》（中国抗癌协会头颈肿瘤专业委员会，中国抗癌协会放射肿瘤专业委员会，中华耳鼻咽喉头颈外科杂志，2010年）、《喉癌外科手术及综合治疗专家共识》（中华耳鼻咽喉头颈外科杂志编辑委员会头颈外科组，中华医学会耳鼻咽喉头颈外科学分会头颈学组，中华耳鼻咽喉头颈外科杂志，2014年）。

手术：

1. 喉癌激光切除手术：T1和部分T2喉癌。
2. 喉部分切除术：T1、T2、部分T3、少数T4，适合喉部分切除的喉癌患者。
3. 喉全切除术：不适合上述手术方式的喉癌患者。
4. 酌情行缺损修复。
5. 酌情行颈淋巴结清扫术。

> **释义**
>
> ■ 手术为喉癌的主要治疗手段，对于不同部位、不同范围的肿瘤，应采取不同的手术的方法，其原则是在彻底切除肿瘤的基础上，尽量保留喉内外正常组织，以利于喉功能的修复与重建，随着对解剖和病理学研究的深入和手术方法的改进，喉部分切除术成为首选的手术方法。
>
> ■ 根据肿瘤的生物学行为特点及喉部的解剖分区进行喉部分切除术，缺损利用附近的黏膜组织瓣修复。
>
> ■ 放疗亦为喉癌治疗的重要手段，对于不同类型的喉癌，可有单纯放疗以及与手术结合的综合治疗，在综合治疗中有术前放疗和术后放疗。
>
> ■ 化疗可作为一种姑息治疗或综合治疗中的辅助部分，应在肿瘤内科的指导下完成。

（四）标准住院日

1. 激光切除喉癌手术≤7天。

2. 喉部分切除术和全喉切除术≤18天。

3. 皮肤或气管或食管缺损修复术≤21天。

> **释义**
>
> ■ 喉癌患者入院后,术前准备1~4天,在第4~5天实施手术,术后恢复7~14天,总住院天数不超过18天,均符合本临床路径要求。

(五)进入路径标准

1. 第一诊断必须符合喉癌疾病编码(ICD-10:C32,D02.0)。

2. 当患者同时具有其他疾病诊断,但在住院期间不需要特殊处理也不影响第一诊断的临床路径流程实施时,可以进入路径。

> **释义**
>
> ■ 随着微创外科技术的发展,显微切除、显微激光切除、显微等离子射频技术切除以及部分支撑喉镜暴露困难者在内镜辅助下切除等术式不断完善,有条件的单位可根据患者的具体情况选用,以利用现代微创技术手段暴露清楚、彻底清除病变、并能行必要的修复,以最小的代价为患者谋取最大治疗效果为原则。这一部分患者另立临床路径管理。
>
> ■ 晚期喉癌已侵犯食管、气管、皮肤,术后缺损较大,需要转移组织瓣修复的患者术前准备、术后恢复和预后与本路径所规定喉癌有较大区别,应另立路径管理;但是喉癌切除后,利用周围黏膜、会厌下拉、单蒂或双蒂带状肌筋膜瓣等修复缺损适用于本临床路径。
>
> ■ 患者入院后术前准备发现严重心律不齐、心梗、糖尿病等以往没有发现的疾病,请相关科室会诊,上述慢性疾病如果需要治疗稳定后才能手术,术前准备过程先进入其他相应内科疾病的诊疗路径。

(六)术前准备

1. 必需的检查项目

(1)血常规、尿常规。

(2)肝功能、肾功能、电解质、血糖、凝血功能。

(3)感染性疾病筛查(乙型肝炎、丙型肝炎、梅毒、艾滋病等)。

(4)胸部X线片、心电图。

(5)喉镜。

(6)标本送病理学检查。

2. 根据患者病情,可选择检查项目:CT或MRI或B超,下咽-食管造影,肺功能,输血准备等。

> **释义**
>
> ■ 喉癌患者的术前准备可分为4类：第一类是明确肿瘤性质的术前准备，如病理学检查，必要时行免疫组化；第二类是明确肿瘤范围的检查，如喉镜、增强CT或MR、下咽食管造影等；第三类是明确肿瘤是否有转移的检查，如颈部超声、肝胆胰脾肾超声、骨扫描、X线胸片或胸部CT，甚至PET等；第四类是明确患者的全身情况，为全身麻醉手术准备的检查，如血尿常规、心电图、感染指标、肝肾功能、输血项目等，高龄患者或有心肺功能异常患者，术前根据病情增加超声心动、肺功能、血气分析等检查。术前4类检查必须完善，其中具体的项目根据患者病情和经济情况等多种因素综合考虑选择。
>
> ■ 必查项目是确保手术治疗安全、有效开展的基础，术前必须完成。相关人员认真分析检查结果，排除手术禁忌证，及时处理异常情况。
>
> ■ 为缩短患者的住院等待时间，检查项目可以在患者入院前于门诊完成。

（七）预防性抗菌药物选择与使用时机

按照《抗菌药物临床应用指导原则（2015年版）》（国卫办医发〔2015〕43号）合理选用抗菌药物。

> **释义**
>
> ■ 喉癌手术属Ⅱ类切口，手术创伤大，一旦感染科导致严重后果，因此可按规定适当预防性和术后应用抗菌药物，通常选用联合广谱用药，覆盖需氧和厌氧菌。

（八）手术日

手术日为入院后5天内。
1. 麻醉方式：全身麻醉。
2. 手术：见治疗方案的选择。
3. 术中用药：止血药、抗菌药物。
4. 输血：视术中情况而定。
5. 标本送病理检查。

> **释义**
>
> ■ 本路径规定的喉部分切除术和喉全切除术均是在全身麻醉下实施。
>
> ■ 手术前或术中可应用血凝酶，用来预防出血，避免或减少手术部位及手术后出血。现在高龄患者越来越多，止血药物临床应用选择成分单一、安全性较高的药物，如注射用尖吻蝮蛇血凝酶。应注意监测患者血凝状态，高度警惕深静脉血栓形成。
>
> ■ 围术期用抗菌药物参考《抗菌药物临床应用指导原则》执行。对手术时间较长的患者，术中可加用一次抗菌药物。
>
> ■ 术中切缘应送冷冻，切至切缘阴性，标本送病理应标明切缘。

（九）术后住院治疗

术后住院治疗 5~19 天。

1. 抗菌药物：按照《抗菌药物临床应用指导原则（2015 年版）》（国卫办医发〔2015〕43号）合理选用抗菌药物。

2. 漱口。

3. 鼻饲（激光手术除外）。

4. 气管切开和气道护理

5. 伤口换药。

6. 镇痛药（必要时）。

> **释义**
>
> ■ 术后住院治疗 5~18 天。
>
> ■ 术后可根据患者恢复情况做必须复查的检查项目：血、尿常规，肝、肾功能，电解质，白蛋白，D-二聚体（dimer），并根据病情变化增加检查的频次。复查项目并不局限于路径的项目，可根据需要增加，如血气分析、四肢超声等。根据情况行监护和吸氧，必要时转 ICU 病房。
>
> ■ 鼻饲患者术后可根据患者情况在第 7~14 天经口进食，拔除胃管。
>
> ■ 气管切开术患者可根据患者情况在住院期间关闭气切，或出院恢复，待条件允许后再关闭气管切开。

（十）出院标准

1. 一般情况良好。

2. 没有需要住院处理的并发症。

> **释义**
>
> ■ 患者出院前应完成复查项目，且复查项目无异常，若有异常，主管医师应仔细分析并作出相应的处理。

（十一）变异及原因分析

1. 术中、术后出现并发症（如咽瘘等），需要特殊诊断治疗措施，延长住院时间。

2. 伴有影响本病治疗效果的合并症，需要采取进一步检查和诊断，延长住院时间。

> **释义**
>
> ■ 伴有影响手术的合并症常见的有发现心律失调。
>
> ■ 心肌梗死、糖尿病等，需要进一步行超声心动、Holter、肺功能等检查，请相关科室会诊排除手术禁忌证，导致住院时间延长，治疗费用增加。

■ 喉癌手术可能存在的风险包括：术中术后大出血、空气栓塞、吸入性肺炎、肺栓塞及心肌梗死；全喉切除术后失去发音功能；术后复发和转移；术中切除或损伤重要神经：面神经分支损伤导致术后面瘫，舌咽和迷走神经损伤导致进食呛咳，心血管症状，副神经损伤导致肩部和上肢活动障碍，舌下神经损伤导致舌活动障碍，颈丛神经损伤颈部和耳部感觉麻木，颈交感神经损伤导致霍纳综合征（Horner syndrom）等；术后感染，导致咽瘘或喉瘘，伤口延期愈合；并发气胸、皮下气肿、乳糜漏等，继发感染则引起脓胸或纵隔脓肿等，必要时行引流术；术后气管食管瘘、食管狭窄，可影响正常饮食；术后面部肿胀；术后气管套管拔管困难，甚至终身带管；甲状腺、甲状旁腺切除后甲状腺和甲状旁腺功能低下，须终身服药；皮瓣坏死等。

■ 出现变异的原因很多，除了包括路径中所描述的各种术后并发症，还包括医疗、护理、患者、环境等多方面的变异原因，主管医师均应如实记录。

四、喉癌给药方案

【用药选择】

喉癌的用药主要是手术（外科）治疗过程中预防性使用抗菌药物，选用的抗菌药物必须是疗效肯定、安全、使用方便及价格相对较低的品种。一般选择联合用药，可分为：①广谱青霉素类联合抗厌氧菌类；②头孢菌素类联合抗厌氧菌类；③如果患者为过敏体质或以上2种抗菌药物皮试阳性，可选择喹诺酮类联合抗厌氧菌类。

给药方法：在术前0.5~2小时内给药，或麻醉开始时给药，使手术切口暴露时局部组织中已达到足以杀灭手术过程中入侵切口细菌的药物浓度。如果手术时间超过3小时，或失血量大（>1500 ml），可手术中给予第2剂。抗菌药物的有效覆盖时间应包括整个手术过程和手术结束后4小时，总的预防用药时间不超过24小时，个别情况可延长至48小时。手术时间较短（<2小时）的手术，术前用药一次即可。

【药学提示】

1. 广谱青霉素抗菌药物：抗菌谱除革兰阳性菌外，还包括：①对部分肠杆菌科细菌有抗菌活性者，如氨苄西林、阿莫西林；②对多数革兰阴性杆菌包括铜绿假单胞菌具抗菌活性者，如哌拉西林、阿洛西林、美洛西林。

适应证：氨苄西林与阿莫西林的抗菌谱较青霉素为广，对部分革兰阴性杆菌（如流感嗜血杆菌、大肠埃希菌、奇异变形杆菌）亦具抗菌活性。对革兰阳性球菌作用与青霉素相仿。本类药物适用于敏感细菌所致的呼吸道感染、尿路感染、胃肠道感染、皮肤软组织感染、脑膜炎、败血症、心内膜炎等。氨苄西林为肠球菌感染的首选用药。

哌拉西林、阿洛西林和美洛西林对革兰阴性杆菌的抗菌谱较氨苄西林为广，抗菌作用也增强。除对部分肠杆菌科细菌外，对铜绿假单胞菌亦有良好抗菌作用；适用于肠杆菌科细菌及铜绿假单胞菌所致的呼吸道感染、尿路感染、胆道感染、腹腔感染、皮肤软组织感染等。

2. 头孢菌素类抗菌药物：头孢菌素类根据其抗菌谱、抗菌活性、对β-内酰胺酶的稳定性以及肾毒性的不同，目前分为四代，常用的为第三代或第四代。第三代头孢菌素对肠杆菌科细菌等革兰阴性杆菌具有强大抗菌作用，头孢他啶和头孢哌酮除肠杆菌科细菌外对铜绿假单胞菌亦具高度抗菌活性；注射品种有头孢噻肟、头孢曲松、头孢他啶、头孢哌酮等。第四代头孢菌素常用者为头孢吡肟，它对肠杆菌科细菌作用与第三代头孢菌素大致相仿，其中对阴沟肠杆菌、产气肠杆菌、柠檬酸菌属等的部分菌株作用优于第三代头孢菌素，对铜绿假单胞菌的作用与头孢他啶相仿，对金黄色葡萄球菌等的作用较第三代头孢菌素略强。

适应证：第三代头孢菌素：适用于敏感肠杆菌科细菌等革兰阴性杆菌所致严重感染，如下呼吸道感染、败血症、腹腔感染、肾盂肾炎和复杂性尿路感染、盆腔炎性疾病、骨关节感染、复杂性皮肤软组织感染、中枢神经系统感染等。治疗腹腔、盆腔感染时需与抗厌氧菌药如甲硝唑合用。本类药物对化脓性链球菌、肺炎链球菌、甲氧西林敏感葡萄球菌所致的各种感染亦有效，但并非首选用药。头孢他啶、头孢哌酮尚可用于铜绿假单胞菌所致的各种感染。

第四代头孢菌素：目前国内应用者为头孢吡肟。本药的抗菌谱和适应证与第三代头孢菌素同，尚可用于对第三代头孢菌素耐药而对其敏感的产气肠杆菌、阴沟肠杆菌、沙雷菌属等细菌感染，亦可用于中性粒细胞缺乏伴发热患者的经验治疗。

3. 喹诺酮类抗菌药：临床上常用者为氟喹诺酮类，有诺氟沙星、依诺沙星、氧氟沙星、环丙沙星等。近年来研制的新品种对肺炎链球菌、化脓性链球菌等革兰阳性球菌的抗菌作用增强，对衣原体属、支原体属、军团菌等细胞内病原或厌氧菌的作用亦有增强，已用于临床者有左氧氟沙星、加替沙星、莫西沙星等。

适应证：①泌尿生殖系统感染：本类药物可用于肠杆菌科细菌和铜绿假单胞菌等所致的尿路感染；细菌性前列腺炎、淋菌性和非淋菌性尿道炎以及宫颈炎。诺氟沙星主要用于单纯性下尿路感染或肠道感染。但应注意，目前国内尿路感染的主要病原菌大肠埃希菌中，耐药株已达半数以上。②呼吸道感染：环丙沙星、氧氟沙星等主要适用于肺炎克雷伯菌、肠杆菌属、假单胞菌属等革兰阴性杆菌所致的下呼吸道感染。左氧氟沙星、加替沙星、莫西沙星等可用于肺炎链球菌和溶血性链球菌所致的急性咽炎和扁桃体炎、中耳炎等，及肺炎链球菌、支原体、衣原体等所致社区获得性肺炎，此外亦可用于革兰阴性杆菌所致下呼吸道感染。

4. 抗厌氧菌类：本类药物对厌氧菌、滴虫、阿米巴和蓝氏贾第鞭毛虫具强大抗微生物活性。

适应证：①可用于各种需氧菌与厌氧菌的混合感染，包括腹腔感染、盆腔感染、肺脓肿、脑脓肿等，但通常需与抗需氧菌抗菌药物联合应用。②口服可用于艰难梭菌所致的假膜性肠炎、幽门螺杆菌所致的胃窦炎、牙周感染及加德纳菌阴道炎等。③可用于肠道及肠外阿米巴病、阴道滴虫病、贾第虫病、结肠小袋纤毛虫等寄生虫病的治疗。④与其他抗菌药物联合，可用于某些盆腔、肠道及腹腔等手术的预防用药。

【注意事项】

1. 广谱青霉素抗菌药物：① 无论采用何种给药途径，用青霉素类药物前必须详细询问患者有无青霉素类过敏史、其他药物过敏史及过敏性疾病史，并须先做青霉素皮肤试验。②过敏性休克一旦发生，必须就地抢救，并立即给患者注射肾上腺素，并给予吸氧、应用升压药、肾上腺皮质激素等抗休克治疗。③全身应用大剂量青霉素可引起腱反射增强、肌肉痉挛、抽搐、昏迷等中枢神经系统反应（青霉素脑病），此反应易出现于老年和肾功能减退患者。④青霉素不用于鞘内注射。⑤青霉素钾盐不可快速静脉注射。⑥本类药物在碱性溶液中易失活。

2. 头孢菌素类抗生素：①禁用于对任何一种头孢菌素类抗菌药物有过敏史及有青霉素过敏性休克史的患者。②用药前必须详细询问患者先前有否对头孢菌素类、青霉素类或其他药物的过敏史。有青霉素类、其他β-内酰胺类及其他药物过敏史的患者，有明确应用指征时应谨慎使用本类药物。在用药过程中一旦发生过敏反应，须立即停药。如发生过敏性休克，须立即就地抢救并予以肾上腺素等相关治疗。③本类药物多数主要经肾脏排泄，中度以上肾功能不全患者应根据肾功能适当调整剂量。中度以上肝功能减退时，头孢哌酮、头孢曲松可能需要调整剂量。④氨基糖苷类和第一代头孢菌素注射剂合用可能加重前者的肾毒性，应注意监测肾功能。⑤头孢哌酮可导致低凝血酶原血症或出血，合用维生素K可预防出血；本药亦可引起戒酒硫样反应。用药期间及治疗结束后72小时内应避免摄入含酒精饮料。

3. 喹诺酮类抗菌药：①对喹诺酮类药物过敏的患者禁用。②18 岁以下未成年患者避免使用本类药物。③制酸剂和含钙、铝、镁等金属离子的药物可减少本类药物的吸收，应避免同用。④ 妊娠期及哺乳期患者避免应用本类药物。⑤本类药物偶可引起抽搐、癫痫、神志改变、视力损害等严重中枢神经系统不良反应，在肾功能减退或有中枢神经系统基础疾病的患者中易发生，因此本类药物不宜用于有癫痫或其他中枢神经系统基础疾病的患者。肾功能减退患者应用本类药物时，需根据肾功能减退程度减量用药，以防发生由于药物在体内蓄积而引起的抽搐等中枢神经系统严重不良反应。⑥本类药物可能引起皮肤光敏反应、关节病变、肌腱断裂等，并偶可引起心电图 QT 间期延长等，用药期间应注意观察。

4. 抗厌氧菌类：①禁用于对硝基咪唑类药物过敏的患者。②妊娠早期（3 个月内）患者应避免应用。哺乳期患者用药期间应停止哺乳。③本类药物可能引起粒细胞减少及周围神经炎等，神经系统基础疾患及血液病患者慎用。④用药期间禁止饮酒及含酒精饮料。⑤肝功能减退可使本类药物在肝脏代谢减慢而导致药物在体内蓄积，因此肝病患者应减量应用。

五、推荐表单

（一）医师表单

喉癌临床路径医师表单

适用对象：第一诊断为喉癌（ICD-10：C32，D02.0）

行喉部分或全喉切除术（ICD-9-CM-3：30.1-30.4）

患者姓名：	性别： 年龄： 门诊号：	住院号：
住院日期： 年 月 日	出院日期： 年 月 日	标准住院日：≤21天

时间	住院第1天	住院第1~3天 （术前日）	住院第2~5天 （手术日）
主要诊疗工作	□ 询问病史及体格检查 □ 完成病历书写 □ 上级医师查房与术前评估 □ 初步确定手术方式和日期	□ 上级医师查房 □ 完成术前准备与术前评估 □ 根据检查结果等，进行术前讨论，确定手术方案 □ 完成必要的相关科室会诊 □ 签署手术知情同意书、自费用品协议书、输血同意书 □ 向患者及家属交代围术期注意事项	□ 手术 □ 术者完成手术记录 □ 住院医师完成术后病程 □ 上级医师查房 □ 向患者及家属交代病情及术后注意事项
重点医嘱	**长期医嘱：** □ 耳鼻咽喉科护理常规 □ 二级护理 □ 普通饮食 **临时医嘱：** □ 血常规、尿常规 □ 肝功能、肾功能、血糖、电解质、凝血功能、感染性疾病筛查（乙型肝炎、丙型肝炎、梅毒、艾滋病等） □ 胸部X线片、心电图 □ 喉镜检查 □ 病理学检查 □ 酌情增强CT和（或）MRI或B超，肺功能，输血准备	**长期医嘱：** □ 耳鼻咽喉科护理常规 □ 二级护理 □ 普通饮食 □ 患者既往基础用药 **临时医嘱：** □ 术前医嘱：明日全身麻醉下行喉部分或全切除术* □ 术前禁食、禁水 □ 术前抗菌药物 □ 术前准备 □ 留置鼻饲管（术前或术中，激光手术除外） □ 其他特殊医嘱	**长期医嘱：** □ 全身麻醉术后常规护理 □ 喉部分或全切除术*术后常规护理 □ 气管切开术后常规护理 □ 一级护理 □ 鼻饲饮食 □ 抗菌药物 □ 其他特殊医嘱 **临时医嘱：** □ 标本送病理检查 □ 酌情心电监护 □ 酌情吸氧 □ 其他特殊医嘱
病情变异记录	□ 无 □ 有，原因： 1. 2.	□ 无 □ 有，原因： 1. 2.	□ 无 □ 有，原因： 1. 2.
医师签名			

时间	住院第 3~19 日 （术后 1~18 天）	住院第 7~21 天 （术后 5~19 天，出院日）
主要诊疗工作	□ 上级医师查房 □ 住院医师完成常规病历书写 □ 注意病情变化 □ 注意观察生命体征 □ 注意引流量，根据引流情况明确是否拔除引流管	□ 上级医师查房，进行手术及伤口评估 □ 完成出院记录、出院证明书 □ 向患者交代出院后的注意事项
重点医嘱	**长期医嘱：** □ 一级或二级护理 □ 酌情停用鼻饲饮食 □ 酌情停用抗菌药物 □ 其他特殊医嘱 **临时医嘱：** □ 换药 □ 其他特殊医嘱	**出院医嘱：** □ 出院带药 □ 酌情肿瘤综合治疗 □ 门诊随诊
病情变异记录	□ 无　□ 有，原因： 1. 2.	□ 无　□ 有，原因： 1. 2.
医师签名		

注：* 实际操作时需明确写出具体的术式

（二）护士表单

喉癌临床路径护士表单

适用对象：第一诊断为喉癌（ICD-10：C32，D02.0）

行喉部分或全喉切除术（ICD-9-CM-3：30.1-30.4）

患者姓名：	性别： 年龄： 门诊号：	住院号：
住院日期： 年 月 日	出院日期： 年 月 日	标准住院日：≤21 天

时间	住院第 1 天	住院第 1~3 天	住院第 2~5 天
健康宣教	□ 入院宣教 □ 介绍主管医师、护士 □ 介绍环境、设施 □ 介绍住院注意事项 □ 介绍探视和陪伴制度 □ 介绍贵重物品制度	□ 药物宣教 □ 向患者及家属交代围术期注意事项 □ 术前宣教 □ 宣教术前准备及注意事项 □ 主管护士与患者沟通，消除患者紧张情绪 □ 告知术后可能出现的情况及应对方式	□ 向患者及家属交代病情及术后注意事项 □ 手术当日宣教 □ 告知饮食、体位要求 □ 告知术后需平卧 6 小时 □ 给予患者及家属心理支持 □ 再次明确探视陪伴须知
护理处置	□ 核对患者，佩戴腕带 □ 建立入院护理病历 □ 协助患者留取各种标本 □ 测量体重	□ 协助医师完成术前的相关实验室检查 □ 术前准备 □ 禁食禁水	□ 摘除患者义齿，核对患者资料及带药，将患者交手术室 □ 接患者，核对患者及资料 □ 心电监护，测血压，密切观察生命体征
基础护理	□ 三级护理 □ 晨晚间护理 □ 患者安全管理	□ 三级护理 □ 晨晚间护理 □ 患者安全管理	□ 一级护理 □ 晨晚间护理 □ 患者安全管理
专科护理	□ 护理查体 □ 病情观察：是否有呼吸困难 □ 需要时，填写跌倒及压疮防范表 □ 需要时，请家属陪伴 □ 确定饮食种类 □ 心理护理	□ 病情观察：是否有呼吸困难 □ 遵医嘱完成相关检查 □ 心理护理	□ 遵医嘱予补液 □ 病情观察 □ 生命体征的变化 □ 引流的量和颜色 □ 气管套管是否通畅 □ 心理护理
重点医嘱	□ 详见医嘱执行单	□ 详见医嘱执行单	□ 详见医嘱执行单
病情变异记录	□ 无 □ 有，原因： 1. 2.	□ 无 □ 有，原因： 1. 2.	□ 无 □ 有，原因： 1. 2.
护士签名			

时间	住院第 3~19 天	住院第 7~21 天 （出院日）
健康宣教	□ 术后宣教 □ 药物作用及频率 □ 饮食、活动指导	□ 出院宣教 □ 复查时间 □ 服药方法 □ 活动休息 □ 指导饮食 □ 指导办理出院手续
护理处置	□ 遵医嘱完成相关检查	□ 协助医师办理出院手续
基础护理	□ 二级护理 □ 晨晚间护理 □ 患者安全管理	□ 三级护理 □ 晨晚间护理 □ 协助或指导进食、进水 □ 协助或指导活动 □ 患者安全管理
专科护理	□ 病情观察 □ 监测生命体征 □ 心理护理 □ 引流管和气管套管管理	□ 病情观察 □ 监测生命体征 □ 出院指导 □ 心理护理 □ 气管套管管理
重点医嘱	□ 详见医嘱执行单	□ 详见医嘱执行单
病情变异记录	□ 无　□ 有，原因： 1. 2.	□ 无　□ 有，原因： 1. 2.
护士签名		

（三）患者表单

喉癌临床路径患者表单

适用对象：第一诊断为喉癌（ICD-10：C32，D02.0）

行喉部分或全喉切除术（ICD-9-CM-3：30.1-30.4）

患者姓名：		性别： 年龄： 门诊号：		住院号：
住院日期： 年 月 日		出院日期： 年 月 日		标准住院日：≤21 天

时间	入院	手术前	手术当天
医患配合	□ 配合询问病史、收集资料，务必详细告知既往史、用药史、过敏史 □ 配合进行体格检查 □ 有任何不适告知医师	□ 配合完善术前相关检查，如采血、留尿、心电图、X 线胸片 □ 医师与患者及家属介绍病情及手术谈话、术前签字	□ 配合医师摆好手术体位 □ 配合麻醉医师完成麻醉
护患配合	□ 配合测量体温、脉搏、呼吸3 次、血压、体重 1 次 □ 配合完成入院护理评估（简单询问病史、过敏史、用药史） □ 接受入院宣教（环境介绍、病室规定、订餐制度、贵重物品保管等） □ 配合执行探视和陪伴制度 □ 有任何不适告知护士	□ 配合测量体温、脉搏、呼吸3 次、询问大便 1 次 □ 接受手术前宣教 □ 接受饮食宣教 □ 接受药物宣教	□ 送手术室前，协助完成核对，带齐影像资料及用药 □ 返回病房后，配合接受生命体征的测量 □ 配合检查意识 □ 配合缓解疼痛 □ 接受术后宣教 □ 接受饮食宣教：手术当天禁食 □ 接受药物宣教 □ 有任何不适告知护士
饮食	□ 遵医嘱饮食	□ 遵医嘱饮食	□ 手术前禁食、禁水 □ 术后，根据医嘱平卧 6 小时，次日经鼻饲管给予流质饮食
排泄	□ 正常排尿便	□ 正常排尿便	□ 正常排尿便
活动	□ 正常活动	□ 正常活动	□ 卧床

时间	手术后	出院
医患配合	□ 配合完善术后检查：如采血、留痰等	□ 接受出院前指导 □ 知道复查程序 □ 获取出院诊断书
护患配合	□ 配合定时测量生命体征、每日询问大便 □ 配合检查颈部 □ 接受输液、服药等治疗 □ 接受进食、进水、排便等生活护理 □ 配合活动，预防皮肤压力伤 □ 注意活动安全，避免坠床或跌倒 □ 配合执行探视及陪伴	□ 接受出院宣教 □ 办理出院手续 □ 获取出院带药 □ 知道服药方法、作用、注意事项 □ 知道复印病历程序
饮食	□ 遵医嘱饮食	□ 遵医嘱饮食
排泄	□ 正常排尿便	□ 正常排尿便
活动	□ 正常适度活动，避免疲劳	□ 正常适度活动，避免疲劳

附：原表单（2016 年版）

喉癌临床路径表单

适用对象：第一诊断为喉癌（ICD-10：C32，D02.0）
行喉部分或全喉切除术（ICD-9-CM-3：30.1-30.4）

患者姓名：	性别： 年龄： 门诊号：	住院号：
住院日期： 年 月 日	出院日期： 年 月 日	标准住院日：≤21 天

时间	住院第 1 天	住院第 1~3 天 （术前日）	住院第 2~5 天 （手术日）
主要诊疗工作	□ 询问病史及体格检查 □ 完成病历书写 □ 上级医师查房与术前评估 □ 初步确定手术方式和日期	□ 上级医师查房 □ 完成术前准备与术前评估 □ 根据检查结果等，进行术前讨论，确定手术方案 □ 完成必要的相关科室会诊 □ 签署手术知情同意书、自费用品协议书、输血同意书 □ 向患者及家属交代围术期注意事项	□ 手术 □ 术者完成手术记录 □ 住院医师完成术后病程 □ 上级医师查房 □ 向患者及家属交代病情及术后注意事项
重点医嘱	长期医嘱： □ 耳鼻咽喉科护理常规 □ 二级护理 □ 普通饮食 临时医嘱： □ 血常规、尿常规 □ 肝功能、肾功能、血糖、电解质、凝血功能、感染性疾病筛查（乙型肝炎、丙型肝炎、梅毒、艾滋病等） □ 胸部 X 线片、心电图 □ 喉镜检查 □ 病理学检查 □ 酌情增强 CT 和（或）MRI 或 B 超，肺功能，输血准备	长期医嘱： □ 耳鼻咽喉科护理常规 □ 二级护理 □ 普通饮食 □ 患者既往基础用药 临时医嘱： □ 术前医嘱：明日全身麻醉下行喉部分或全切除术 * □ 术前禁食、禁水 □ 术前抗菌药物 □ 术前准备 □ 留置鼻饲管（术前或术中，激光手术除外） □ 其他特殊医嘱	长期医嘱： □ 全身麻醉术后常规护理 □ 喉部分或全切除术 * 术后常规护理 □ 气管切开术后常规护理 □ 一级护理 □ 鼻饲饮食 □ 抗菌药物 □ 其他特殊医嘱 临时医嘱： □ 标本送病理检查 □ 酌情心电监护 □ 酌情吸氧 □ 其他特殊医嘱
主要护理工作	□ 介绍病房环境、设施和设备 □ 入院护理评估	□ 宣教、备皮等术前准备 □ 手术前物品准备 □ 手术前心理护理	□ 观察患者病情变化 □ 术后心理与生活护理
病情变异记录	□ 无 □ 有，原因： 1. 2.	□ 无 □ 有，原因： 1. 2.	□ 无 □ 有，原因： 1. 2.
护士签名			
医师签名			

时间	住院第 3~19 天 （术后 1~18 天）	住院第 7~21 天 （术后 5~19 天，出院日）
主要诊疗工作	□ 上级医师查房 □ 住院医师完成常规病历书写 □ 注意病情变化 □ 注意观察生命体征 □ 注意引流量，根据引流情况明确是否拔除引流管	□ 上级医师查房，进行手术及伤口评估 □ 完成出院记录、出院证明书 □ 向患者交代出院后的注意事项
重点医嘱	**长期医嘱：** □ 一级或二级护理 □ 酌情停用鼻饲饮食 □ 酌情停用抗菌药物 □ 其他特殊医嘱 **临时医嘱：** □ 换药 □ 其他特殊医嘱	**出院医嘱：** □ 出院带药 □ 酌情肿瘤综合治疗 □ 门诊随诊
主要护理工作	□ 观察患者情况 □ 术后心理与生活护理	□ 指导患者办理出院手续 □ 指导术后气管套管护理 □ 指导术后随访时间 □ 指导术后发音功能锻炼
病情变异记录	□ 无　□ 有，原因： 1. 2.	□ 无　□ 有，原因： 1. 2.
护士签名		
医师签名		

注：* 实际操作时需明确写出具体的术式

第二十二章
下咽癌临床路径释义

一、下咽癌编码

1. 卫计委原编码

疾病名称及编码：下咽癌（ICD-10：C12/C13）

手术操作名称及编码：下咽切除术、下咽加喉部分或全喉切除术（ICD-9-CM-3：29.33/30.2-30.4）

2. 修改编码

疾病名称及编码：下咽癌（ICD-10：C12/C13）

手术操作名称及编码：咽部分切除术（ICD-9-CM-3：29.33）

下咽及喉部分切除术（ICD-9-CM-3：30.29）

全喉切除术（ICD-9-CM-3：30.3）

根治性喉切除术（ICD-9-CM-3：30.4）

二、临床路径检索方法

（C12/C13）伴（29.33/30.29/30.3-30.4）

三、下咽癌临床路径标准住院流程

（一）适用对象

第一诊断为下咽癌（ICD-10：C12/C13）。

> **释义**
>
> ■ 适用对象编码参见第一部分。
> ■ 本路径适用对象为临床诊断为下咽癌的患者，下咽癌是发生于喉咽部的恶性肿瘤，病理类型多为鳞状细胞癌。临床根据原发部位分为梨状窝癌、咽后壁癌和环状软骨后癌三种。如合并食管癌，口咽癌等相邻其他肿瘤，需进入其他相应路径。

行下咽切除术、下咽加喉部分或全喉切除术（ICD-9-CM-3：29.33/30.2-30.4）。

> **释义**
>
> ■ 本临床路径适用对象为下咽癌需要行下咽切除、下咽加喉部分或喉全切除术的患者，包括需要行单侧或双侧颈淋巴结清扫手术者。
> ■ 手术方式包括：下咽切除术；下咽部分切除术；伴或不伴有喉部分或全喉切除术。颈部淋巴结清扫术包括：根治性淋巴结清扫术；功能性淋巴结清扫术；择区性淋巴结清扫术。

■ 本路径不适用于选择非手术治疗方式的下咽癌类型（极早期）及晚期下咽癌仅适合姑息治疗的患者。

■ 本路径不适用于复发患者的治疗。

（二）诊断依据

根据《临床诊疗指南·耳鼻咽喉头颈外科分册》（中华医学会编著，人民卫生出版社，2009 年）。

1. 症状：咽异物感、咽痛、吞咽困难、颈部包块等。

2. 体征：下咽部新生物。

3. 辅助检查：喉镜，梨状窝及食管钡剂造影，食管镜，增强 CT 或 MRI 检查提示下咽部占位病变。

4. 病理组织学活检：可明确诊断。

> **释义**
>
> ■ 初起症状不明显，仅有咽喉部不适、异物感或吞咽困难。晚期可出现咽痛、咳嗽、血痰、吞咽痛或吞咽困难、声音嘶哑及呼吸困难等。
>
> ■ 下咽癌起病部位隐匿，临床症状不典型，早期病变间接喉镜检查易漏诊，电子喉镜检查更有利于发现病变。检查时应特别注意梨状尖、咽后壁和环状软骨后区。
>
> ■ 检查时应注意观察声带运动是否受限或固定，颈部有无肿大淋巴结，喉体有无增大和固定，颈部软组织和甲状腺有无肿块等。
>
> ■ 下咽癌患者易合并食管病变，食管镜和食管钡剂造影有利于发现食管病变。
>
> ■ 根据症状、体征、辅助检查可以明确下咽肿物，确诊依据病理切片。临床分期参照 2010 年 AJCC 第 7 版标准。

（三）治疗方案的选择

根据《临床诊疗指南·耳鼻咽喉头颈外科分册》（中华医学会编著，人民卫生出版社，2009 年）、《临床技术操作规范·耳鼻咽喉-头颈外科分册》（中华医学会编著，人民军医出版社，2009 年）、《头颈肿瘤综合治疗专家共识》（中国抗癌协会头颈肿瘤专业委员会，中国抗癌协会放射肿瘤专业委员会，中华耳鼻咽喉头颈外科杂志，2010 年）。

1. 保留喉功能下咽癌切除术：T1、T2 下咽癌，有保喉意愿、肿瘤条件允许。

2. 下咽及全喉切除术：T2、T3、T4 下咽癌，不能保留喉功能或患者无保喉意愿。

3. 下咽缺损修复：根据缺损情况，选择合理的修复材料和修复方法。

4. 颈淋巴结清扫术：根据颈淋巴结转移情况而定。

> **释义**
>
> ■ 喉功能非常重要，下咽癌的治疗上，应在不降低生存率的前提下，尽量保留喉功能。
>
> ■ T1、T2 下咽癌，可选择放射治疗或手术，多数可以保留喉功能，包括下咽部分切除术、下咽部分+喉部分切除术等。

■ T2、T3、T4 下咽癌，如手术不能保留喉功能，可采用术前放疗或诱导化疗。术前放疗和诱导化疗后如原发灶达到完全缓解，可行根治性放疗；如仍有肿瘤残留，需行手术治疗；诱导化疗后再行手术的患者，根据有无不良预后因素，决定是否行术后放疗。术前放疗或诱导化疗后的手术治疗，根据肿瘤的变化，仍应在不降低生存率的前提下，尽量保留喉功能。

■ T2、T3、T4 下咽癌，如患者不保喉意愿强烈，可行下咽及喉全切除术。

■ 下咽癌肿瘤切除后，如缺损大，不能自身缝合，需进行修复。局部转移瓣：带状肌瓣、颏下岛状皮瓣、锁骨上皮瓣等；游离皮瓣：前臂皮瓣、股前外侧皮瓣等，带蒂肌皮瓣：胸大肌肌皮瓣等。

■ 下咽癌有较高的淋巴结转移率，需同期进行颈部治疗。N+患者需同期行颈淋巴结清扫术。N0患者应进行术中颈部淋巴结探查，如术中冷冻提示淋巴结转移，应进行颈淋巴结清扫术。

（四）标准住院日

标准住院日≤21 天。

> **释义**
>
> ■ 下咽癌患者入院后，术前准备 1~4 天，在第 3~5 天实施手术，术后恢复 7~14 天，总体住院天数不超过 21 天，均符合本临床路径要求。
>
> ■ 不适用于术前放疗的患者：放疗会导致组织愈合能力下降。
>
> ■ 肿瘤侵犯范围大，手术需要转移组织瓣修复的患者，如为邻近组织瓣修复缺损者，仍适用本临床路径；如为带蒂组织瓣或游离组织瓣修复者，因组织瓣问题引起的住院时间延长者，不属于本路径要求。

（五）进入路径标准

1. 第一诊断符合下咽癌疾病编码（ICD-10：C12/C13）。
2. 当患者同时具有其他疾病诊断，但住院期间不需要特殊处理也不影响第一诊断的临床路径流程实施时，可以进入路径。

> **释义**
>
> ■ 进入本路径的患者为第一诊断为下咽癌，如患者同时患有其他疾病影响第一诊断的临床路径流程实施时，如合并食管癌，不适合进入该临床路径。
>
> ■ 入院后常规检查发现有基础疾病，如高血压、冠状动脉粥样硬化性心脏病、糖尿病、肝肾功能不全等，经系统评估后对胃溃疡病诊断治疗无特殊影响者，可进入路径。需要相关科室诊治，病情稳定后才能手术者，术前准备过程应进入相应内科疾病的诊疗路径。

（六）术前准备

术前准备≤4 天。

1. 必需的检查项目

（1）血、尿常规。

（2）肝功能、肾功能、电解质、血糖、凝血功能。

（3）感染性疾病筛查（乙型肝炎、丙型肝炎、梅毒、艾滋病等）。

（4）胸部 X 线片、心电图。

（5）喉镜。

（6）增强 CT 或 MRI。

（7）标本送病理学检查。

2. 根据患者情况可选择下咽-食管胃造影、纤维食管-胃镜、输血准备等。

> **释义**
>
> ■ 下咽癌患者的术前检查可分为四类：一类是明确肿物性质的检查；二类是明确侵犯范围的检查；三类是明确有无转移的检查；四类是明确患者全身情况的检查。这四类检查必须完善。其中具体项目可根据患者病情和经济情况酌情考虑。
>
> ■ 术前必须有病理组织学诊断。
>
> ■ 为缩短患者术前住院日，部分检查可以在门诊完成。
>
> ■ 术前必查项目是确保手术治疗安全有效开展的基础，必须及时完成，手术前应认真分析检查结果，排除手术禁忌，合理选择手术方式，及时处理异常情况。
>
> ■ 合并乙型肝炎和丙型肝炎的患者，需做腹部超声明确肝、脾情况；胸部 X 线可以被胸部 CT 代替。

（七）预防性抗菌药物选择与使用时机

按照《抗菌药物临床应用管理办法》（卫生部令〔2012〕84 号）和《抗菌药物临床应用指导原则》（卫医发〔2004〕285 号）执行，合理使用抗菌药物，术前预防性用药为 1 天。

> **释义**
>
> ■ 下咽癌手术切口属于 II 类切口，手术创伤较大，患者年龄多偏高，并可能合并基础疾病，一旦感染可能导致严重后果。可按照原则规定，适当给予预防性治疗，通常选择联合广谱用药，覆盖厌氧和需氧菌。

（八）手术日

手术日为入院 5 日内。

1. 麻醉方式：全身麻醉。

2. 手术：见“（三）治疗方案的选择”。

3. 术中用药：止血药、抗生素。

4. 输血：视术中情况而定。

5. 标本送病理检查。

释义

■ 本路径规定的手术均为在全身麻醉下进行。如下咽肿瘤不影响麻醉气道插管，则按常规全身麻醉程序进行；如肿瘤遮挡咽喉气道，须先于局部麻醉下气管切开，再置入麻醉插管实施全身麻醉。

■ 手术方案应在术前拟定，但因下咽部位较隐匿，术前检查有时难以准确定位，具体手术方案可以根据术中切除范围再行确定，但不应超出术前备选方案。

■ 围术期使用抗菌药物参考《抗菌药物临床应用指导原则》（卫医发〔2004〕285号）执行。对于手术时间较长的患者，可以在术中加用一次抗菌药物。

■ 一般不需要输血，止血药物应根据术中伤口渗血状况确定，浅表创面的止血可选注射用尖吻蝮蛇血凝酶，仅在出血部位产生凝血作用，而不导致体内正常血管内凝血的问题。

■ 手术标本应保证其完整性；术中切缘应送冷冻病理检查，确保切缘阴性。

（九）术后

术后住院恢复7~19天。

1. 抗菌药物：按照《抗菌药物临床应用管理办法》（卫生部令〔2012〕84号）和《抗菌药物临床应用指导原则（2015年版）》（国卫办医发〔2015〕43号）合理选用抗菌药物。
2. 漱口。
3. 鼻饲。
4. 伤口换药。

释义

■ 抗菌药物参考《抗菌药物临床应用指导原则》（卫医发〔2004〕285号）执行。术后应注意及时对伤口分泌物做细菌培养和药敏检测，有针对性地使用抗菌药物。术前放疗的患者因放疗后组织的抗感染能力减弱，可适当提高抗菌药物的级别和用药时间。监测血常规的变化。

■ 患者术后7~10天不能经口进食、进水，应加强口腔卫生的护理。

■ 术后第2天开始鼻饲，应保证鼻饲营养液的营养平衡，监测血生化的变化；术后7~10天开始经口进食、进水，待恢复正常饮食后拔除鼻饲管。如因误吸或咽瘘需长时间鼻饲者，需做好鼻饲管的护理。

■ 下咽癌手术一般都需做气管切开或气管造瘘，术后应做好气切护理和气道护理。部分喉切除者需待恢复正常饮食，无误吸后，关闭气管切开。

■ 手术伤口按外科常规换药，气管切开伤口按气切护理常规换药。伤口感染或咽瘘，需伤口切开引流换药，换药每日1~2次。

（十）出院标准

1. 一般情况良好。
2. 没有需要住院处理的并发症。

> **释义**
>
> ■ 生命体征稳定，血常规和血生化指标恢复到基本正常，伤口检查无感染体征。
> ■ 一般在术后7~10天经口进食、进水后观察2~3天，无咽瘘迹象后出院休养。如为加快床位周转，可以在术后7天，检查伤口无感染体征后出院，院外观察2~3天后开始经口进食水，如存在严重误吸和咽瘘，再住院治疗。
> ■ 出院时患者一般都带有鼻饲管和气管套管，应教会患者相应的护理知识和可能发生的意外情况的处理措施，并告知患者和家属拔除鼻饲管和气管套管的指征和就诊程序。
> ■ 伤口感染和咽瘘的患者，伤口稳定，无风险因素后，可出院门诊换药。

（十一）变异及原因分析

1. 术中、术后出现并发症（如咽瘘等），需要特殊诊断治疗措施，延长住院时间。
2. 伴有影响本病治疗效果的合并症，需要采取进一步检查和诊断，延长住院时间。

> **释义**
>
> ■ 微小变异：因为医院检查及检验项目的时间性，不能按照要求完成检查；因为节假日不能按要求完成检查；患者不愿配合完成相应检查，短期不愿按照要求出院随诊。
> ■ 重大变异：因基础疾病需要进一步诊断和治疗；因各种原因需要其他治疗措施；医院与患者或家属发生医疗纠纷，患者要求离院或转院；不愿按照要求出院随诊而导致住院时间明显延长。
> ■ 下咽癌手术可能存在的延长住院时间并发症：术中术后大出血、误吸和吸入性肺炎、肺栓塞、术后复发或转移、术后感染、咽瘘、皮瓣坏死等。
> ■ 糖尿病、术前放疗等，组织愈合能力降低，存在延长住院时间的风险。
> ■ 食管、下咽和喉狭窄等术后并发症，会影响治疗效果。
> ■ 甲状腺切除者须终身服药。

四、推荐表单

(一) 医师表单

下咽癌临床路径医师表单

适用对象：第一诊断为下咽癌（ICD-10：C12/C13）

行下咽或下咽加部分或全喉切除术（ICD-9-CM-3：29.33/30.2-30.4）

患者姓名：		性别：　　年龄：　　门诊号：	住院号：
住院日期：　　年　月　日		出院日期：　　年　月　日	标准住院日：≤21 天

时间	住院第 1 天	住院第 2~3 天 （手术准备日）
主要诊疗工作	□ 询问病史及体格检查 □ 完成病历书写 □ 上级医师查房与术前评估 □ 初步确定手术方式和日期 □ 完善检查	□ 上级医师查房 □ 完成术前准备与术前评估 □ 进行术前讨论，确定手术方案 □ 完成必要的相关科室会诊 □ 签署手术知情同意书、自费用品协议书、输血同意书 □ 向患者及家属交代围术期注意事项 □ 麻醉前评估，签署麻醉同意书
重要医嘱	**长期医嘱：** □ 耳鼻咽喉科护理常规 □ 二级护理 □ 普通饮食 □ 患者既往疾病基础用药 **临时医嘱：** □ 血常规、尿常规 □ 肝功能、肾功能、血糖、电解质、凝血功能、感染性疾病筛查（乙型肝炎、丙型肝炎、梅毒、艾滋病等） □ 胸部 X 线片、心电图 □ 喉镜检查 □ 增强 CT 或 MRI □ 病理学检查 □ 下咽-食管造影 □ 输血准备（根据手术情况） □ 手术必需的相关检查	**长期医嘱：** □ 耳鼻咽喉科护理常规 □ 二级护理 □ 普通饮食 □ 患者既往疾病基础用药 **临时医嘱：** □ 明日全身麻醉下行喉部分或全切除术 * □ 术前禁食、禁水 □ 术前抗菌药物 □ 术前准备 □ 留置鼻饲管 □ 其他特殊医嘱
病情变异记录	□ 无　□ 有，原因： 1. 2.	□ 无　□ 有，原因： 1. 2.
护士签名		
医师签名		

时间	住院第 3~5 天 （手术日）	住院第 4~20 天 （术后 1~17 天）	住院第 7~21 天 （出院日）
主要诊疗工作	□ 手术 □ 术者完成手术记录 □ 住院医师完成术后病程 □ 上级医师查房 □ 向患者及家属交代病情及术后注意事项	□ 上级医师查房 □ 住院医师完成常规病历书写 □ 注意病情变化 □ 注意观察生命体征 □ 注意引流量，根据引流情况 □ 明确是否拔除引流管	□ 上级医师查房，进行手术及伤口评估 □ 完成出院记录、出院证明书 □ 向患者交代出院后的注意事项
重点医嘱	长期医嘱： □ 全身麻醉术后常规护理 □ 下咽或下咽加部分或全喉切除术*术后常规护理 □ 气管切开术后常规护理 □ 一级护理 □ 鼻饲饮食 □ 抗菌药物 □ 酌情静脉营养 □ 其他特殊医嘱 临时医嘱： □ 标本送病理检查 □ 酌情心电监护 □ 酌情吸氧 □ 静脉补液 □ 其他特殊医嘱	长期医嘱： □ 一级或二级护理 □ 酌情停用静脉营养 □ 酌情停用鼻饲饮食 □ 酌情停用抗菌药物 □ 其他特殊医嘱 临时医嘱： □ 换药 □ 其他特殊医嘱	出院医嘱： □ 出院带药 □ 酌情肿瘤综合治疗 □ 门诊随诊
病情变异记录	□ 无 □ 有，原因： 1. 2.	□ 无 □ 有，原因： 1. 2.	□ 无 □ 有，原因： 1. 2.
护士签名			
医师签名			

注：* 实际操作时需明确写出具体的术式

（二）护士表单

下咽癌临床路径护士表单

适用对象：第一诊断为下咽癌（ICD-10：C12/C13）

行下咽或下咽加部分或全喉切除术（ICD-9-CM-3：29.33/30.2-30.4）

患者姓名：	性别：	年龄：	门诊号：	住院号：
住院日期：　年　月　日	出院日期：　年　月　日		标准住院日：≤21 天	

时间	住院第 1 天	住院第 2~3 天 （手术准备日）
健 康 宣 教	□ 入院宣教 □ 介绍主管医师、护士 □ 介绍环境、设施 □ 介绍住院注意事项 □ 介绍探视和陪伴制度 □ 介绍贵重物品制度 □ 提醒患者次日检查注意事项	□ 主管护士与患者沟通，了解并指导心理应对 □ 宣教疾病知识、用药知识及特殊检查操作的 　过程 □ 告知检查、操作及手术前后饮食、活动及探 　视等注意事项及应对方式 □ 术前宣教及术前准备 □ 提醒患者术晨禁食、禁水
护 理 处 置	□ 核对患者，佩戴腕带 □ 建立入院护理病历 □ 卫生处置：剪指甲、沐浴、更换病号服 □ 协助医师完成各项检查及实验室检查	□ 随时观察患者病情变化 □ 遵医嘱正确用药和相关护理操作 □ 协助医师完成各项检查及实验室检查
基础 护理	□ 二级护理 □ 晨晚间护理 □ 患者安全管理	□ 二级护理 □ 晨晚间护理 □ 患者安全管理
专 科 护 理	□ 护理查体 □ 生命体征检测 □ 必要时留陪护人员 □ 心理护理	□ 遵医嘱完成相关检查和相关护理操作 □ 心理护理
重点 医嘱	□ 详见医嘱执行单	□ 详见医嘱执行单
病情 变异 记录	□ 无　□ 有，原因： 1. 2.	□ 无　□ 有，原因： 1. 2.
护士 签名		

时间	住院第 3~5 天 （手术日）	住院第 4~20 天 （术后 1~17 天）	住院第 7~21 天 （出院日）
健康宣教	□ 手术当日宣教 □ 告知饮食、体位要求 □ 告知手术后需禁食、禁水 □ 给予患者及家属心理支持 □ 再次明确探视陪伴须知	□ 手术后宣教 □ 药物作用及频率 □ 饮食、活动指导 □ 指导患者术后恢复锻炼方法	□ 指导患者术后恢复锻炼方法 □ 术后随访的时间和方法 □ 出院后服药方法 □ 饮食、休息等注意事项，肿瘤综合治疗方案介绍
护理处置	□ 与手术室人员交接 □ 摘除患者义齿 □ 核对患者资料及术中带药 □ 手术后接患者 □ 核对患者及资料，交接注意事项	□ 随时观察患者病情变化 □ 遵医嘱正确用药	□ 办理出院手续 □ 书写出院小结
基础护理	□ 一级护理 □ 晨晚间护理 □ 排泄管理 □ 患者安全管理	□ 一级或二级护理 □ 晨晚间护理 □ 协助或指导进食、进水 □ 协助或指导活动 □ 患者安全管理	□ 二级或三级护理 □ 晨晚间护理 □ 患者安全管理
专科护理	□ 遵医嘱予补液 □ 引流管护理 □ 胃管护理 □ 尿管护理 □ 气切护理 □ 病情观察 □ 伤口和生命体征监测 □ 心理护理	□ 遵医嘱予补液 □ 引流管护理 □ 胃管护理 □ 尿管护理 □ 气切护理 □ 病情观察 □ 伤口和生命体征监测 □ 心理护理	□ 病情观察 □ 评估患者生命体征 □ 心理护理
重点医嘱	□ 详见医嘱执行单	□ 详见医嘱执行单	□ 详见医嘱执行单
病情变异记录	□ 无　□ 有，原因： 1. 2.	□ 无　□ 有，原因： 1. 2.	□ 无　□ 有，原因： 1. 2.
护士签名			

（三）患者表单

下咽癌临床路径患者表单

适用对象：第一诊断为下咽癌（ICD-10：C12/C13）

　　　　行下咽或下咽加部分或全喉切除术（ICD-9-CM-3：29.33/30.2～30.4）

患者姓名：	性别：　年龄：　门诊号：	住院号：
住院日期：　　年　月　日	出院日期：　　年　月　日	标准住院日：≤21 天

时间	入院	手术前	手术当天
医患配合	□ 配合询问病史、收集资料，务必详细告知既往史、用药史、过敏史 □ 配合进行体格检查 □ 有任何不适告知医师	□ 配合完善相关检查，如采血、留尿、心电图、X 线胸片，超声，颈部 CT □ 了解手术方案及围术期注意事项 □ 签署手术知情同意书、自费用品协议书、授权书等医疗文书 □ 配合麻醉医师术前访视	□ 接受手术治疗 □ 配合监护及检查治疗 □ 与医师交流了解手术情况及术后注意事项 □ 有任何不适告知医师
护患配合	□ 配合测量体温、脉搏、呼吸、血压、体重 □ 配合完成入院护理评估（简单询问病史、过敏史、用药史） □ 接受入院宣教（环境介绍、病室规定、订餐制度、贵重物品保管等） □ 配合执行探视和陪伴制度 □ 有任何不适告知护士	□ 配合生命体征监测 □ 接受术前宣教 □ 接受术前准备 □ 准备好必要用物 □ 有任何不适告知护士	□ 术晨生命体征监测 □ 术晨剃须漱口更衣 □ 既往基础药物一口水送下 □ 取下活动义齿、饰品等，贵重物品交家属保管 □ 配合完成术前核对，带齐影像资料和自备药物，上手术车 □ 返回病房后，协助完成核对，配合过床 □ 配合输液吸氧监护 □ 有任何不适告知护士
饮食	□ 遵医嘱饮食	□ 术前 6～8 小时禁食、禁水	□ 术后当日禁食、禁水
排泄	□ 正常排尿便	□ 正常排尿便	□ 手术前正常排尿便 □ 手术超过 2 小时者置导尿管 □ 手术当日床上排尿便
活动	□ 正常活动	□ 正常活动	□ 术后当日平卧，床上翻身、四肢活动

时间	手术后	出院
医患配合	□ 配合完善术后检查：如采血，留尿、便等 □ 配合治疗和换药	□ 接受出院前指导 □ 知道复查程序 □ 获取出院诊断书
护患配合	□ 配合定时测量生命体征、每日询问大便 □ 接受输液、服药等治疗 □ 配合各项专科护理 □ 配合活动，预防皮肤压力伤 □ 注意活动安全，避免坠床或跌倒 □ 配合执行探视及陪伴	□ 接受出院宣教 □ 办理出院手续 □ 获取出院带药 □ 知道服药方法、作用、注意事项 □ 知道复印病历程序
饮食	□ 手术后 1~10 天遵医嘱进行鼻饲，禁经口进食、进水	□ 遵医嘱饮食
排泄	□ 正常排尿便	□ 正常排尿便
活动	□ 术后第 1 天起适当下地活动 □ 逐渐适度加强活动，避免疲劳	□ 正常适度活动，避免疲劳

附：原表单（2016 年版）

下咽癌临床路径表单

适用对象：第一诊断为下咽癌（ICD-10：C12/C13）

行下咽或下咽加部分或全喉切除术（ICD-9-CM-3：29.33/30.2-30.4）

患者姓名：	性别： 年龄： 门诊号：	住院号：
住院日期： 年 月 日	出院日期： 年 月 日	标准住院日：≤21 天

时间	住院第 1 天	住院第 2 天 （手术准备日）
主要诊疗工作	□ 询问病史及体格检查 □ 完成病历书写 □ 上级医师查房与术前评估 □ 初步确定手术方式和日期 □ 完善检查	□ 上级医师查房 □ 完成术前准备与术前评估 □ 进行术前讨论，确定手术方案 □ 完成必要的相关科室会诊 □ 签署手术知情同意书、自费用品协议书、输血同意书 □ 向患者及家属交代围术期注意事项 □ 麻醉前评估，签署麻醉同意书
重要医嘱	长期医嘱： □ 耳鼻咽喉科护理常规 □ 二级护理 □ 普通饮食 □ 患者既往疾病基础用药 临时医嘱： □ 血常规、尿常规 □ 肝功能、肾功能、血糖、电解质、凝血功能、感染性疾病筛查（乙型肝炎、丙型肝炎、梅毒、艾滋病等） □ 胸部 X 线片、心电图 □ 喉镜检查 □ 增强 CT 或 MRI □ 病理学检查 □ 下咽-食管造影 □ 病理学检查 □ 输血准备（根据手术情况） □ 手术必需的相关检查	长期医嘱： □ 耳鼻咽喉科护理常规 □ 二级护理 □ 普通饮食 □ 患者既往疾病基础用药 临时医嘱： □ 明日全身麻醉下行喉部分或全切除术 * □ 术前禁食、禁水 □ 术前抗菌药物 □ 术前准备 □ 留置鼻饲管 □ 其他特殊医嘱
主要护理工作	□ 入院宣教 □ 入院护理评估	□ 宣教、备皮等术前准备 □ 手术前物品准备 □ 手术前心理护理
病情变异记录	□ 无 □ 有，原因： 1. 2.	□ 无 □ 有，原因： 1. 2.
护士签名		
医师签名		

时间	住院第 3~5 天 （手术日）	住院第 4~20 天 （术后 1~17 天）	住院第 7~21 天 （出院日）
主要诊疗工作	□ 手术 □ 术者完成手术记录 □ 住院医师完成术后病程 □ 上级医师查房 □ 向患者及家属交代病情及术后注意事项	□ 上级医师查房 □ 住院医师完成常规病历书写 □ 注意病情变化 □ 注意观察生命体征 □ 注意引流量，根据引流情况 □ 明确是否拔除引流管	□ 上级医师查房，进行手术及伤口评估 □ 完成出院记录、出院证明书 □ 向患者交代出院后的注意事项
重点医嘱	长期医嘱： □ 全麻术后常规护理 □ 下咽或下咽加部分或全喉切除术*术后常规护理 □ 气管切开术后常规护理 □ 一级护理 □ 鼻饲饮食 □ 抗菌药物 □ 其他特殊医嘱 临时医嘱： □ 标本送病理检查 □ 酌情心电监护 □ 酌情吸氧 □ 其他特殊医嘱	长期医嘱： □ 一级或二级护理 □ 酌情停用鼻饲饮食 □ 酌情停用抗菌药物 □ 其他特殊医嘱 临时医嘱： □ 换药 □ 其他特殊医嘱	出院医嘱： □ 出院带药 □ 酌情肿瘤综合治疗 □ 门诊随诊
主要护理工作	□ 随时观察患者病情变化 □ 术后心理与生活护理	□ 观察患者情况 □ 术后心理与生活护理	□ 指导患者办理出院手续 □ 指导术后气管套管护理 □ 指导术后随访时间 □ 指导术后发音功能锻炼
病情变异记录	□ 无　□ 有，原因： 1. 2.	□ 无　□ 有，原因： 1. 2.	□ 无　□ 有，原因： 1. 2.
护士签名			
医师签名			

*：实际操作时需明确写出具体的术式

参考文献

［1］黄选兆，汪吉宝，孔维佳．实用耳鼻咽喉头颈外科学［M］．2 版．北京：人民卫生出版社，2008.

［2］《中国国家处方集》编委会．中国国家处方集：化学药品与生物制品卷［M］．北京：人民军医出版社，2010.

［3］张爱民，卢振民，连荣．成人急性会厌炎 126 例报告［J］．中国医师杂志，2004，6（1）：101.

［4］代效亮，黄永望，牛俊涛，等．显微镜下低温等离子治疗会厌囊肿 120 例疗效观察［J］．天津医药，2013，4l（2）：164-165.

［5］王俊明，纪强．单囊壁软骨刮除加压法治疗耳廓假性囊肿 27 耳体会［J］．中华耳科学杂志，2014，12（3）：524-525.

［6］韩德民．外科手术规范化操作与配合-耳鼻咽喉头颈外科分册［M］．北京：人民军医出版社，2009.

［7］田勇泉．耳鼻咽喉科头颈外科学［M］．8 版．北京：人民卫生出版社，2013.

［8］中华耳鼻咽喉头颈外科杂志编辑委员会鼻科组，中华医学会耳鼻咽喉头颈外科学分会鼻科学组．鼻出血诊断及治疗指南（草案）［J］．中华耳鼻咽喉头颈外科杂志，2015，50（4）：265-267.

［9］冯华，季楠，史录文．蛇毒血凝酶临床应用指南［M］．北京：中国协和医科大学出版社，2017.

［10］中华耳鼻咽喉头颈外科杂志编辑委员会，中华医学会耳鼻咽喉头颈外科学分会和中国残疾人康复协会听力语言康复专业委员会．人工耳蜗植入工作指南［C］．三亚，2013.

［11］戴朴，郗昕，孙喜斌，等．人工耳蜗植入工作指南（2013）修订解读［J］．中华耳鼻咽喉头颈外科杂志，2014，49（2）：270-277.

［12］中华耳鼻咽喉头颈外科杂志编集委员会鼻科组，中华医学会耳鼻咽喉头颈外科学分会鼻科学组．慢性鼻-鼻窦炎诊断和治疗指南（2012 年，昆明）［J］．中华耳鼻咽喉头颈外科杂志，2013，48（2）：92-94.

［13］中华耳鼻咽喉头颈外科杂志编集委员会鼻科组，中华医学会耳鼻咽喉头颈外科学分会鼻科学组．变应性鼻炎诊断和治疗指南（2015 年，天津）［J］．中华耳鼻咽喉头颈外科杂志，2016，51（1）：6-24.

［14］Rosenfeld R M, Culpepper L, Doyle K J, et al. Clinical practice guideline：Otitis media with effusion.［J］. American Family Physician, 2004, 130（5）：S95-S118.

［15］中华耳鼻咽喉头颈外科杂志编辑委员会，中华医学会耳鼻咽喉头颈外科学分会小儿学组．儿童中耳炎诊断和治疗指南（草案）［J］．中华耳鼻咽喉头颈外科杂志，2008，43：884-885.

［16］Rosenfeld RM, Shin JJ, Schwartz SR, et al. Clinical Practice Guideline：Otitis Media with Effusion（Update）［J］. Otolaryngology-Head and Neck Surgery, 2016, 154：S1-S41.

［17］王楠，黄辉萍，黄淑清，等．甲状腺手术患者围术期抗菌药物预防应用的干预效果评价［J］．中华医院感染学杂志，2014，24（21）：5261-5263.

［18］中华耳鼻咽喉头颈外科杂志编辑部，中华医学会耳鼻咽喉头颈外科学分会．突发性聋诊断

和治疗指南（2015）［J］. 中华耳鼻咽喉头颈外科杂志，2015，50（6）：443-447.

［19］ Major H P, Witmans M, El - Hakim H, et al. Agreement between cone - beam computed tomography and nasoendoscopy evaluations of adenoid hypertrophy ［J］. Ameriacan Journal of Orthodontics and Dentofacial Orthopedics. 2014, 146（4）：451-459.

［20］ Baldassari C M, Choi S. Assessing adenoid hypertrophy in children：X-ray or nasal endoscopy? ［J］. Laryngoscope, 2014, 124（7）：1509 - 1510.

［21］ Marchisio P, Torretta S, Capaccio P, et al. Clinical assessment of adenoidal obstruction based on the nasal obstruction index is no longer useful in children ［J］. Otolaryngology-Head and Neck Surgery, 2010, 142（2）：237-241.

［22］ Chohan A, Lal A, Chohan K, et al. Systematic review and meta-analysis of randomized controlled trials on the role of mometasone in adenoid hypertrophy in children ［J］. International Journal of Pediatric Otorhinolaryngology, 2015, 79：1599-1608.

［23］ Scadding G. Non-surgical treatment of adenoidal hypertrophy：The role of treating IgE-mediated inflammation ［J］. Pediatr Allergy Immunol, 2010, 21（8）：1095-1106.

［24］ Bhargava R, Chakravarti A. Bhargava R, Chakravarti A. Role of mometasone furoate aqueous nasal spray for management of adenoidal hypertrophy in children ［J］. Journal of Laryngology & Otology, 2014, 128（12）：1060-1066.

［25］ 中华医学会耳鼻咽喉头颈外科学分会耳科学组. 中耳炎临床分类和手术分型指南（2012）［J］. 中华耳鼻咽喉头颈外科杂志，2013，48（1）：5.

［26］ 宋昱，马芙蓉. 完壁式乳突根治鼓室成形术的发展及应用 ［J］. 中国微创外科杂志，2015，15（8）：755-758.

［27］ Kuo C L, Liao W H, Shiao A S. A review of current progress in acquired cholesteatoma management ［J］. European Archives of Oto-Rhino-Laryngology, 2015, 272（12）：3601-3609.

［28］ Wasson J D, Yung M W. Evidence-based management of otitis media：a 5S model approach ［J］. Journal of Laryngology & Otology, 2015, 129（2）：112-119.

［29］ 国家药典委员会. 中华人民共和国药典临床用药须知：2010 年版 ［M］. 北京：中国医药科技出版社，2011.

［30］ 中华医学会呼吸病学分会睡眠呼吸障碍学组. 阻塞性睡眠呼吸暂停低通气综合征诊治指南（2011 年修订版）［J］. 中华结核和呼吸杂志，2012，35（1）：9-12.

［31］ 中华耳鼻咽喉头颈外科杂志编辑委员会. 阻塞性睡眠呼吸暂停低通气综合征诊断和外科治疗指南 ［J］. 中华耳鼻咽喉头颈外科杂志，2009，44（2）：95-96.

［32］ 何权瀛，王莞尔. 阻塞性睡眠呼吸暂停低通气综合征诊治指南（基层版）［J］. 中华全科医师杂志，2015，14（7）：261-267.

［33］ American Academy of Sleep Medicine. International Classication of Sleep Disorders ［J］. 3rd ed. Darien, IL：American Academy of Sleep Medicine；2014.

［34］ Deacon N L, Jen R, Li Y, et al. Treatment of Obstructive Sleep Apnea. Prospects for Personalized Combined Modality Therapy ［J］. Annals of the American Thoracic Society, 2016, 13（1）：101-108.

［35］ Meir H. Kryger, MD, FRCPC, Thomas Roth. Principles & Practice of Sleep Medicine ［M］.5th edition. Amsterdam：Elsevier Medicine, 2011：1250-1251.

［36］ 白雪，杜峻峰，苑树俊，等. 手术后应用尖吻蝮蛇血凝酶止血的安全性评价 ［J］. 中国临床药理学杂志，2011，27（4）：255-258.

附录 1

声带息肉临床路径病案质量监控表单

1. 进入临床路径标准

疾病诊断：声带息肉（ICD-10：J38.102）

手术操作：支撑喉镜下手术（ICD-9-CM-3：30.0901/30.0902）

2. 病案质量监控表

监控项目＼监控重点＼住院时间			评估要点	监控内容	分数	减分理由	备注
病案首页			主要诊断名称及编码	声带息肉（ICD-10：J38.102）	5□ 4□ 3□ 1□ 0□		
			主要手术名称及编码	支撑喉镜下手术（ICD-9-CM-3：30.0901/30.0902）			
			其他诊断名称及编码	无遗漏，编码准确			
			其他项目	内容完整、准确、无遗漏	5□ 4□ 3□ 1□ 0□		
住院第 1 天	入院记录	现病史	主诉	简明扼要地提炼主要症状及持续时间	5□ 4□ 3□ 1□ 0□		入院 24 小时内完成
			主要症状	是否记录描述声嘶持续不易缓解，并重点描述： 1. 发作或加重诱因 2. 发作时间和程度 3. 缓解方式 4. 对体力、饮食、睡眠、活动的影响	5□ 4□ 3□ 1□ 0□		
			病情演变过程	是否描述主要症状的演变过程，如： 1. 声嘶频率、性质、程度的变化 2. 声嘶的特点：时间，是否反复发作，有无节律性、持续性、间断性，音色特点，发高音时是否有"破音"和疲劳、是否失声	5□ 4□ 3□ 1□ 0□		

续　表

监控项目 / 监控重点 / 住院时间		评估要点		监控内容	分数	减分理由	备注
住院第1天	入院记录	现病史	其他伴随症状	是否记录伴随症状, 如: 1. 有无呼吸困难和喘鸣 2. 有无咳嗽	5□ 4□ 3□ 1□ 0□		入院24小时内完成
			院外诊疗过程	是否记录诊断、治疗情况, 如: 1. 做过何种检查, 如间接喉镜、纤维喉镜、发音功能检测 2. 检查结果是否正常 3. 诊断过何种疾病 4. 用过何种药物, 用药时间、剂量、总量及效果如何	5□ 4□ 3□ 1□ 0□		
		既往史 个人史 家族史		是否按照病历书写规范记录, 并重点记录与疾病相关内容: 1. 职业特点 (有无用声不当、过多) 2. 上呼吸道病变 (感冒、急慢性喉炎、鼻炎、鼻窦炎等)	5□ 4□ 3□ 1□ 0□		
		体格检查		是否按照病历书写规范记录, 并记录重要体征, 无遗漏, 如: 1. 全身检查 2. 声带的颜色、活动度 3. 肿物的颜色、大小、位置、活动度、质地、表面情况及基底情况	5□ 4□ 3□ 1□ 0□		
		辅助检查		是否记录辅助检查结果如: 血常规、相关检查	5□ 4□ 3□ 1□ 0□		
	首次病程记录	病例特点		是否简明扼要, 重点突出, 无遗漏: 1. 声嘶的特点 2. 职业特点 (有无用声不当、过多) 3. 体格检查情况 (主要是喉镜检查情况等) 4. 其他疾病史	5□ 4□ 3□ 1□ 0□		入院8小时内完成

续 表

监控项目／监控重点／住院时间		评估要点	监控内容	分数	减分理由	备注
住院第1天	首次病程记录	初步诊断	第一诊断为：声带息肉（ICD－10：J38.102）	5□ 4□ 3□ 1□ 0□		入院8小时内完成
		诊断依据	是否充分、分析合理： 1. 声嘶持续，不易缓解，可伴有呼吸困难和喘鸣 2. 有职业用声、用声不当或过多的病史 3. 体格检查见声带边缘前中1/3交界处表面光滑半透明带蒂新生物，单侧或双侧同时发生	5□ 4□ 3□ 1□ 0□		
		鉴别诊断	是否根据病例特点与下列疾病鉴别： 1. 声带小结 2. 喉癌	5□ 4□ 3□ 1□ 0□		
		诊疗计划	是否全面并具有个性化： 1. 完成必需的检查项目 （1）血常规、尿常规 （2）肝肾功能、血糖、电解质、凝血功能 （3）感染性疾病筛查：乙型肝炎、丙型肝炎、梅毒、艾滋病等 （4）X线胸片、心电图 （5）喉镜检查 （6）有条件行发音功能检测 2. 评估是否可以手术 3. 术前准备 4. 手术方案：支撑喉镜下声带息肉切除术 5. 对症治疗	5□ 4□ 3□ 1□ 0□		
	病程记录	上级医师查房记录	是否有重点内容并结合本病例： 1. 补充病史和查体 2. 诊断、鉴别诊断及病情严重程度判断 3. 完善术前检查 4. 提示需要观察和注意的内容	5□ 4□ 3□ 1□ 0□		入院48小时内完成
		住院医师查房记录	是否记录、分析全面： 1. 主要症状体征 2. 具体治疗措施和术前准备 3. 记录上级医师查房意见的执行情况 4. 知情告知情况，患者及家属意见	5□ 4□ 3□ 1□ 0□		

续 表

监控项目 监控重点 住院时间	评估要点	监控内容	分数	减分理由	备注
住院第1~3日（术前准备日）	病程记录	住院医师查房记录	是否记录： 1. 目前症状及体征变化 2. 术前准备工作完成情况，包括检查、药物、麻醉科会诊意见等，以及检查结果等对手术的影响分析 3. 请相应科室会诊情况 4. 向患者或家属交代术前术中和术后注意事项，签署手术知情同意书情况 5. 记录手术者术前查看患者的情况	5□ 4□ 3□ 1□ 0□		
		上级医师查房记录	是否记录： 1. 综合分析术前检查结果 2. 手术前评估 3. 手术适应证 4. 确定手术方案：支撑喉镜下声带息肉切除术 5. 结合本病例提出手术风险及预防措施	5□ 4□ 3□ 1□ 0□		
	麻醉知情同意书		是否记录： 1. 一般项目 2. 术前诊断 3. 拟行手术方式 4. 拟行麻醉方式 5. 患者基础疾病及可能对麻醉产生影响的特殊情况 6. 麻醉中拟行的有创操作和监测 7. 麻醉风险，麻醉中及麻醉后可能发生的并发症及应对措施 8. 患者签署意见并签名，如为家属或代理人要有授权委托书 9. 麻醉医师签字，并写明日期、时间	5□ 4□ 3□ 1□ 0□		
	麻醉术前访视记录	麻醉医师	是否记录： 1. 患者自然信息 2. 患者一般情况 3. 简要病史 4. 与麻醉相关的辅助检查结果 5. 拟行手术方式 6. 拟行麻醉方式 7. 麻醉适应证 8. 麻醉风险及预防措施和麻醉中需注意的问题 9. 术前麻醉医嘱 10. 麻醉医师签字，并写明日期时间	5□ 4□ 3□ 1□ 0□		术前完成

续　表

监控项目　监控重点　住院时间		评估要点	监控内容	分数	减分理由	备注
住院第1~3日（术前准备日）	手术知情同意书		是否记录： 1. 术前诊断 2. 手术名称 3. 术式选择及有可能改变的术式 4. 术中、术后可能出现的并发症应对措施 5. 手术风险 6. 患者签署意见并签名，如为家属或代理人要有授权委托书 7. 经治医师和术者签名	5□ 4□ 3□ 1□ 0□		
	术前小结	住院医师	是否记录： 1. 简要病情 2. 术前诊断及诊断依据 3. 手术指征 4. 拟行手术名称和方式 5. 拟行麻醉方式 6. 术前准备 7. 术中注意事项 8. 术后处置意见 9. 术者术前查看患者的情况	5□ 4□ 3□ 1□ 0□		
	术前讨论	住院医师	是否记录： 1. 讨论地点时间 2. 参加者及主持者的姓名、职称 3. 简要病情 4. 术前诊断及术前准备情况 5. 手术指征及手术方案 6. 可能出现的意外和防范措施 7. 具体讨论意见和主持人小结 8. 记录者签名	5□ 4□ 3□ 1□ 0□		
住院第2~4日（手术日）	麻醉记录单	麻醉医师	是否记录： 1. 一般项目 2. 患者一般情况和术前特殊情况 3. 麻醉前用药及效果 4. 术前及术中疾病诊断 5. 手术方式及日期 6. 麻醉方式 7. 麻醉诱导及各项操作开始及结束时间 8. 麻醉期间用药名称、方式及剂量 9. 麻醉期间特殊或突发情况及处理 10. 术中出血量、输血量、输液量等 11. 手术起止时间 12. 麻醉医师签名	5□ 4□ 3□ 1□ 0□		

续　表

监控项目　监控重点　住院时间		评估要点	监控内容	分数	减分理由	备注
住院第2~4日（手术日）	麻醉术后访视记录	麻醉医师	是否记录： 1. 一般项目 2. 患者一般情况 3. 目前麻醉恢复情况，清醒时间 4. 术后医嘱、是否拔除气管插管等 5. 如有特殊情况应详细记录 6. 麻醉医师签字并填写日期	5□ 4□ 3□ 1□ 0□		麻醉后24小时内完成
	手术记录		是否记录： 1. 一般项目 2. 手术日期 3. 术前及术中诊断 4. 手术名称 5. 手术医师术者及助手姓名 6. 护士姓名（分别记录刷手及巡回护士） 7. 输血量、特殊成分输血、输液量 8. 麻醉方法 9. 手术经过：麻醉是否成功；患者体位；手术切口位置；手术中探查脏器顺序；术中所见病灶的解剖位置、切除病灶的大小，是否切除完全，注意说明有无声带损伤；切除标本的去向；术中对周围血管神经的保护措施，是否有损伤；术中出血量；手术结束前器械、纱布清点情况 10. 术后患者去向：回病房、监护室或麻醉恢复室 11. 术者签字	5□ 4□ 3□ 1□ 0□		术后24小时内完成
	手术安全核查记录		是否记录： 1. 手术安全核查记录单并且填写完整 2. 手术医师、麻醉医师和手术护士三方核对，并签字齐全	5□ 4□ 3□ 1□ 0□		
	手术清点记录		是否记录： 1. 一般项目 2. 术中所用各种器械和敷料数量的清点核对 3. 巡回护士和手术器械护士签名	5□ 4□ 3□ 1□ 0□		

续　表

监控项目 住院时间 / 监控重点	评估要点	监控内容	分数	减分理由	备注
住院第2~4日（手术日）	术后首次病程记录	由参加手术者书写	是否记录： 1. 手术时间 2. 术中诊断 3. 麻醉方式 4. 手术简要经过 5. 术后处理措施 6. 术后患者一般情况 7. 术后医嘱及应当特别注意观察的事项	5□ 4□ 3□ 1□ 0□		术后8小时内完成
住院第3~9日（术后1~7日）	病程记录	住院医师查房记录	是否记录、分析如下内容： 1. 生命体征，病情变化 2. 观察咽喉部情况 3. 核查辅助检查结果是否有异常 4. 术后病情评估 5. 调整治疗分析 6. 上级医师意见执行情况 7. 术后注意事项宣教	5□ 4□ 3□ 1□ 0□		
		上级医师查房记录	是否记录： 1. 术后病情评估 2. 确定是否有术后并发症及感染 3. 术后需要注意的事项 4. 术后治疗方案 5. 补充、更改诊断分析和确定诊断分析	5□ 4□ 3□ 1□ 0□		
住院第4~10天（术后2~8日，出院日）	病程记录	住院医师查房记录	是否记录、分析： 1. 目前的症状体征，观察咽喉部情况 2. 病情评估及疗效评估 3. 目前治疗情况 4. 分析是否符合出院标准 5. 出院后治疗方案 6. 出院后注意事项	5□ 4□ 3□ 1□ 0□		
		上级医师查房记录	是否记录、分析： 1. 手术疗效评估，预期目标完成情况 2. 确定符合出院标准 3. 出院后治疗方案 4. 向患者交代出院后注意事项	5□ 4□ 3□ 1□ 0□		

续 表

监控项目 / 监控重点 / 住院时间	评估要点	监控内容	分数	减分理由	备注
住院第4~10天（术后2~8日，出院日）	出院记录	是否记录齐全，重要内容无遗漏，如： 1. 入院情况 2. 诊疗经过：麻醉、手术方式；术中特殊情况及处理；术后并发症等 3. 出院情况：症状体征、功能恢复、咽喉部愈合情况等 4. 出院医嘱：出院带药需写明药物名称、用量、服用方法，需要调整的药物要注明调整的方法；出院后患者需要注意的事项；门诊复查时间及项目等	5□ 4□ 3□ 1□ 0□		
	特殊检查、特殊治疗同意书的医学文书	内容包括：自然项目（非另页书写时可以不写），特殊检查，特殊治疗项目名称、目的、可能出现的并发症及风险，患者或家属签署是否同意检查或治疗，患者签名，医师签名等	5□ 4□ 3□ 1□ 0□		
	病危（重）通知书	自然项目（非另页书写时可以不写）、目前诊断、病情危重情况，患方签名、医师签名并填写日期	5□ 4□ 3□ 1□ 0□		
医嘱	住院第1天 长期医嘱	1. 耳鼻咽喉科护理常规 2. 二级或三级护理 3. 普通饮食	5□ 4□ 3□ 1□ 0□		
	住院第1天 临时医嘱	1. 血常规、尿常规 2. 肝肾功能、血糖、电解质、凝血功能、感染性疾病筛查（乙型肝炎、丙型肝炎、梅毒、艾滋病等） 3. X线胸片、心电图 4. 喉镜检查 5. 有条件行发音功能检测			
	术前准备日 长期医嘱	1. 耳鼻咽喉科护理常规 2. 二级护理 3. 普通饮食 4. 患者既往疾病基础用药			
	术前准备日 临时医嘱	1. 术前医嘱：明日全身麻醉下行支撑下喉镜声带息肉切除术 2. 术前禁食、禁水 3. 术前抗菌药物 4. 术前准备 5. 其他特殊医嘱			

续　表

监控项目 / 监控重点 / 住院时间		评估要点	监控内容	分数	减分理由	备注
医嘱	手术日	长期医嘱	1. 全麻术后常规护理 2. 支撑喉镜下声带息肉切除术术后护理常规 3. 一级护理 4. 半流质饮食 5. 适当声休 6. 抗菌药物 7. 雾化吸入	5□ 4□ 3□ 1□ 0□		
		临时医嘱	1. 标本送病理检查 2. 酌情心电监护 3. 酌情吸氧 4. 其他特殊医嘱 5. 漱口液			
	术后日	长期医嘱	1. 二级护理 2. 半流质饮食或普通饮食 3. 其他特殊医嘱			
		临时医嘱	其他特殊医嘱			
	出院日	出院医嘱	1. 出院带药 2. 门诊随诊			
一般书写规范		各项内容	完整、准确、清晰、签字	5□ 4□ 3□ 1□ 0□		
变异情况		变异条件及原因	病情是否有下列变异情况及原因分析，以及对临床路径的影响： 1. 术前合并其他基础疾病影响手术的患者，需要进行相关的诊断和治疗 2. 有手术并发症，如声带损伤、粘连等 3. 病理回报是恶性肿瘤等则转入相应临床路径	5□ 4□ 3□ 1□ 0□		

附录 2

制定/修订《临床路径释义》的基本方法与程序

曾宪涛　蔡广研　陈香美　陈新石　葛立宏　高润霖　顾　晋　韩德民
贺大林　胡盛寿　黄晓军　霍　勇　李单青　林丽开　母义明　钱家鸣
任学群　申昆玲　石远凯　孙　琳　田　伟　王　杉　王行环　王宁利
王拥军　邢小平　徐英春　鱼　锋　张力伟　郑　捷　郎景和

中华人民共和国国家卫生和计划生育委员会采纳的临床路径（Clinical pathway）定义为针对某一疾病建立的一套标准化治疗模式与诊疗程序，以循证医学证据和指南为指导来促进治疗和疾病管理的方法，最终起到规范医疗行为，减少变异，降低成本，提高质量的作用。世界卫生组织（WHO）指出临床路径也应当是在循证医学方法指导下研发制定，其基本思路是结合诊疗实践的需求，提出关键问题，寻找每个关键问题的证据并给予评价，结合卫生经济学因素等，进行证据的整合，诊疗方案中的关键证据，通过专家委员会集体讨论，形成共识。可以看出，遵循循证医学是制定/修订临床路径的关键途径。

临床路径在我国已推行多年，但收效不甚理想。当前，在我国推广临床路径仍有一定难度，主要是因为缺少系统的方法论指导和医护人员循证医学理念薄弱[1]。此外，我国实施临床路径的医院数量少，地域分布不平衡，进入临床路径的病种数量相对较少，病种较单一；临床路径实施的持续时间较短[2]，各学科的临床路径实施情况也参差不齐。英国国家与卫生保健研究所（NICE）制定临床路径的循证方法学中明确指出要定期检索证据以确定是否有必要进行更新，要根据惯例流程和方法对临床路径进行更新。我国三级综合医院评审标准实施细则（2013 年版）中亦指出"根据卫生部《临床技术操作规范》《临床诊疗指南》《临床

路径管理指导原则（试行）》和卫生部各病种临床路径，遵循循证医学原则，结合本院实际筛选病种，制定本院临床路径实施方案"。我国医疗资源、医疗领域人才分布不均衡[3]，并且临床路径存在修订不及时和篇幅限制的问题，因此依照国家卫生和计划生育委员会颁发的临床路径为蓝本，采用循证医学的思路与方法，进行临床路径的释义能够为有效推广普及临床路径、适时优化临床路径起到至关重要的作用。

基于上述实际情况，为规范《临床路径释义》制定/修订的基本方法与程序，本团队使用循证医学[4]的思路与方法，参考循证临床实践的制定/修订的方法[5]制定本共识。

一、总则

1. 使用对象：本《制定/修订<临床路径释义>的基本方法与程序》适用于临床路径释义制定/修订的领导者、临床路径的管理参加者、评审者、所有关注临床路径制定/修订者，以及实际制定临床路径实施方案的人员。

2. 临床路径释义的定义：临床路径释义应是以国家卫生和计划生育委员会颁发的临床路径为蓝本，克服其篇幅有限和不能及时更新的不足，结合最新的循证医学证据和更新的临床实践指南，对临床路径进行解读；同时在此基础上，制定出独立的医师表单、护士表单、患者表单、临床药师表单，从而达到推广和不

断优化临床路径的目的。

3. 制定/修订必须采用的方法：制定/修订临床路径释义必须使用循证医学的原理及方法，更要结合我国的国情，注重应用我国本土的医学资料，整个过程避免偏倚，符合便于临床使用的需求。所有进入临床路径释义的内容均应基于对现有证据通过循证评价形成的证据以及对各种可选的干预方式进行利弊评价之后提出的最优指导意见。

4. 最终形成释义的要求：通过提供明晰的制定/修订程序，保证制定/修订临床路径释义的流程化、标准化，保证所有发布释义的规范性、时效性、可信性、可用性和可及性。

5. 临床路径释义的管理：所有临床路径的释义工作均由卫生和计划生育委员会相关部门统一管理，并委托相关学会、出版社进行制定/修订，涉及申报、备案、撰写、表决、发布、试用反馈、实施后评价等环节。

二、制定/修订的程序及方法

1. 启动与规划：临床路径释义制定/修订前应得到国家相关管理部门的授权。被授权单位应对已有资源进行评估，并明确制定/修订的目的、资金来源、使用者、受益者及时间安排等问题。应组建统一的指导委员会，并按照学科领域组建制定/修订指导专家委员会，确定首席专家及所属学科领域各病种的组长、编写秘书等。

2. 组建编写工作组：指导委员会应由国家相关管理部门的领导、临床路径所涉及的各个学科领域的专家、医学相关行业学会的领导、卫生经济学领域专家、循证医学领域专家、期刊编辑与传播领域专家、出版社领导、病案管理专家、信息部门专家、医院管理者等构成。按照学科组建编写工作小组，编写小组由首席专家、组长、编写秘书等人员组成，首席专家应由该学科领域具有权威性与号召力的专家担任，负责总体的设计和指导，并具体领导工作的开展。应为首席专家配备 1~2 名编写秘书，负责整个制定/修订过程的联络工作。按照领域疾病具体病种来遴选组长，再由组长遴选参与制定/修订的专家及秘书。例如，以消化系统疾病的临床路径释义为例，选定首席专家及编写秘书后，再分别确定肝硬化腹水临

床路径释义、胆总管结石临床路径释义、胃十二指肠临床路径释义等的组长及组员。建议组员尽量是由具有丰富临床经验的年富力强的且具有较高编写水平及写作经验的一线临床专家组成。

3. 召开专题培训：制定/修订工作小组成立后，在开展释义制定/修订工作前，就流程及管理原则、意见征询反馈的流程、发布的注意事项、推广和实施后结局（效果）评价等方面，对工作小组全体成员进行专题培训。

4. 确定需要进行释义的位点：针对国家正式发布的临床路径，由各个专家组根据各级医疗机构的理解情况、需要进一步解释的知识点、当前相关临床研究及临床实践指南的进展进行讨论，确定需要进行释义的位点。

5. 证据的检索与重组：对于固定的知识点，如补充解释诊断的内容可以直接按照教科书、指南进行释义。诊断依据、治疗方案等内容，则需要检索行业指南、循证医学证据进行释义。与循证临床实践指南[5]类似，其证据检索是一个"从高到低"的逐级检索的过程。即从方法学质量高的证据向方法学质量低的证据的逐级检索。首先检索临床实践指南、系统评价/Meta 分析、卫生技术评估、卫生经济学研究。如果有指南、系统评价/Meta 分析则直接作为释义的证据。如果没有，则进一步检索是否有相关的随机对照试验（RCT），再通过RCT 系统评价/Meta 分析的方法形成证据体作为证据。除临床大数据研究或因客观原因不能设计为 RCT 和诊断准确性试验外，不建议选择非随机对照试验作为释义的证据。

6. 证据的评价：若有质量较高、权威性较好的临床实践指南，则直接使用指南的内容；指南未涵盖的使用系统评价/Meta 分析、卫生技术评估及药物经济学研究证据作为补充。若无指南或指南未更新，则主要使用系统评价/Meta 分析、卫生技术评估及药物经济学研究作为证据。此处需注意系统评价/Meta 分析、卫生技术评估是否需要更新或重新制作，以及有无临床大数据研究的结果。需要采用AGREE Ⅱ工具[5]对临床实践指南的方法学质量进行评估，使用 AMSTAR 工具或 ROBIS 工具评价系统评价/Meta 分析的方法学质量[6-7]，使用 Cochrane 风险偏倚评估工具评价 RCT 的

方法学质量[7]，采用 QUADAS-2 工具评价诊断准确性试验的方法学质量[8]，采用 NICE 清单、SIGN 清单或 CASP 清单评价药物经济学研究的方法学质量[9]。

证据质量等级及推荐级别建议采用 GRADE 方法学体系或牛津大学循证医学中心（Oxford Centre for Evidence-Based Medicine, OCEBM）制定推出的证据评价和推荐强度体系[5]进行评价，亦可由临床路径释义编写工作组依据 OCEBM 标准结合实际情况进行修订并采用修订的标准。为确保整体工作的一致性和完整性，对于质量较高、权威性较好的临床实践指南，若其采用的证据质量等级及推荐级别与释义工作组相同，则直接使用；若不同，则重新进行评价。应优先选用基于我国人群的研究作为证据；若非基于我国人群的研究，在进行证据评价和推荐分级时，应由编写专家组制定适用性评价的标准，并依此进行证据的适用性评价。

7. 利益冲突说明：WHO 对利益冲突的定义为："任何可能或被认为会影响到专家提供给 WHO 建议的客观性和独立性的利益，会潜在地破坏或对 WHO 工作起负面作用的情况。"因此，其就是可能被认为会影响专家履行职责的任何利益。

因此，参考国际经验并结合国内情况，所有参与制定/修订的专家都必须声明与《临床路径释义》有关的利益关系。对利益冲突的声明，需要做到编写工作组全体成员被要求公开主要经济利益冲突（如收受资金以与相关产业协商）和主要学术利益冲突（如与推荐意见密切相关的原始资料的发表）。主要经济利益冲突的操作定义包括咨询服务、顾问委员会成员以及类似产业。主要学术利益冲突的操作定义包括与推荐意见直接相关的原始研究和同行评议基金的来源（政府、非营利组织）。工作小组的负责人应无重大的利益冲突。《临床路径释义》制定/修订过程中认为应对一些重大的冲突进行管理，相关措施包括对相关人员要求更为频繁的对公开信息进行更新，并且取消与冲突有关的各项活动。有重大利益冲突的相关人员，将不参与就推荐意见方向或强度进行制定的终审会议，亦不对存在利益冲突的推荐意见进行投票，但可参与讨论并就证据的解释提供他们的意见。

8. 研发相关表单：因临床路径表单主要针对医师，而整个临床路径的活动是由医师、护师、患者、药师和检验医师共同完成的。因此，需要由医师、护师和方法学家共同制定/修订医师表单、护士表单和患者表单，由医师、药师和方法学家共同制定/修订临床药师表单。

9. 形成初稿：在上述基础上，按照具体疾病的情况形成初稿，再汇总全部初稿形成总稿。初稿汇总后，进行相互审阅，并按照审阅意见进行修改。

10. 发布/出版：修改完成，形成最终的文稿，通过网站进行分享，或集结成专著出版发行。

11. 更新：修订《临床路径释义》可借鉴医院管理的 PDSA 循环原理［计划（plan），实施（do），学习（study）和处置（action）］对证据进行不断的评估和修订。因此，发布/出版后，各个编写小组应关注研究进展、读者反馈信息，适时的进行《临床路径释义》的更新。更新/修订包括对知识点的增删、框架的调改等。

三、编制说明

在制/修订临床路径释义的同时，应起草《编制说明》，其内容应包括工作简况和制定/修订原则两大部分。

1. 工作简况：包括任务来源、经费来源、协作单位、主要工作过程、主要起草人及其所做工作等。

2. 制定/修订原则：包括以下内容：（1）文献检索策略、信息资源、检索内容及检索结果；（2）文献纳入、排除标准，论文质量评价表；（3）专家共识会议法的实施过程；（4）初稿征求意见的处理过程和依据：通过信函形式、发布平台、专家会议进行意见征询；（5）制/修订小组应认真研究反馈意见，完成意见汇总，并对征询意见稿进行修改、完善，形成终稿；（6）上一版临床路径释义发布后试行的结果：对改变临床实践及临床路径执行的情况，患者层次、实施者层次和组织者层次的评价，以及药物经济学评价等。

参考文献

[1] 于秋红，白水平，栾玉杰，等．我国临床路径相关研究的文献回顾 [J]．护理学杂志，2010，25（12）：85－87．DOI：10.3870/hlxzz.2010.12.085.

[2] 陶红兵，刘鹏珍，梁婧，等．实施临床路径的医院概况及其成因分析 [J]．中国医院管理，2010，30（2）：28－30．DOI：10.3969/j.issn.1001-5329.2010.02.013.

[3] 彭明强．临床路径的国内外研究进展 [J]．中国循证医学杂志，2012，12（6）：626-630．DOI：10.3969/j.issn.1672-2531.2010.06.003.

[4] 曾宪涛．再谈循证医学 [J]．武警医学，2016，27（7）：649-654．DOI：10.3969/j.issn.1004-3594.2016.07.001.

[5] 王行环．循证临床实践指南的研发与评价 [M]．北京：中国协和医科大学出版社，2016：1-188.

[6] Whiting P, Savović J, Higgins JP, et al. ROBIS: A new tool to assess risk of bias in systematic reviews was developed [J]. J Clin Epidemiol, 2016, 69: 225-234. DOI: 10.1016/j.jclinepi.2015.06.005.

[7] 曾宪涛，任学群．应用 STATA 做 Meta 分析 [M]．北京：中国协和医科大学出版社，2017：17-24.

[8] 邬兰，张永，曾宪涛．QUADAS-2 在诊断准确性研究的质量评价工具中的应用 [J]．湖北医药学院学报，2013，32（3）：201-208．DOI：10.10.7543/J.ISSN.1006-9674.2013.03.004.

[9] 桂裕亮，韩晟，曾宪涛，等．卫生经济学评价研究方法学治疗评价工具简介 [J]．河南大学学报（医学版），2017，36（2）：129-132．DOI：10.15991/j.cnki.41-1361/r.2017.02.010.

DOI：10.3760/cma.j.issn.0376-2491.2017.40.004

基金项目：国家重点研发计划专项基金（2016YFC0106300）

作者单位：430071 武汉大学中南医院泌尿外科循证与转化医学中心（曾宪涛、王行环）；解放军总医院肾内科（蔡广研、陈香美），内分泌科（母义明）；《中华医学杂志》编辑部（陈新石）；北京大学口腔医学院（葛立宏）；中国医学科学院阜外医院（高润霖、胡盛寿）；北京大学首钢医院（顾晋）；首都医科大学附属北京同仁医院耳鼻咽喉头颈外科（韩德民），眼科中心（王宁利）；西安交通大学第一附属医院泌尿外科（贺大林）；北京大学人民医院血液科（黄晓军），胃肠外科（王杉）；北京大学第一医院心血管内科（霍勇）；中国医学科学院北京协和医院胸外科（李单青），消化内科（钱家鸣），内分泌科（邢小平），检验科（徐英春），妇产科（郎景和）；中国协和医科大学出版社临床规范诊疗编辑部（林丽开）；河南大学淮河医院普通外科（任学群）；首都医科大学附属北京儿童医院（申昆玲、孙琳）；中国医学科学院肿瘤医院（石远凯）；北京积水潭医院脊柱外科（田伟、鱼锋）；首都医科大学附属北京天坛医院（王拥军、张力伟）；上海交通大学医学院附属瑞金医院皮肤科（郑捷）

通信作者：郎景和，Email：langjh@hotmil.com

.